식품과 민간요법에 따른

건강보감

이풍원 저

유한문화사

머리말

하나님은 우리 인간들에게 생명을 허락하였다. 어떤 이는 태어나자마자 세상을 떠나기도 하고, 어떤 이는 100세까지 장수하다 떠나는 것을 본다. 하나님은 우리에게 육신을 임대해 주셨다. 어떤 사람은 임대 받은 육신을 잘 관리하는 사람이 있고, 어떤 사람은 임대 받은 육신을 술, 담배, 지나친 무관심 등으로 마구 다루는 것을 보게된다.

우리의 몸을 좋게 하는 구성 요인에는 여러 가지가 있다. 특히 한방에서는 몸으로 들어오는 요소를 자기의 몸에 맞는 것으로 쓰는 것을 중요하게 여기며, 이럴 때 건강하게 살 수 있다. 몸에 들어오는 요소 중 첫째는 공기이고, 둘째는 물이며, 셋째는 우리의 일상생활에서 어김없이 섭취하여야 하는 여러 가지 음식이다.

이러한 요소들을 잘 구별하고 자기의 체질에 맞는 음식을 섭취한다면 좋은 건강을 유지하게 된다. 더 나아가 사람의 모든 것을 이끌어 나가는 좋은 생각과 습관을 갖는다면 더할 나위 없고 최고의 건강비결이 된다.

천하를 얻고도 건강을 잃으면 무슨 소용이 있겠는가? 「재물을 잃으면 적은 것을 잃고, 명예를 잃으면 많은 것을 잃고, 건강을 잃으면 모든 것을 잃고 만다」는 말이 있다. 내가 건강하면 가정은 물론이요 우리의 사회가 건강해지고, 국가가 건강해지며, 우리에게 육신을 허락하신 하나님께도 크나큰 기쁨이 될 것이다.

필자는 미국 로스앤젤레스 중앙일보의 건강칼럼란에 1991년부터 2001년까지 「민간요법」과 「신민간요법」, 「이풍원의 이야기한방」이란 제목으로 건강칼럼을 쓴 바가 있다. 이 기고를 통하여 많은 애독자들로부터 수많은 문의와 함께 책으로 출간되었으면 좋겠다는 요청들이 있던 중 본서를 출간하게 되었다.

이 책으로 단 한 분이라도 체질을 개선하고, 질병을 치료하는 데 도움을 받거나 건강의 지침이 되기를 바란다. 출판에 도움을 주신 유한문화사 천승배 사장님, 건국대학교 전병태 교수님, Los Angeles Samra 한의대 신순식 교수님, Garden Grove 한성한의원 이정자 원장님의 격려에 감사하며, 또한 필자를 위하여 늘 기도와 격려를 주신 지창수 박사님, 정인갑 목사님, 김은숙 박사님, 김문국 제형께 감사를 드리며 지혜를 주신 하나님께 영광을 돌립니다.

필자 이풍원

차 례

제1편 건강요법 / 9

제1장 경혈요법 / 11

제2장 신요법 / 37

제 2 편 식품요법 / 87

제 1장 채소식품 / 89

제 2장 가공식품 / 171

제 3장 바다식품 / 211

제 4장 과실, 육류, 곡류 / 265

제 5장 차와 약재 / 347

I 편. 건강요법

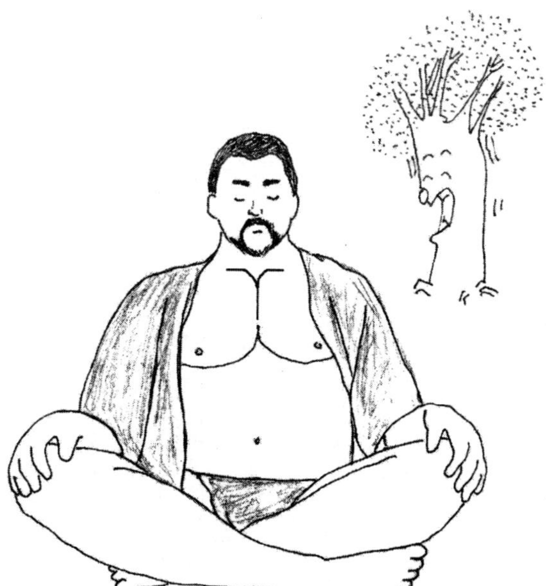

제 1장 경혈요법

1. 중완(中脘)

나이 드신 할머님들은 중완(中脘)이라는 지압의 부위를 잘 알고 있어 소화가 안 되거나 체하게 되면 한의원에 가서 이렇게 말하신다.

"중완에 침 한 대 놓아 주시오."

가슴 정 중앙선에서 내려오다 뼈가 없는 함몰부를 손가락으로 누르면 볼록하게 튀어나온 돌기가 만져지는데 이 돌기가 검상돌기이다. 검상돌기는 양쪽으로 갈비뼈가 갈라지는 곳에 위치하는데, 갈비뼈가 갈라지는 곳에서부터 배꼽까지 직선을 긋고 그 중심점 즉, 1/2이 되는 점이 바로 중완(中脘)이다. 이 자리는 위의 소만(小彎) 부위에 해당된다. 이 부위는 후천적인 기(氣) 즉, 에너지를 만드는 기능적인 의미를 내포하고 있는 부위이다. 그래서 중완을 지압하면 후천적인 기가 충만해져서 면역기능을 높일 수 있다.

중완을 지압하면 급만성 위장염, 위궤양, 위경련, 위확장, 위하수, 급성 장경조(腸梗阻), 변비, 소화불량 등의 소화질환에 탁월한 효과가 있다. 또한 신경쇠약, 고혈압, 정신병에도 유용하게 사용하는 지압 부위이다. 호흡질환, 효천, 토혈에 이용되

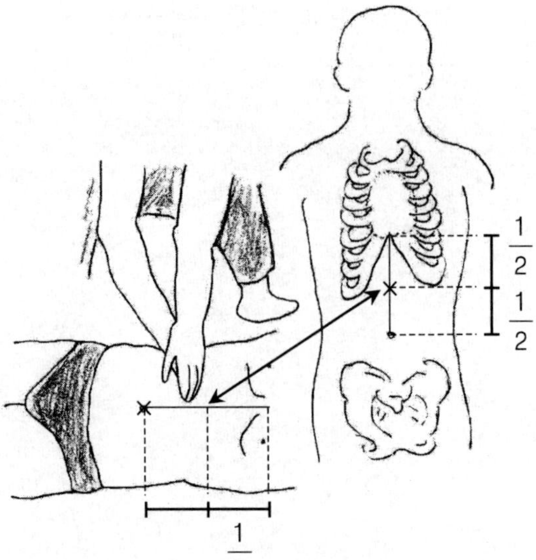

고, 신경계통에는 두통, 불면증, 갱년기 장애때, 정신피로, 중풍, 산후의 어지럼증과 부인과 질환인 자궁하수에도 이용된다. 그 외에도 몸의 부종, 안색이 창백하거나 황달증세, 몸에 열이 있을 때에도 다양하게 쓰이는 혈자리이다.

중완에 지압을 하거나 침을 놓으면 위장 기능이 조절되고, 연동운동이 증강된다는 실험결과가 있다. 또한 위산 분비가 일정하게 촉진되고, 방광의 장력(張力)을 조정하여 방광에도 좋은 영향을 미친다. 혈액에도 영향을 주어 백혈구를 상승시키고, 비장의 기능이 항진되어 백혈구가 감소될 때 효과를 본다. 중완에다 뜸을 뜨면 간장, 비장, 복강의 대식세포(大食細胞)의 탄식작용을 활성, 증강시킨다.

중완을 지압할 때는 엄지로 가볍게 누르면서 힘을 조금 주어서 반복하여 약 5~10분 정도 하는 것이 적당하다. 지압 시 아픈 경우에는 처음은 아프지 않게 누르다가 점점 힘을 가하는 방법으로 한다. 또한 중완은 뜸을 떠도 좋은 혈자리이다.

2. 귀 경혈(經穴) 마찰법

귀 주변에는 여러 가지 경혈(經穴)이 있어 좋은 치료 효과를 가져 온다. 특히 귀 안에도 경혈이 있어 최근에는 이 경혈을 이용하여 비만, 금연 등 여러 가지 질병을 치료하고 있다. 「영추(靈樞)」의 궐병(厥病)에는 "두통이 심하면 귀의 전과 후의 맥에서 열이 솟아나는데, 피를 뽑아낸 다음에 족소양경의 경혈로 다스린다"라고 기재되어 있다.

귀 경혈 자극의 좋은 사례로는 중풍 후유증으로 몸이 부자연스럽게 된 사람이 귀 경혈 자극을 열심히 하여 다시 건강한 몸으로 회복되었던 일이 있다. 뜨거운 물건을 집었을 때 무의식중에 귓볼을 두 손으로 집는 동작을 취할 때가 있다. 귀 경혈 자극은 집게손가락과 가운뎃손가락 사이에 귀를 끼고 손가락 바닥으로 귀뿌리 전후를 상하로 왕복하여 문지른다. 이때 약간 힘을 주어 36회 정도 상하로 마찰해 준다. 이곳은 담경, 삼초경, 소장경이 집중하여 있고, 벙어리를 치료하는 경혈이 6 군데가 있다. 먼저 삼초경의 예풍(翳風), 계맥(瘈脈), 노식(顱息) 이 세 곳의 혈은 머리털이 나있는 부분 가까운 곳에 위치하고 있고, 귀가 접혀 있는 반대쪽 즉, 눈에 가까운 곳의 위로부터 삼초경의 이문(耳門), 소장경의 청궁(聽宮), 담경의 청

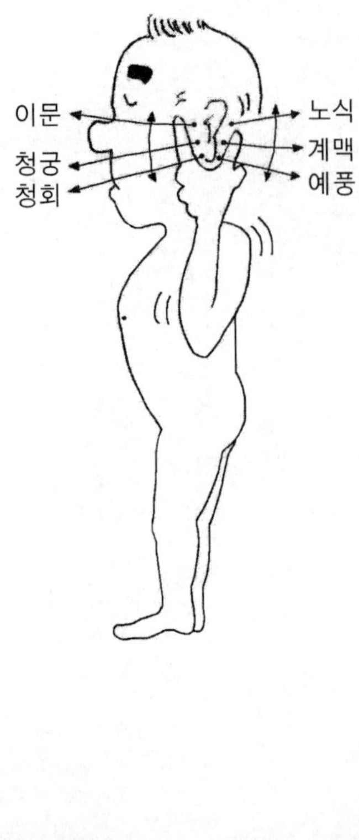

회(聽會)가 있는데 귀를 사이에 두고 3개씩 나란히 하고 있다.

귀 마찰을 하면 집게손가락으로 예풍・계맥・노식을 자극하고, 가운뎃손가락으로 이문・청궁・청회를 각기 자극할 수 있다. 물론 귀 경혈 부위에 침을 놓기도 하지만, 이곳을 자극해 주기만 해도 노인의 난청, 즉 귀가 먹는 것을 방지할 수 있다. 또한 귀에서 소리 나는 이명증(耳鳴症)의 예방과 치료도 할 수 있다. 중이염 치료에도 이러한 경혈이 곧잘 쓰이고 있고, 귀 속이 아플 때도 귀 마찰로 간단히 치유된다.

가정에서 샤워를 하다가 귀에 물이 들어가 귀 속이 멍해지고 조금씩 아플 때가 있는데, 이 때에도 귀 마찰은 귓병 예방에 효과가 있다. 갑자기 입이 돌아가는 구안와사에도 좋은 치료법이 된다. 중년에 귀 마찰을 꾸준히 하면 귀의 청력을 증강시켜 주어 노령기에 들어서 보청기 신세를 면할 수 있다.

3. 코 주위 경혈(經穴) 마찰법

코 주위에 있는 경혈(經穴)을 이용하면 좋은 건강법이 될 뿐만 아니라 치료로도 이용할 수 있다. 코 주위에 있는 경혈은 수양명대장경(手陽明大腸經)의 화료(禾髎), 영향(迎香), 족양명위경(足陽明胃經)의 거료(巨髎), 독맥(督脈)의 수구(水溝), 경외기혈(經外奇穴)의 비통(鼻通) 경혈이 있다.

축농증이 있으면 기억력 감퇴 등으로 머리에 나쁜 영향을 미친다. 또 축농증 이외에도 가벼운 비염이나 알러지성 비염 등은 두통과 같은 좋지 않은 증상이 많이 생긴다. 축농증이나 비염 환자 등은 장시간 책상에 앉아 있으면 머리가 무거워지고 초조감이 생겨서 집중력이 없어지고 현저하게 기억력이 감퇴된다. 감기로 인해서 코가 막혀 숨쉬기가 힘들 때 바로 코 주위에 있는 경혈을 자극하면 치료도 되고 축농증도 예방할 수 있다.

중국 강소성(江蘇省)의 한 병원에서는 코의 경혈에 침 마취를 실시하여 시술한 1,411건의 수술 중에서 96.5%의 높은 성공률을 거두었던 사례도 있다. 이렇듯 코 주위의 경혈이 몸에 미치는 영향은 높다고 볼 수 있다.

코 주위 경혈 마찰법은 우선 콧방울 양 옆을 검지로 대고 그대로 코를 따라 상하로 문지른다. 보통 사람은 36번 문지르고, 가벼운 축농증이나 알러지성 비염 환자나 감기로 코가 막힐 때는 72번을 문지르면 코가 트이게 된다. 이곳을 문지르면

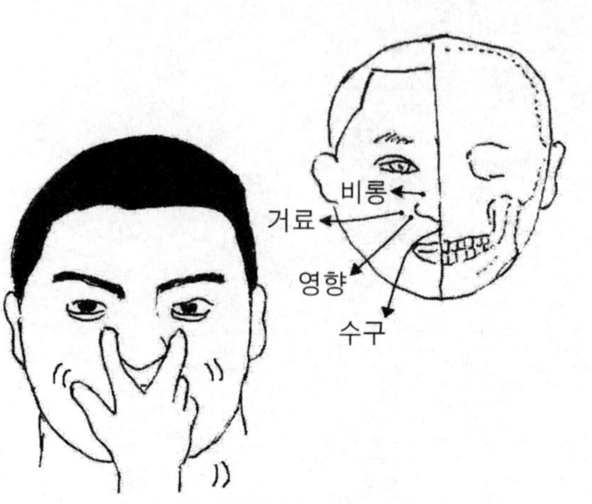

영향(迎香), 거료(巨髎), 비통혈(鼻通穴)에 자극을 주게 된다. 코 질환 뿐만 아니라 구안와사로 얼굴이 비뚤어졌을 때, 눈꺼풀이 별안간 떨릴 때, 코피가 나거나 치통, 냄새를 맡지 못할 때에도 코 주위 경혈 부위를 문지르면 효과가 있다.

코 밑을 검지로 좌우로 문지르면 화료(禾髎), 수구혈(水溝穴)을 자극한다. 수구혈은 우리가 보통 인중(人中)이라고 하는 부위이다. 이곳도 코가 막히거나, 코피가 나거나, 구안와사로 얼굴이 비뚤어졌을 때, 간질증, 소아 경기, 별안간 쓰러졌을 때, 허리가 뻣뻣하고 통증이 있을 때, 중풍 때 별안간 쓰러져 정신이 혼미한 상태에 있을 때 좋은 치료 혈이다. 코 주위 경혈을 이용하면 좋은 건강법이 되며, 만성적인 코 질환에도 치료 효과가 높다.

4. 인중(人中) 마찰법

코와 입술의 한복판에 인중(人中)이라는 혈이 있다. 다른 이름으로는 수구(水溝)라고 한다. 이곳은 전신의 경혈(經穴) 중에 중요한 부위로 효과가 큰 경혈이다. 별안간 의식을 잃은 사람의 인중에 침을 놓으면 의식이 회복된다. 그러나 너무 세게 찌르면 위험한 급소이기도 하다.

해마다 감기로 고민을 하는 사람은 인중 마찰을 하면 좋다. 코 밑을 검지손가락으로 좌우로 문지르기만 하면 되는 것이다. 하루 중에 틈이 날 때마다 손쉽게 할 수 있는데, 코가 막히거나 비염에 좋을 뿐만 아니라 별안간 허리를 삐었을 때도 좋은 효과를 볼 수 있다. 인중 마찰은 정신질환인 간질에도 효과를 본다. 간질의 완치보다는 간질의 횟수를 점차 줄여 주는 좋은 혈이다. 간질 환자는 대개 자신에게 간질이 오기 전에 느낌으로 알 수 있는데, 그 때에 바로 인중을 문질러 주면 효과가 있다.

우울증에도 효과가 있어 권해 볼 만하다. 인중을 문지르면 우울증이 어느 순간 없어진다. 또한 여성의 습관성 변비에도 유효하여 변비 환자는 수시로 인중을 문지르면 변비가 없어진다. 변비가 원인이 되어 피부가 거칠 때도 인중 마찰이 유효하

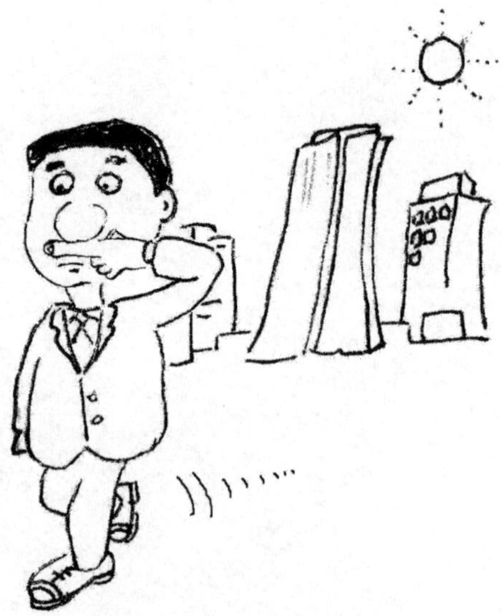

여 피부가 고와진다. 또한 소아의 경기에도 인중혈을 이용하면 좋은 효과를 볼 수 있다. 한의에서는 쇼크로 별안간 쓰러졌을 때 인중혈을 이용하여 많은 효과를 본다.

인중혈(人中穴)은 통증을 없애주는 경혈로 각종의 위급한 상황에 많이 사용한다. 이밖에도 어지럼증, 급성 위통, 입 냄새가 나는 구취증, 얼굴 근육 경련, 당뇨병, 얼굴의 부종, 황달증, 자궁출혈 등에도 폭넓게 사용하고 있다. 최근에는 인중혈을 침 마취에도 사용하고 있다. 인중혈의 위치는 코와 윗입술 사이 정중선을 3등분하여 2/3에 위치하고 있다. 특히 인중혈은 심장 기능을 증강시키고, 출혈에서 오는 쇼크로 심장 박출량이 현저하게 감소되어 있을 때 인중에 자극을 주면 효과를 본다. 특히 인중에 침을 놓고 측정해 보면 부교감신경의 흥분에 의해 신경부 접합부에 생기는 평활근을 수축시키는 작용을 하는 아세틸콜린(acetylcholine)의 활력과 아세토헥사미드(acetohexamide) 함량이 달라지는 것을 볼 수 있다.

5. 회음혈(會陰穴) 마찰법

회음혈(會陰穴)은 항문과 성기 중간에 위치한 경혈이다. 회음혈을 가볍게 마찰하는 건강법인데, 남성은 발기력이 강해지고, 여성은 성선이 자극되어 내분비가 촉진되기 때문에 불감증에 도움이 되는 혈이다. 정력 감퇴 경향이 있는 중년 남성에게 효과가 있는 건강법이다.

회음혈은 무술을 하는 무도인에게는 하나의 급소로 사용하기도 하여 무술에서 회음혈을 차 올려 기절시킬 때 사용하기도 하는 경혈이다. 회음혈은 몸의 경락 중 임맥이라는 경락의 맨 아래쪽에 있는 경혈이다. 위치는 항문과 음낭의 중간이며, 여성의 경우는 항문과 대음순후 연합부위의 중간이다. 임맥은 몸 앞부분의 정중선에 위치하고 있는 경락으로 24개의 경혈이 있으며, 입술 바로 밑에 있는 승장혈까지를 말한다. 회음혈 마찰법은 부부화합술로 이용하여 사랑하는 부부가 서로 정답게 행하면 사랑을 고조시킬 수 있다.

한의에서도 회음혈은 여러 가지 증상을 치료하는 데 쓰이는 경혈이다. 특히 물에

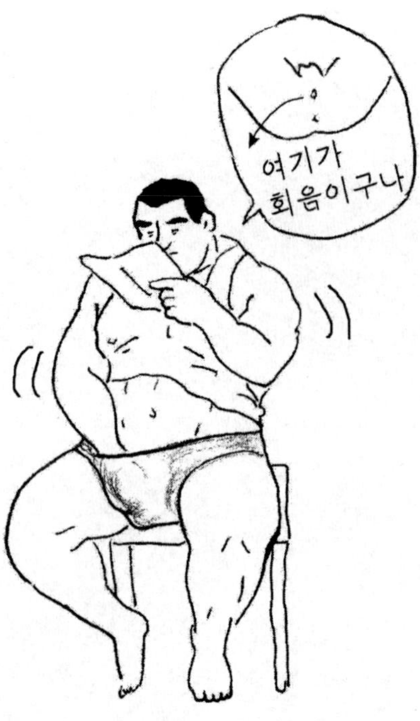

빠져 정신을 잃었을 때도 회음혈을 눌러 구급혈로 사용하기도 한다. 또 호흡이 약할 때, 음경에 통증이 있을 때, 전립선염, 요도염, 음낭습진, 자궁탈수, 월경불순, 탈항, 치창, 간질 등에 도 사용한다. 최근에는 회음혈을 침으로 자극함으로써 호흡 변화가 45% 양성으로 되는 변화를 가져와 호흡에 좋은 효과가 있음이 밝혀졌다. 배뇨 곤란에 사용하기도 한다. 회음혈 마찰을 불임증에 사용하고, 비주기성 자궁출혈, 발기불능인 양위증에도 사용하며, 머리카락이 빠지는 환자에게는 머리카락이 잘 나게 하는 효과도 있다.

회음혈 마찰은 가운데 손가락으로 하는 것이 가장 적합하다. 손바닥을 비벼서 따뜻하게 한 후 부드럽게 문지르는 것이 좋다. 또한 천천히 100회 정도로 왕복하면 상대방의 몸이 화끈하게 달아오르게 된다. 여성의 경우 회음혈 마찰을 계속해 나가면 불감증이 치유될 수 있다. 특히 회음혈 마찰은 남녀가 나체가 되어 행하는 강정마찰로 쌍수법(雙修法)이라고 한다. 쌍은 둘이라는 뜻이고, 남녀 둘이서 수업을 하는 방법이라는 뜻이다.

쌍수법은 정신이 건강한 부부의 건강한 부부생활을 더욱 값지게 하는 건강법이며, 부부생활에 이르기까지의 전희로 마찰하여도 좋다. 쌍수법은 이화위존(以和爲尊)의 부부화합의 기본을 표현하는데, 이것은 화합으로 부부 간의 존귀함을 이룩하는 데 목적이 있다.

6. 용천혈(湧泉穴) 마찰법

발바닥에는 용천혈(湧泉穴)이 있다. 용천혈은 족소음신경(足少陰腎經) 경락의 첫 경혈로, 발바닥을 3등분하여 2/3의 부위에 있다. 불면증의 원인은 여러 가지 있지만 용천 경혈을 자극하면 좋은 효과를 기대할 수 있다. 잠자리에서 두 발을 서로 비벼주면 지친 몸을 풀어주고 잠을 청하는 데 도움을 준다. 발바닥을 서로 마주 보게 하여 36번 정도 비벼주면 좋다. 특히 출산 후에 모유가 안 나올 때, 딸꾹질이 멎지 않을 때 이곳을 지압하거나 마찰해 주면 유효하다.

용천혈을 마찰해 주면 여성의 냉증에도 효과가 있다. 이불 속에서 용천 마찰을 하는 동안에 발바닥의 열이 차차 다리 전체로 퍼져 나가는 느낌이 온다. 나중에는 몸 전체가 따뜻해져서 기분좋게 잠을 청할 수 있다. 족소음신경은 신장에도 연결되어 신장 기능을 활발하게 하고, 신장의 기운을 돋우어 왕성하게 한다. 용천 마찰은 신진대사를 왕성하게 해주어 노화를 방지한다. 노인이 용천혈을 마찰해 주면 젊음을 간직하여 장수하며 회춘을 하게 된다. 또한 15세 이하의 남자 아이가 코피를 잘 흘릴 때 마늘을 옆으로 약 2 cm로 잘라서 잠자기 전에 용천에다 붙이고 다음 날 떼면 효과가 있다. 몸이 차갑고 구토가 날 때에는 용천혈에 3～5장(壯)의 뜸을 뜨면 아무리 고질적인 구토라도 멎는다. 뜸을 한 번 뜰 때를 1장(壯)이라고 하는데,

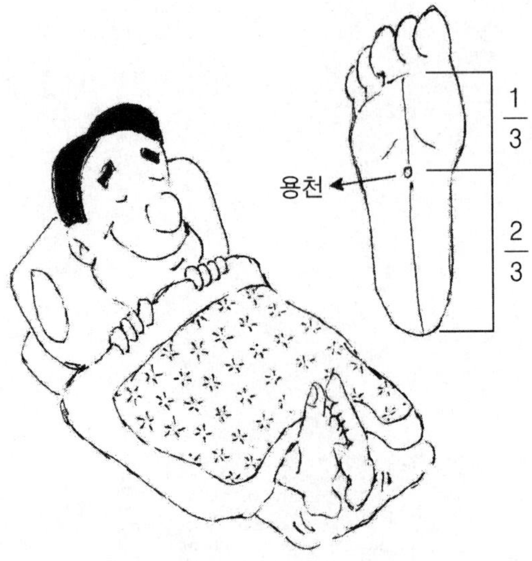

장(壯)은 씩씩하다, 굳세다는 뜻으로 몸을 튼튼하게 하므로 장이라는 말을 쓴다.

특히, 평상시에 서장압(舒張壓)이 높은 고혈압 환자들에게 이곳을 자극해 보았더니 혈압이 떨어지는 효과가 있었다. 또한 어린 아이가 경련을 일으켰을 때나 소변을 잘 보지 못하는 증상에도 유효한 경혈이다. 목이 아프거나 혓바닥이 건조할 때, 발바닥이 화끈거릴 때 사용해 볼 만한 좋은 경혈이다. 또한 머리가 아프거나 어지러울 때도 용천혈에 뜸으로 자극을 주면 좋은 효과를 기대할 수 있다. 용천혈에 자극을 줄 때는 앉아서 엄지손가락으로 용천혈을 지압한다. 이때 약간 힘을 가하여 5~10분 정도 지압해 주는 것이 적당하다.

7. 내관혈(內關穴) 지압

몸에는 많은 경혈이 있는데 그 중에서 내관혈(內關穴)이 있다. 이 혈은 수궐음 심포경 경락 중 9개 경혈 중에 있는 혈로서, 완횡문에서 위로 2촌(寸)에 위치해 있다. 손목에서 팔꿈치까지의 1/6에 해당하는 곳으로, 이곳의 장장근건(長掌筋腱, tendons of m. palmaris longus)과 요측(橈側)에 있는 수근굴근건(手根屈筋腱, m. flexor carpi radialis) 사이에 있다.

이 경혈은 여러 가지 증상에 사용되는데, 특히 정신을 안정시키고 가슴을 진정하는 데 좋은 경혈이다. 심장의 기능을 조정하여 혈액순환을 잘 시키므로 심장질환으로 가슴이 두근거리거나 통증이 있을 때 이곳을 누르면 즉시 통증을 완화시키고 편해지는 좋은 혈자리이다. 또 혈관의 고혈지를 떨어뜨리는데, 콜레스테롤이 높은 사람 52명의 내관(內關)에 자극을 주었더니 그 중 40명은 콜레스테롤 수치가 떨어지는 결과가 나왔다. 또 트리글리세라이드(triglyceride)가 높은 사람 65명 중 50명이 떨어지고, 베타 리포프로테인(β-lipoprotein)이 높은 사람 68명 중 48명이 떨어진 보고가 있다.

특히 위통에 효과가 있어 이곳을 자극하면 위산 분비가 억제되어 위산이 많은 사람에게 유효한 혈자리이다. 또한 장운동을 조절하며, 직장의 기능을 촉진시킨다.

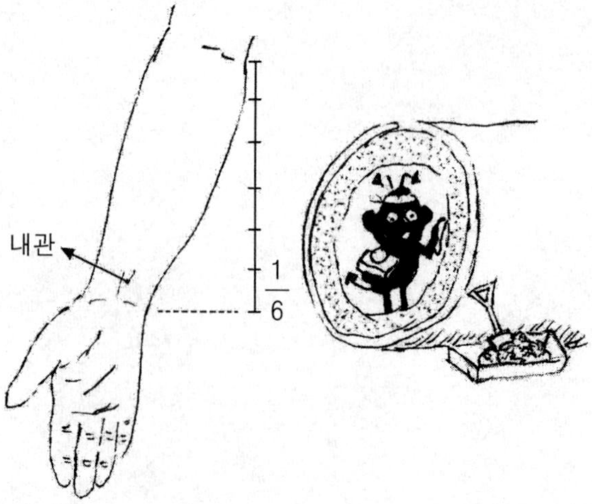

딸꾹질을 멎게 하는 좋은 경혈로 딸꾹질하는 사람 20명의 내관혈에다 자극을 주었더니 20명 모두 딸꾹질이 멎는 결과가 나왔다.

내혈관 지압은 호흡기능을 좋게 하여 호흡 곤란이나 해수증에 사용하면 효과를 본다. 특히 면역기능을 높이는 작용을 하여 이곳과 족삼리혈(足三里穴)을 누르면 백혈구 내에 있는 일종의 염기성 단백효소인 파고시틴(phagocytin)이 증가한다. 파고시틴은 세포내의 식균된 그람음성균을 파괴하는 역할을 담당하므로 면역기능이 증가한다. 내관혈을 자극하면 진통작용이 강하여 대뇌피질체감구의 가운데 있는 체간 감각투사구로 전달되어 복강 내장의 통증을 없애주는 작용을 한다. 그 외에도 구토, 불면증, 흉부 통증, 늑간부 통증, 학질, 정신질환에도 이용하는 혈자리이다. 이곳을 손가락으로 1분 동안 누르다가 다시 떼기를 약 5～10분 동안 반복하면 효과가 있다.

8. 족삼리혈(足三里穴) 지압

옛날부터 "족삼리(足三里)에 뜸을 뜨지 않는 남자에게는 딸을 주지 말라"는 말이 있다. 그 이유는 족삼리에 뜸을 뜨지 않는 남자는 몸이 약해서 제대로 일을 못해 부인을 고생시키기 때문이다. 족삼리혈은 경혈 중에서 몸을 튼튼하게 하는 가장 중요한 혈자리이다. 무릎에서 3촌(寸) 아래에 위치하고, 전경골릉(前脛骨稜)의 외측이 있으며, 전경골근에 있는 혈자리이다. 이곳은 전경동맥과 정맥이 있으며, 외측비장피신경과 복재신경의 분지가 분포되어 있고, 심층에는 심비골신경이 있다.

족삼리는 면역기능을 높여 주는 귀중한 혈자리이다. 위의 연동운동을 조정하여 위염, 위궤양, 위암에도 좋으며, 장에도 자극을 주어 충수돌기염(맹장염)에도 효과가 있다. 중풍 예방 혈(穴)로서 노년에 족삼리를 자극 주게 되면 건강에도 좋으며, 중풍 예방도 된다. 혈당을 떨어뜨리므로 당뇨병에 유효하며, 혈액 순환에도 효과가 있다. 혈소판 감소증으로 피부에 붉은 어루러기가 생길 때에도 효과가 있다. 족삼리는 호흡기능에도 영향을 주어 기관지 천식에도 효과가 있고, 기관지 경련을 완화해 준다.

족삼리는 뇌하수체와 신상선척수 기능에도 영향을 주어 신상선척수 내의 아드레날린(adrenalin)과 노르아드레날린(noradrenalin)이 현저하게 많아지는 것을 볼 수

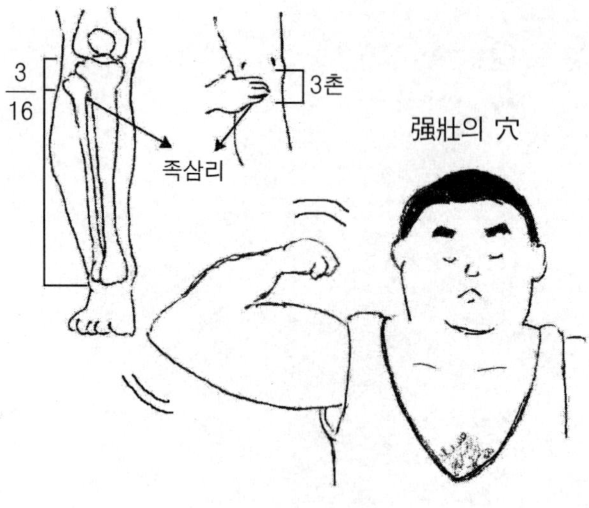

있다. 족삼리는 면역기능에도 효과가 있어 혈액 중 항체 유지 시간이 연장되는 것을 볼 수 있다. 소화계통에는 구토, 딸꾹질, 설사, 소화불량, 변비, 이질 등에 효과가 있다. 호흡계통에는 해수, 가래가 많을 때에도 좋고, 심장에는 가슴이 답답할 때에도 유효하다. 비뇨계통에는 요실금, 소변 불통, 수종증에도 좋다. 부인과에는 산후 어지럼증, 산후 복통, 대하증 등에도 좋으며, 중풍, 구안와사, 이명에도 효과가 있는 혈자리이다.

옛날 어느 마을에 대대로 장수하는 집안이 있었는데 그 집안의 장수 비결은 바로 족삼리 자극에 있었다. 이 족삼리를 하루에 수시로 자극을 주면 본인도 모르게 몸이 튼튼해진다.

9. 합곡혈(合谷穴) 자극

비행기 안에서 별안간 중추신경 마비로 혼절한 사람에게 재빨리 합곡혈(合谷穴)을 5분 정도 누르니 의식이 돌아오고 정상으로 되었다는 사례가 있다. 합곡혈은 수양명대장경에 있는 혈로서 제1, 2장골 사이에 있는 혈이다. 이 합곡혈과 족궐음간경의 태충혈을 사관혈(四關穴)이라고 한다.

합곡은 소화기능을 조절하여 급체, 위통, 소화불량에도 유효한 혈자리이다. 합곡을 자극한 후 X선으로 관찰해 보면 위의 연동운동 폭이 커지는 것을 알 수 있다. 또한 위의 분비기능을 조절하여 산도(酸度)와 위의 단백질 분해효소인 프로타아제(protease)를 조절해 주고, 호흡기능을 조절하여 해수에도 좋은 혈자리이다. 혈액순환 기능을 조절하여 고혈압과 동맥경화에도 유효한 혈이다. 합곡혈에 자극을 주어 뇌의 혈류도를 보면 개선되어지는 것을 볼 수 있다. 내분비도 조절을 하는데, 갑상선 기능항진 환자에게 합곡을 자극하였더니 86.9%의 효과가 있었다.

합곡혈은 성선 기능에도 영향이 있어 합곡혈과 삼음교혈을 30분 동안 자극을 주면 자궁 수축이 되며, 난산에도 효과가 있어 무통 분만에 사용할 수 있는 좋은 혈이다. 또 체내 면역기능을 높이기도 하므로 합곡혈을 자극을 주게 되면 백혈구의 탐식기능이 증가되어 충수돌기염(맹장염)을 소염시키는 작용도 하며, 진통효과가 있어 통증에도 사용할 수 있다. 합곡과 내관혈을 자극을 주게 되면 진통효과가 상

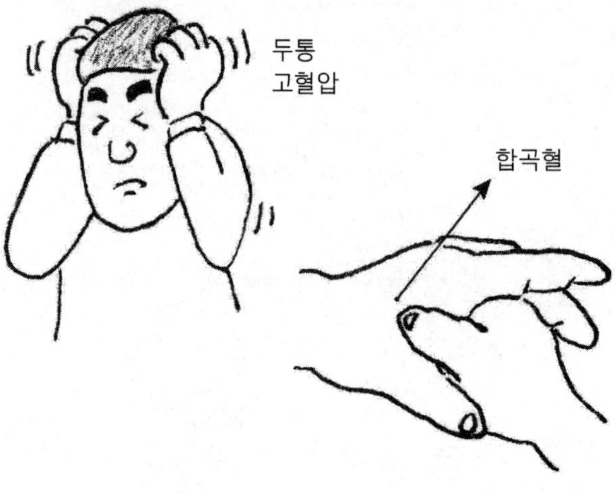

승되고, 뇌하수체의 Ach와 AchE가 높아진 보고도 있다.

이 외에도 합곡혈은 뒷목이 뻣뻣할 때, 눈이 충혈되었을 때, 코가 막히고 코피가 날 때에도 자극을 주면 효과가 있으며, 치통으로 고생할 때에도 합곡에 자극을 주면 5~10분 후에는 통증이 사라지는 것을 경험한다. 일본에서는 치과의사들이 치아 마취를 할 때 합곡혈에 자극을 준다고 한다. 얼굴이 돌아가는 구안와사나 변비, 이질, 복통에도 효과를 보며, 부인과에서는 폐경에도 사용할 수 있는 혈자리이다.

자극방법은 엄지손가락으로 눌러 주며, 한 번에 5~15분 정도 자극을 주면 효과를 볼 수 있다. 임신했을 때는 합골혈에 자극을 주면 안 되는 혈이므로 주의해야 한다.

10. 삼음교혈(三陰交穴) 자극

몸에는 14경락이 흐르는데, 손과 발 각각에 여섯 경락이 몸으로 연결되고, 몸 안쪽 정중선인 임맥과 몸 뒤의 정중앙선인 독맥이 흐른다. 발 안쪽에 세 가지 경락이 흐르고, 바깥쪽에도 세 가지 경락이 흐르는데, 발 안쪽 세 가지 음경락이 만나는 부위가 삼음교(三陰交) 경락이다. 삼음교는 족태음비경락에 속하여 있다.

위치는 경골(脛骨) 내측에 있으며, 안쪽 복숭아뼈에서 3촌(寸)에 위치하고 있다. 이곳을 자극하면 소화기를 튼튼하게 하고, 근골을 튼튼하게 하며, 월경을 조절하는 작용을 한다. 소화기계통에는 구토, 구역, 소화불량, 음식 생각이 없을 때, 이질, 황달에 사용하며, 비뇨 기계통에는 요실금, 대하증에도 효과가 있으며, 생식기계통에는 정액이 흘러나오는 유정증, 발기부전, 조루병, 음경 통증에도 사용한다. 산부인과계통에는 월경불순, 월경통, 폐경, 냉증, 불임증, 난산에도 유효하다. 신경계통에는 전광증, 간질, 불면증, 치매 등에도 효과가 있다.

위하수 환자에게 삼음교혈에 자극을 주고 X선으로 관찰해 본 결과 위의 연동이 현저히 좋아지는 것을 발견할 수 있었다. 요실금 환자 240명에게 삼음교혈에 자극을 주었더니 97.5% 치료효과가 있었다. 삼음교에 자극을 주게 되면 자궁수축이 되며, 성선(호르몬) 분비에 자극이 되어 피임률이 66.6%나 된다. 남성 불임환자 중

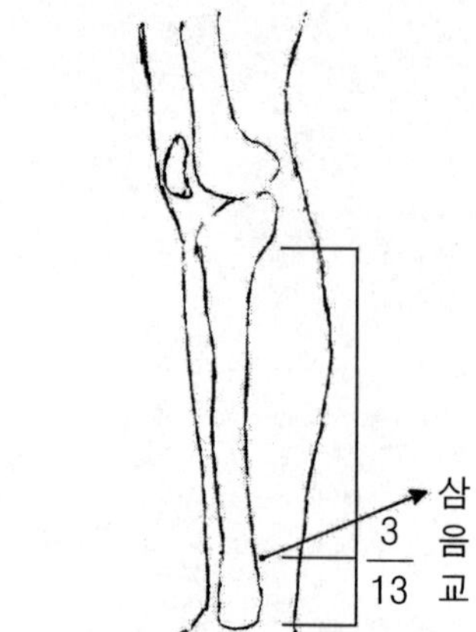

정자 결핍증이 있는 환자에게 삼음교혈에 자극을 주었더니 정자 수가 늘어나는 것을 발견 할 수 있었고, 삼음교혈, 관원혈, 신유혈에 자극을 주면 발기불능증 환자에게 현저하게 효과가 있었다. 삼음교혈에 자극을 주면 T임파구 세포가 늘어나며, 무배란 자궁출혈 환자에게 중극혈, 관원혈과 삼음교혈에 자극을 연속적으로 주면 월경 주기가 회복된다.

특히 난산에는 삼음교혈에 자극을 주면 효과가 있으며, 무통 분만을 유도하는 귀한 혈자리이다. 고혈압 환자에게는 혈압을 떨어뜨려 주고, 불면증에도 유효하며, 당뇨병에도 사용할 수 있는 다양한 혈자리이다. 골반염과 간염, 담낭염에도 유효하다. 이곳을 3분 자극하고 약 1분 쉬고, 5번 정도 계속하면 좋다.

11. 풍지혈(風池穴) 자극

인체 14경락 중 족소양담경(足少陽膽經)이 있다. 족소양담경에 속한 풍지혈(風池穴)은 흉쇄유돌근(胸鎖乳突筋)과 승모근(僧帽筋) 상단 사이의 요함부위에 있다. 이곳은 두통, 어지럼증, 불면증 등에 사용한다.

풍지(風池)는 풍(風)이 이곳에 들어와 움푹 파인 연못과 같은 곳에 머무른다는 뜻의 경혈로서 감기에 중요한 혈자리이다. 옛부터 감기는 공기중에 바이러스가 있다고 생각하여 벌레 충(虫)에 뿔 달린 충이 풍(風)이란 한자인 것이다. 그리하여 풍지혈은 감기로 인한 두통에 좋은 효과를 얻는 경혈이다.

풍지혈에 자극을 주면 위액 분비를 조절하는 작용이 있다. 위산과 위액 속에 있는 단백질 분해효소인 펩신(pepsin)이 많이 분비되는 사람에게는 억제해 주고, 적게 분비되는 사람은 높여 주어 조절한다. 내분비성 안구돌출증(endocrine exophthalmos)에도 풍지혈에 자극을 주면 돌출된 안구의 어혈상태와 혈류 변화를 좋게 하여 개선된 것을 볼 수 있다. 특히 안면 경련자 16명에게 풍지혈을 자극해 보았더니 14명이 효과가 있었다는 보고도 있고, 또한 혈관성 두통환자 240명 중에 90%(216명)이 완치되었고, 24명이 호전되는 좋은 경혈이다.

원발성 고혈압에 풍지혈과 태충혈에 자극을 주었더니 91%가 혈압이 내려간 보

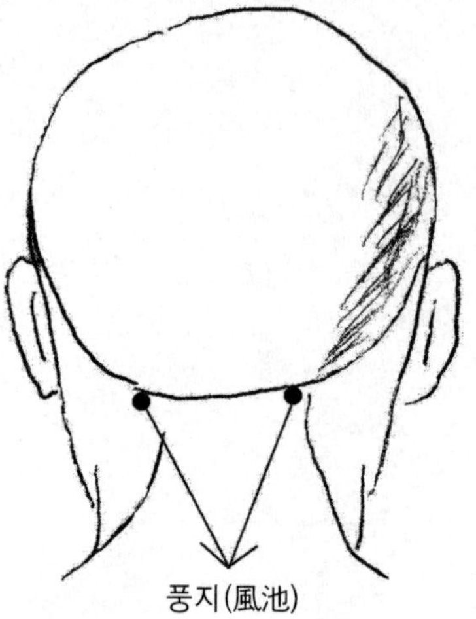

풍지(風池)

고도 있다. 이 혈은 야맹증과 바람이 불면 눈물이 나올 때도 좋고, 코가 막히거나 재채기하는 코 알러지에도 유효하다. 코피가 날 때나 귀에서 소리가 나는 이명증에도 효과가 있으며, 신경계통에는 중풍으로 혼미한 상태에 있거나 얼굴이 돌아가는 구안와사와 반신불수에도 효과가 있는 좋은 혈자리이다.

현대에서는 감기, 고혈압에도 좋으며 동맥경화증과 잠을 못 이루는 불면증에도 효과가 있다. 시망막출혈증과 시신경 위축에도 좋으며, 갑상선비대증, 뇌졸중에도 효과가 있는 경혈이다. 자극하는 방법은 머리에 있는 풍지혈을 반복하여 계속하여 지압을 하는데, 약 2～3분 간 하고 1분 쉬었다가 다시 자극을 주는데, 5～7번을 반복하면 좋다.

추동맥결혈성 현훈증(어지러움) 환자 38명에게 풍지, 백회, 족삼리혈에 자극을 주었더니 94.7%의 치료효과를 본 좋은 혈이다. 경추, 흉추, 요추의 증생으로 오는 동통에도 풍지혈이 지통작용을 해준다. 특히 급성결막염에도 효과가 있으며, 어린이 경기에도 유효하다. 옛부터 감기는 풍사(風邪)라는 나쁜 기운이 몸의 상부에 침투하여 이곳 연못같이 생긴 곳에 모인다고 하여 풍지(風池)라는 이름이 생겼다. 그러므로 감기 걸렸을 때 이곳을 누르면 머리가 가벼워지며 감기 기운을 몰아내준다.

현대에서는 고혈압, 감기 뿐만 아니라 뇌동맥경화증, 맥이 잘 뛰지 않는 무맥증, 시망막 출혈, 시신경 위축, 비염, 이명증, 갑상선종대, 견관절 주위염, 뇌졸중, 반신불수 등에 풍지혈을 사용한다. 자극하는 방법은 침이나 뜸, 또는 손으로 자극을 주는데, 지압을 할 경우는 5～7번을 누른 후에 조금 쉬고, 다시 누르기를 약 15분 정도 해주면 효과를 본다.

12. 곡지혈(曲池穴) 자극

족양명대장경의 11번째 혈자리인 곡지(曲池) 경혈이 있다. 곡지혈의 위치는 팔을 굽혔을 때 상완골의 외측상과 연결선 위의 중앙에 있다. 이 혈에 자극을 주면 소장의 말단부 공장에서 맹장까지의 회장(回腸) 연동운동에 변화를 주어 X선으로 관찰해 보면 충수돌기(맹장)의 연동운동이 증가되고, 긴장도가 증가되어 충수돌기염(맹장염)에 효과가 있는 경혈이다.

이 경혈은 심장근육의 수축력을 증강시켜서 심장질환에 효과가 있다. 가슴이 두근거리거나 가슴이 아플 때에도 행하면 유효하다. 또한 혈압을 떨어뜨리는 작용이 있기에 고혈압 환자에게도 곡지혈을 자극 주면 좋다. 곡지혈에 자극을 주면 혈액 속의 산소 포화상태가 자극을 주지 않았을 때보다 6.3%가 더 증강한다. 갑자기 중풍으로 쓰러졌을 때 곡지혈에 자극을 주면 뇌의 혈류량을 증강시키므로 좋은 효과를 기대할 수 있다. 신상선수질(adrenolmedulla)의 분비를 증강시키는 작용도 한다.

곡지혈은 운동계통 질병에는 반신불수, 팔을 못 들거나 어깨에 통증이 있는 견비통과 요통에 유효하며, 소화질환에는 복통, 토사, 변비, 이질, 장의 화농성 질환에도 유효하다. 또한 임파결절, 임파결핵, 습진, 담마진, 단독, 피부건선 등 피부질환에도 유용하며, 또한 부인과질환에는 월경불순에 효과가 있다. 유즙 분비가 적을 때, 즉

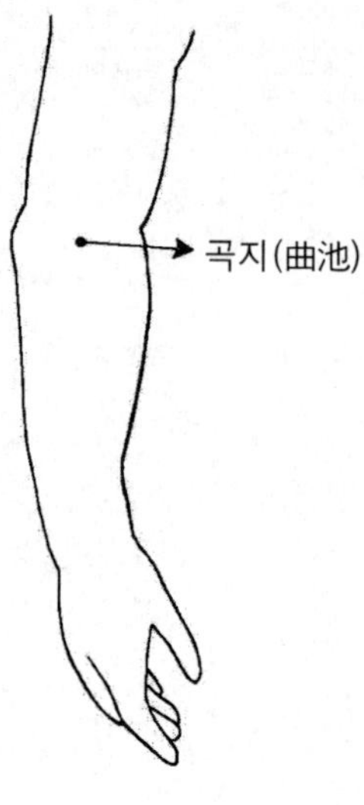

젖이 안 나올 때에도 곡지혈을 이용하면 효과를 본다. 유행성 감기, 폐렴, 편도선염, 복막염, 늑간신경통, 신경쇠약, 빈혈, 과민성 질환, 갑상선 종대, 소아마비에도 유효한 경혈이다.

곡지혈을 자극 주는 방법은 상대방의 팔을 약간 굽히게 하고 곡지혈을 엄지손가락으로 약 3～5분 간 누르고 다시 떼었다가 다시 누르기를 5～7번을 반복하면 효과를 볼 수 있다. 이때는 너무 누르면 아프므로 사람마다 누르는 압을 적당히 하여 약간 자극을 줄 정도로 누르면 된다.

제 2장 신요법

1. 목욕법

목욕(沐浴)의 욕(浴)은 중국의 갑골문자에 사람이 목욕탕에서 몸을 씻는 형상을 나타낸다. 우유로 목욕하면 피부미용과 피부를 튼튼하게 하여 병의 질병을 막아 준다는 것이 당나라 이후에 아랍에서 들어왔고, 꽃잎을 욕탕에 넣고 목욕하는 선화욕(鮮花浴)도 발전시켰다.

목욕을 함으로써 탄산가스라는 노폐물이 많이 배출되므로 신진대사가 촉진된다. 옛부터 몸을 건강하게 유지하기 위해서는 머리를 차게 하고 발은 따뜻하게 해주는 것이 좋다고 했다. 탕 속에 있으면 몸 속 깊은 곳까지 따뜻하게 해주고, 혈액순환을 활발하게 해주며 신진대사를 촉진시킨다. 욕탕에 있으면 발한효과가 있어 1~2kg 가량 감량도 기대된다. 땀을 많이 흘림으로써 소변으로는 배출할 수 없었던 노폐물도 몸 밖으로 내보내는 효과를 볼 수 있으며, 신진대사가 촉진되고, 몸 속에 축적되어 있던 지방도 연소된다.

겨울에 몸 상태가 별로 좋지 않을 때 바이러스에 감염되면 심한 감기에 걸리고 만다. 이때 특효약이 따로 없는 감기의 예방과 치료법은 목욕법으로 간단히 할 수 있다. 목욕탕은 습기가 많고 따뜻하기 때문에 바이러스가 활동하기 어려운 환경이다. 증기를 포함한 산소가 기관지를 지나 폐에 가고, 바이러스는 습기에 약하기 때문에 몸 속에 들어간 수분이 많은 산소는 바이러스의 활동을 억제하는 것이다. 감

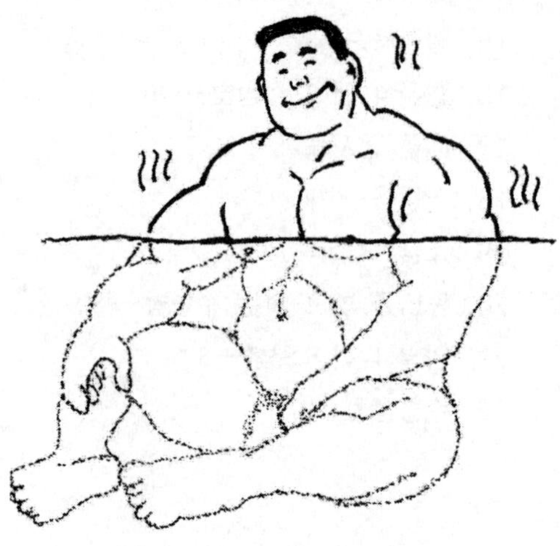

기에 걸리면 목이 자주 아픈데, 이는 목의 점막에 염증을 일으켰기 때문이다. 증기를 충분히 들이마시면 목의 염증도 훨씬 좋아지는 것을 느낄 수 있을 것이다.

만성적인 고혈압 환자에게도 좋으며, 목욕법은 자율신경을 조절할 수 있고, 정신적 안정을 얻을 수 있으며 혈액순환을 촉진시킨다. 혈액순환이 활발해지면 피가 몸의 구석구석까지 흘러가 고혈압이 개선된다. 자율신경에 자극을 주게 되고 내장의 움직임도 활발해진다. 허리근육의 수축으로 오는 요통에도 좋으며, 치질이나 항문 질환에도 목욕법은 혈액순환을 개선시키므로 좋은 치료 및 예방법이 된다.

냉수욕이 인체 내의 바이러스를 퇴치하는 면역체계인 백혈구를 증가시키고, 동시에 혈액순환을 촉진시켜 남성의 정력을 증진시킨다는 임상연구 결과가 영국 런던 혈전 연구소에서 밝혀졌다. 냉수욕이 남성호르몬 생성의 증가 뿐만 아니라 체내 백혈구의 증가와 혈액 희석효과가 대폭 늘어나 혈액순환이 활발해진다는 것이다. 특히 온·냉수욕은 혈액순환을 활발하게 해서 남성의 경우 성호르몬인 테스토스테론(testosterone)과 여성의 경우에는 에스트로겐(estrogen)의 생성을 자극하고 신진대사를 원활하게 해 줄 뿐만 아니라, 근육의 수축과 이완을 도와 주어 만성 피로에 시달리는 사람에게 활력을 불어넣어 준다.

뜨거운 탕에 들어가면 일시적으로 어지러운 느낌이 드는 것은 뇌로 들어가는 혈액이 줄어들고 말초혈관으로 혈액이 몰리기 때문이다. 온천요법은 고혈압 환자나 심장이 약한 사람은 조심해야 한다. 목욕은 특히 땀을 흘리게 되어 피부를 통한 몸안의 노폐물 배출 효과가 뛰어나다.

2. 걷기 운동

중국 속담에 "식후에 백보를 걸으면 약국을 여는 것보다 낫다(飯後走百步, 强於開藥鋪)"라는 말이 있다. 걸음으로써 노화의 속도를 늦추고 뇌를 젊게 유지시킨다는 것이다. 현대병은 대부분 몸 안에서 소비되고 남은 지방질은 활성산소와 결합하여 과산화지질로 변해 여러 가지 현대병을 일으킨다. 과산화지질은 혈관 등에 장애를 일으켜 혈관 질환을 일으킨다. 혈액순환이 나빠지면 뇌의 노화나 치매가 나타나는 것은 당연하다.

남송(南宋) 시대의 시인 육유(陸游)는 일생에 온갖 것을 다 경험하였다. 중년에 여러 곳을 다니다 만년에는 산속에 은거하면서 향년(享年)을 보냈는데, 그는 빗자루로 길을 쓰는 소지법(掃地法)으로 건강을 유지하였다. 빗자루로 길을 쓸면서 걸으면 계속적인 다리운동으로 몸을 단련시켰다.

걷는 운동은 근육을 단련시키며 에너지를 많이 필요로 한다. 에너지를 내기 위해서는 지방을 연소하며, 걷기를 계속하면 뇌세포가 활성화되며, 치매나 노화를 막아주는 '베타 호르몬'과 같은 유익한 뇌내 호르몬이 많이 분비된다. 이러한 호르몬은 신진대사율 뿐만 아니라 병에 대한 저항력도 높아지고, 뇌세포가 활성화되면 기억력도 좋아진다는 것이 실험결과 밝혀졌다. 걷기 운동은 근육을 발달시킬 뿐만 아니

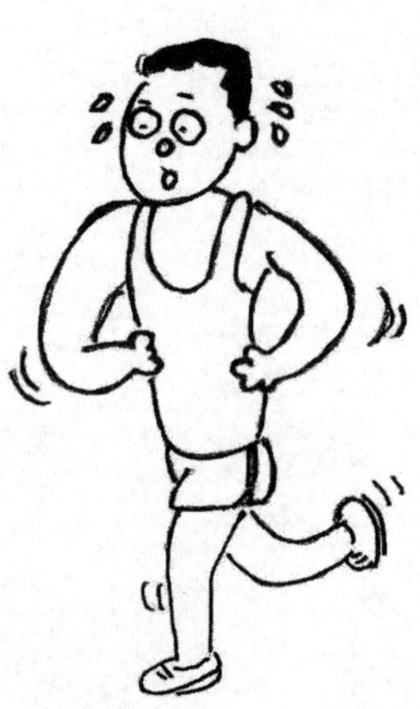

라 지방을 연소한다. 동물실험을 통해 근육의 수축이 뇌를 활성화시킨다는 것을 밝혀냈다.

뇌와 몸의 노화를 막기 위하여 식후에 백보씩을 걷는 운동을 하면 효과를 본다. 특히 걸으면서 복식호흡을 하면 '프로스타글란딘(prostaglandin)'이라는 물질이 분비되는데, 이것은 혈관을 확장시켜 피의 흐름을 원활하게 해주는 작용을 하기 때문에 고혈압이나 냉증으로 고생하는 사람에게 효과가 있다. 복식호흡은 코로 숨을 힘껏 들이마시다가 입으로 천천히 내쉰다. 자신의 건강을 지키겠다는 의지만 있으면 누구나 쉽게 할 수 있는 것으로 하루에 30분 이상 걸으면 건강한 삶을 누리게 된다. 누구나 하체를 튼튼하게 하면 활기찬 생활이 된다. 중국의 대중 교통수단은 주로 자전거를 이용하는데, 자전거를 타기 위해서는 하체를 쉬지 않고 움직여야 하므로 좋은 국민 건강법이 된다고 생각된다.

누구나 쉽게 하면서 건강을 누리는 방법은 걷기 운동이다. 걷기 운동으로 고혈압이 정상으로 되고, 요통도 없어지고, 당뇨병 환자의 혈당치가 떨어지는 여러 예가 있다. 근육만 튼튼하다면 지방과다가 될 염려가 없어지고, 근육은 산소만 있다면 지방은 연소되어 탄산가스와 물로 분해되기 때문이다. 근육은 혈액순환을 도와 주는 중요한 역할도 맡고 있어 우리 몸의 혈액순환과도 밀접한 관계가 있다.

3. 참선(參禪)

참선은 정신적인 수양 외에도 호흡조절과 근육이완을 통해 많은 육체적 건강을 가져오고, 특히 나이든 노인에게도 좋은 건강법이다. 반드시 숨을 헐떡거리는 운동이라야 건강에 도움을 주는 것이 아니다. 호흡은 이완과 명상 등의 수행과 매우 중요한 연관이 있다. 호흡을 멈추면 죽을 수밖에 없다는 것을 알고 있으나 호흡의 중요성에 대하여 생각하는 사람은 거의 없다. 몸과 마음을 건강하게 해서 오래 살기를 원하는 법, 즉 양생법(養生法) 분야에서 호흡은 매우 중요하게 취급되어 왔다.

들숨(들이마시는 숨)이 산소 섭취를 맡고, 날숨(내뿜는 숨)이 이산화탄소를 배출하는 생리현상의 관점에서 볼 때 스트레스에 시달리는 현대인들의 얕은 호흡은 들숨은 충분하나 날숨이 약해 이산화탄소 같은 노폐물이 쌓여 체질을 산성화시킨다는 것이 날숨을 강화해야 하는 의학적 근거이다.

참선을 하는 방법은 먼저 베개나 방석에 걸터앉아 몸의 무게 중심이 배 밑으로 몰리게 한다. 그리고 양 발목이 허벅지 위로 겹질러지는 결가부좌를 하고 두 손을

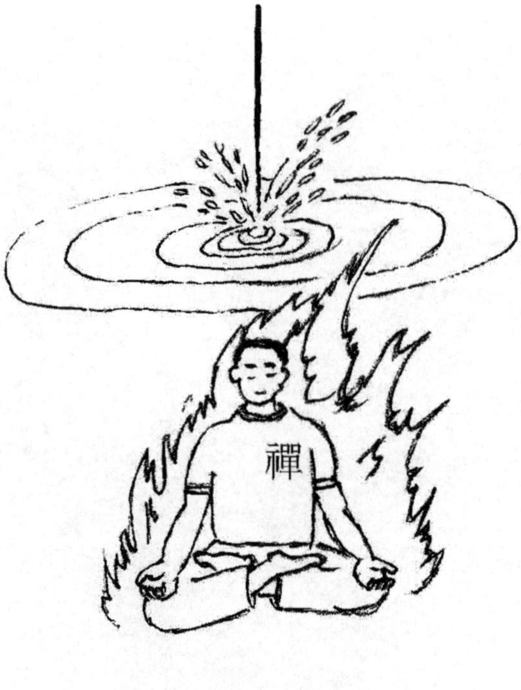

모아 배꼽 아래의 단전 부위에 둔다. 눈은 가볍게 뜬 채로 전방의 어느 한 점을 주시하며 전신의 힘을 뺀 채로 호흡을 시작하는데, 중요한 것은 바로 호흡방식이다. 즉, 들이쉬는 숨보다 내쉬는 숨이 더 길어야 한다는 것이다.

공기가 가슴에만 머무르지 않고 배꼽 아래까지 내려온다는 기분으로 해야 하며, 머리 속에서 잡다한 생각은 하지 말아야 한다. 조용한 분위기가 중요하므로 참선 도중에는 전화선을 미리 뽑고, 정식 참선을 위해선 가운 같은 가벼운 옷 한 가지만을 걸치고 하는 것이 좋다.

참선을 하게 되면 마음이 가라앉고 차분해져 경직된 근육이 풀어지고 하루 종일 상쾌한 기분이 되는 건강효과가 있다. 참선을 하는 시간은 하루 중 아무 때나 할 수 있지만 새벽에 하면 더 맑은 정신으로 상쾌한 하루를 보낼 수 있다.

단전(丹田)이란 배꼽에서 치골이 있는 부위까지 5등분을 하여 위에서 3등분 되는 곳으로, 이곳은 원기를 모아 놓은 곳이라는 뜻으로 관원(關元) 혈이다. 참선하는 사람들은 이곳을 단전이라고 하는데, 단전은 기가 모이면 붉은 기운이 밭과 같다는 뜻이다.

참선을 통해 대기의 공기를 몸 안으로 들숨하여 단전에 모았다가 천천히 항문을 지나 몸의 척추를 타고 올라가 머리 정수리를 통하여 다시 입으로 날숨한다. 한 번 들숨과 날숨을 하는 시간을 길게 하여 어느 정도 수련을 하면은 몸의 기가 순행하는 것을 느끼며, 단전에 기를 모으면 붉은 기운을 느낄 수 있다. 비록 처음에 기의 순행을 느끼지 못해도 느낌을 생각하는 것이 중요하다. 한의에서는 날숨은 폐에서 주관하고, 들숨은 신(腎)의 힘으로 주관한다고 한다. 이런 참선을 하면 스트레스도 해결이 되고 자율신경 실조증에도 효과가 있다. 동적인 몸의 상태에서 정적으로 변화가 되어 정신세계를 더욱 승화시킬 수 있다.

4. 발끝으로 소변보기

소변을 보며 방광과 신장을 튼튼하게 하는 강정법이 있다. 이 방법은 남성들이 발뒤꿈치를 들고, 등을 뒤로 제친 자세로 이를 악물고 소변을 보는 방법이다. 이런 방법은 졸졸 힘없이 흘러나오던 소변이 댓줄기 뻗히듯이 힘차게 나오게 된다. 특히 중년 남자로서 소변줄기가 약한 사람에게는 더없이 좋은 효과를 본다. 이것은 평활근으로 된 방광의 장력을 튼튼하게 하여 준다.

발뒤꿈치를 들고 소변보기는 소변을 줄기차게 방출시키는 과정이지만 몸의 하초(下焦)를 튼튼하게 하기 위한 것이다. 특히 하초에 있는 장기인 방광과 신장을 튼튼하게 하여 몸의 신기(腎氣)를 강하게 한다. 한의에서는 신기를 신장 기능만을 말하는 것이 아니라 부신을 비롯하여 전립선 등의 생식기관의 활력을 포함하며, 몸의 중요한 물질인 정(精)을 강하게 하는 것을 말한다.

신기가 약해지는 것을 신허증(腎虛證)이라고 하여 정력이 감퇴되고 체력이 쇠약해지며, 소변줄기도 약해지는 것을 말한다. 소변을 볼 때 발끝으로 서서 힘을 주어 소변을 보면은 방광의 괄약근이 튼튼해진다. 피로가 겹쳐서 여간해서 회복이 더디며, 허리가 무겁고 나른하며, 서 있으면 현기증이 생기는 증세들도 일반적으로 신

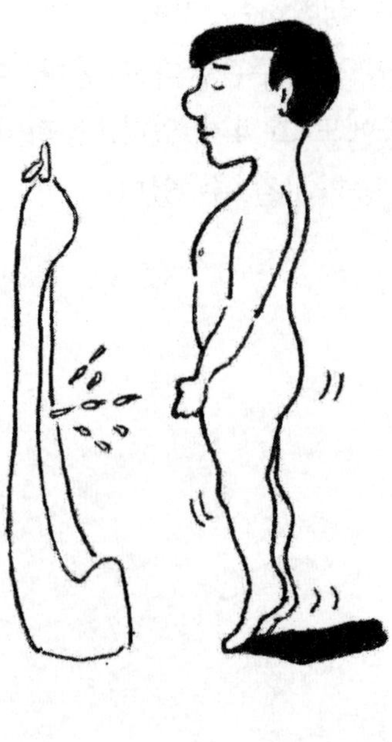

허증에 속한다. 또한 발기가 잘 안 되며, 발기가 되어도 단단해지지 않는 것을 양위(陽痿)라고 하는데, 이 양위와 조루증도 신허증에 나타나는 증세이다.

이런 신허증에 신기를 충실하게 회복시키는 방법을 강구하지 않으면 안 된다. 따라서 발뒤꿈치를 들고 누는 소변법이야말로 좋은 신기를 튼튼하게 하는 방법 중의 하나이다. 이 방법으로 방광에 힘을 주고 힘차게 소변을 봄으로써 신기를 튼튼하게 하여 활기찬 하루하루를 보낼 수 있을 것이다. 여성들도 몸을 발끝으로 지탱하는 듯한 자세로 하면 몸을 강하게 만들 수 있다. 전립선 비대로 오는 증세로 소변을 자주 보고 싶고, 힘이 없는 데에도 좋은 효과를 볼 수 있다. 발끝으로 소변보기는 누구나 할 수 있는 쉬운 방법이다.

5. 항문 운동법

도가의 한 사람인 장자(莊子)라는 철인(哲人)은 "진인(眞人)은 항문을 통해서 발 밑까지 깊게 숨을 쉰다. 그러나 범인(凡人)은 가슴 위의 부분만 얕게 숨을 쉰다"라고 말하였다. 선인(仙人)보다도 한 계급 위인 진인은 도가에서 수업을 마친 사람에게 붙이는 최고의 칭호이다. 바로 진인의 한 사람인 장자는 항문 수축법을 강조하였는데, 보통 사람들의 숨쉬는 것과는 달리 항문의 개폐(開閉)를 자유스럽게 할 수 있는 진인들은 항문을 통하여 기를 취하기도 한다. 항문 수축법을 수련하면 나중에는 항문으로 물을 빨아올릴 정도가 된다고 한다. 여기까지 도달하려면 이러한 수업에 전신을 다하여 수련을 쌓아야 한다.

천골 2번에서 4번 사이 부교감신경의 지배를 받는 부위에서는 어떤 원인에서든 부교감신경과 근(筋) 접합부의 신경말판에서 아세틸콜린(acetylcholine)이라는 신경 전도자들이 근육조직으로 뛰쳐나와 수축을 초래한다. 그리고 항문 수축을 하면 같은 부교감신경의 지배 영역인 음경을 자극하여 남성들은 자신의 성기를 자유로이 조절할 수가 있고, 여성들은 수축력을 자유자재로 할 수 있어 정력을 강화시킬

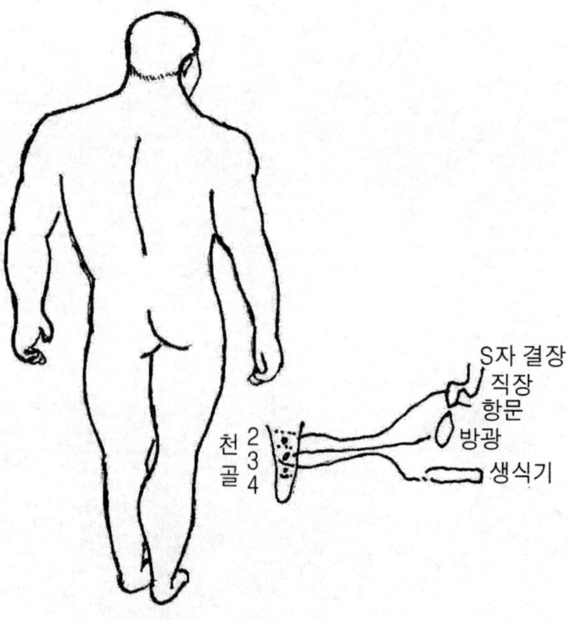

수 있다. 항문 수축법은 국부의 근육을 발달시키는 직접적인 효과가 있고, 전신의 스테미너가 강화되어 몸을 건강하게 유지할 수가 있다.

유아들은 항문이 수축하는 힘이 강한데 비해 노인들은 항문 수축력이 약하여 간혹 속옷을 더럽히는 것을 볼 수 있다. 항문 수축법을 하루에 100번씩만 하면 항문 주위의 혈액을 잘 순환되게 하여 치질과 탈항을 막아주고 직장암도 예방할 수 있다. 항문 수축법은 호흡과 대단히 깊은 관계가 있다. 심호흡은 기를 몸 전체의 구석구석까지 잘 돌게 함으로써 신진대사를 촉진하게 하여 신장(腎臟)을 튼튼하게 한다. 한방에서는 신장은 비뇨생식 뿐만 아니라 정(精)도 주관한다. 즉 정력을 튼튼하게 하여 강정효과가 높아진다.

항문은 장의 마지막 부위로서 내장과 연결되어 있어 항문 수축으로 내장을 튼튼하게 하며, 변비에도 도움이 되고, 장의 연동운동을 높여서 장 청소의 효과도 높인다. 항문 수축법과 호흡을 동시에 같이 하면 효과가 좋은데, 코로 숨을 들이마심과 동시에 항문을 닫는다. 다음에 입으로 숨을 내쉬며 항문을 동시에 연 다음 점점 항문에 힘을 강하게 수축하여 오므린다.

항문은 몸의 경락의 임맥(任脈)과 독맥(督脈)이 만나는 부분으로 항문의 괄약근을 수축하면 임포텐츠나 조루가 고쳐지고 정력이 강해진다. 처음에는 항문을 죌 때마다 성기가 조금씩 들어올려지다가 쥐어짜이는 듯한 느낌이 든다. 날마다 반복하는 동안에 괄약근이 강해지고 성기의 발기를 자기의 뜻대로 할 수 있게 된다. 여성의 경우는 질을 자극하여 질의 수축력이 강하게 되어 명기(名器)가 되며 불감증도 치료가 된다.

6. 침

인체에는 여러 가지 분비물 즉, 진액이 있는데 골고루 잘 분비되어야만 건강하는데, 너무 나온다든가 너무 안 나오면 병이 생긴다. 침도 진액 중의 하나이다. 침에는 항상 입 속을 청결하게 하고 전분을 소화시키는 프티알린(아밀라아제)이라는 소화효소가 들어 있다. 입 안에는 기산균이라는 세균이 있어 잠을 자고 나면 입에서 악취가 난다. 기산균이 많으면 치아가 쉽게 썩고, 반대로 너무 적으면 저항균이 없어져 다른 균들이 생기기 쉽다.

침에는 눈물이나 콧물같이 뮤신과 라이소자임이라는 효소물질이 있어 세균을 녹여 죽이고, 또한 다른 많은 물질이 있어 방어물질로 작용한다. 우리들이 평소에 상처가 나면 무의식중에 입으로 빠는 것도 이런 살균작용이 있다고 체험적으로 믿어 왔기 때문이다. 특히 꼭두새벽 입에 고인 침은 살균력이 훨씬 강하다고 한다.

타액을 분비하는 타액선에는 타액 호르몬이 분비되어 노화를 방지하는 작용을 한다. 타액은 하루에 700～1,500 cc 정도 배출된다. 건강이 나쁘다든지 노쇠하면 분비가 적어지는 것을 볼 수가 있다. 옛날 사람들은 침을 '옥천(玉泉)'이라 했는데, 즉 옥같이 귀한 수액이라는 뜻이다.

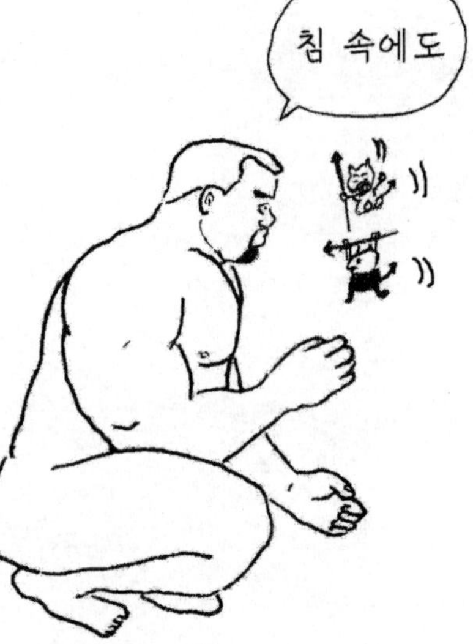

「동의보감」의 내경편 제1형신에 "사람은 언제나 침을 삼키면 장수하며, 얼굴에 광택이 생긴다"라고 기재되어 있다. 고양이는 얼굴을 항상 자기 타액으로 닦는 것을 볼 수 있다. 침으로 얼굴을 닦으면 피부에 좋으며, 침을 삼키면 위장이 튼튼해진다. 위장이 나쁜 분들에게 하루에 1백 번씩 침을 삼키도록 권한다. 축농증에는 침에다 물을 조금 타서 한쪽 코를 막고 다른 쪽 코로 들이마신 다음 입으로 뱉어내는 것을 꾸준히 하면 좋은 효과를 본다.

한나라때 괴경이라는 사람은 나이가 120세가 되었는데도 기력이 왕성하였는데, 매일 아침 침을 삼키고 이를 악물어 마주치게 하기를 2번씩 7번을 하였다 한다. 이것을 정을 단련하는 '연정법'이라 하였다. 사람의 침을 독사의 상처 난 부위에 바르면 치명타를 입는다고 하며, 지네도 꼼짝 못 하게 하고, 세균의 세포막을 녹여 버린다. 그래서 까마귀가 울면 침을 세 번 뱉어 악귀까지 쫓는 부적으로도 사용한다.

7. 샤워 건강법

몸에는 기경팔맥(奇經八脈)이 있다. 그 중에 독맥(督脈)이 있는데, 이 경락은 몸 뒷부분의 정가운데로 순행하는 경락이다. 또 족태양방광경(足太陽膀胱經)이 있는데, 이 족태양방광경은 등에 있는 독맥에서 양쪽으로 1.5촌(寸)과 3촌으로 운행한다. 샤워를 할 때 두 경락을 이용하면 좋은 건강법으로 건강한 삶을 영위할 수 있다. 이 건강법은 샤워를 할 때 더운물을 바로 이곳에 흐르게 하여 기혈(氣血) 순환을 원활케 해주는 방법이다.

독맥에는 내부에 척수신경이 있는데, 척수신경은 경신경 8쌍, 흉신경 12쌍, 요신경 5쌍, 천골신경 5쌍, 미골신경 1쌍이 있다. 경신경 1~4는 경신경총이고, 경신경 5~8과 흉신경 1은 완신경총, 흉신경 1~12는 늑간신경, 요신경 1~4는 요신경총, 요신경 4~5와 천골신경 3은 천골신경총, 요천골신경총, 천골신경 2~4는 음부신경총이며, 미골신경은 미골신경총으로 작은 신경고리이다.

독맥에는 이런 신경들이 산재되어 근육 뿐만 아니라 장기에도 영향을 주며, 자율신경에도 영향을 준다. 독맥과 족태양방광경을 샤워할 때 더운 물로 자극을 주면 자율신경 실조로 인한 불면증을 치료할 수 있고, 근육 연조직 손상으로 인한 근육

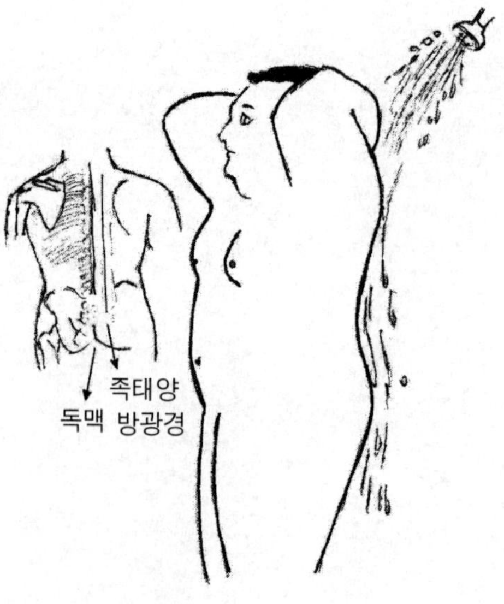

통으로 고생할 때도 탁월한 치료효과가 있다. 팔을 제대로 움직이지 못하는 오십견으로 근육통을 호소하는 환자에게도 샤워 건강법을 이용하면 근육통을 없애주고, 혈액순환을 좋게 하여 치료에 좋은 효과가 있다.

몸 뒷부분의 정중선으로 순행하는 독맥을 샤워 건강법으로 자극을 주면 설사나 변비에도 효과가 있으며, 특히 치질로 통증이 있을 때에도 통증을 제거하고 치질도 치료하는 좋은 건강법이다. 여성들의 월경불순에도 유효하다. 특히 남성들의 발기부전으로 고생하는 양위증에도 꾸준한 샤워 건강법을 이용하면 효과가 있다. 다리가 마비되거나 요통에 따뜻한 샤워 건강법으로 허리부분을 자극을 주면 매우 부드러워지고 치료가 되며, 또한 천식과 중풍에도 효과가 있다. 정력 강화와 두통에도 탁월하다.

이 외에도 각 장기에 분포되어 있는 신경들을 자극을 주면 혈액순환이 원활해지고 건강한 체질로 바꿔 준다. 샤워하는 방법은 데지 않을 정도의 더운물로 뒷머리 부분부터 엉덩이 부분까지 정중앙선을 중심으로 하루에 약 10~15분 동안 자극을 주면 효과가 있다.

8. 비타민 C

비타민에는 수용성과 지용성이 있는데 비타민 C는 수용성 비타민이다. 영양소는 소화과정의 호흡을 통해 흡수된 산소와 세포 내에서 결합하는데 이것이 산화이다. 이 산화과정에서 일종의 찌꺼기가 생기는데, 이것이 세포를 빠른 속도로 산화시켜 파괴한다. 비타민 C가 이러한 산화를 차단하고 스스로 산화됨으로써 다른 물질의 산화를 막아준다. 또한 위에서 소화된 음식물이 에너지원으로 변화하는 과정에서 필연적으로 '니트러스아민'이 생성되는데, 니트러스아민 발암물질의 생성을 막아주는 작용을 한다.

콜라겐이라는 단백질을 생합성하여 비타민 C를 많이 섭취하는 것이 상처의 빠른 회복에 도움을 준다. 혈중에 콜레스테롤을 떨어뜨리는 작용을 하며, 피를 멎게 하고, 철분의 장내 흡수를 촉진시키며, 호르몬의 합성과 분비에 관여하는 역할도 한다.

고혈압으로 동맥의 벽에 난 상처에 체내로 유입된 콜레스테롤이 조금씩 쌓여 혈관을 막는 동맥경화나 콜레스테롤의 과산화를 막아준다. 그리고 혈관벽에 많은 상처를 만드는 발암물질과 발생기 산소를 억제해 동맥경화 예방 및 회복에 도움을

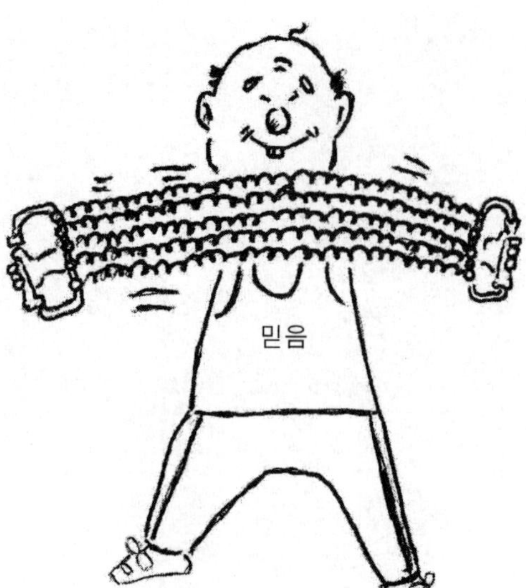

준다. 경상대학교 의대 미생물학과 이광호 교수는 “비타민 C의 면역증강작용, 항산화작용 등이 여러 가지 감염증에 대한 방어와 항산화 작용을 통해 몸에 독작용을 나타내는 유리기를 제거하며, 공해가 심한 지역에 살고 있는 사람, 흡연자, 성인병 환자 등에게는 특히 효과가 있다”고 하였다.

또한 피부의 멜라닌 색소의 생성을 억제하며, 헤모글로빈의 합성을 도와준다. 비타민 C의 부족으로 오는 괴혈병은 출혈을 하게 하는데, 콜라겐의 생성으로 혈관과 각종 기관, 근육을 튼튼하게 한다. 또한 면역력을 강화하여 감기 예방을 하고 활성산소의 해를 막아서 노인성 백내장을 예방한다. 빈혈을 예방하고 스트레스와 피로를 없애주고 피로감, 탈력감과 신경의 실조를 치료한다. 위암과 간암의 발생의 억제하여 주고, 부신이 약하여 알러지가 나타날 때에도 효과가 있다. 서울대학교 의과대학 이왕재 교수는 비타민 C로 아버지의 당뇨병이 호전되었다고 한다.

건강식품점에서 판매되는 비타민 C 중에는 로즈힙이 같이 있는 것이 있는데, 이것은 비타민 C가 체내에서 서서히 녹아 혈중 농도를 일정하게 유지시키는 역할을 한다. 중년 이상은 하루에 1,000 mg을 권장한다.

9. 고치법(叩齒法)

선도(仙道)에는 오관을 튼튼하게 하는 방법이 있다. 그 중에 치아를 튼튼하게 하는 고치법(叩齒法)이 있다. 선도(仙道)란 양생법으로 인생을 즐기며, 그 즐거움을 영위시키기 위하여 질병을 제거하고 노화되기 쉬운 신체를 도인(체조)을 행함으로써 몸을 자유자재로 만드는 것이다. 또한 외부로부터 보충하는 기(氣)와 약(藥) 등이 충분히 신체로 침투하게 준비하며, 신체를 정화하여 노화의 원인인 나쁜 기를 제거하는 것이다.

선(仙)이란 산(山)에 사는 사람(人)을 뜻하고, 속(俗)이란 골짜기(谷)에 사는 사람을 뜻한다. 즉 속인(俗人)은 골짜기에 사방이 폐쇄되고 시간과 공간이 제한된 세계에 사는 사람이지만, 선인(仙人)은 산꼭대기에서 시야가 트여 사방을 바라볼 수 있으며, 불안과 번민이 없어 마음에 동요가 없고, 만물과 친밀감을 갖고 협력을 아끼지 않으며, 자연의 움직임과 같이 자유롭게 초월하는 사람으로 능력의 한계를 개발 활용하여 초월하는 사람을 말한다. 이런 선인들이 하는 양생법에 고치법이 있다.

치아는 소화기관에 첫번째로 이어주는 문이다. 고치법은 손가락 끝으로 잇몸 위를 볼 위에서 두드리는 방법이다. 이때는 한 손가락이나 또는 엄지를 제외한 4손가락으로 약간 주먹을 쥐듯이 하여 손톱으로 가볍게 두들긴다. 고치법을 하면 치아가

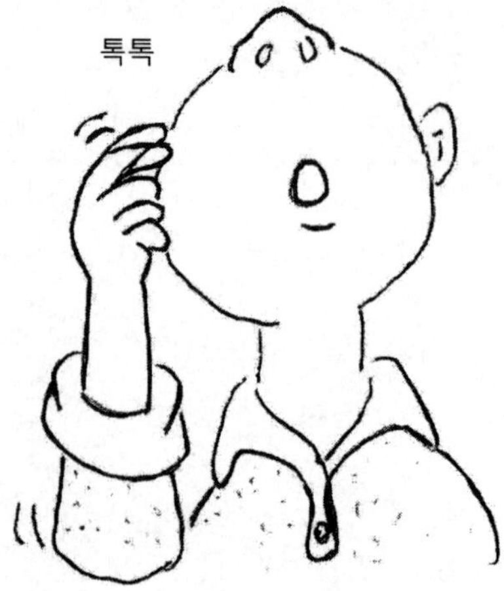

튼튼해지고 침의 분비를 촉진시키는 효과가 있으며, 전신의 기를 골고루 퍼지도록 각성시키는 신호가 되므로 선도(仙道)에서는 특히 중요시하는 수련법이다. 또한 치아를 튼튼하게 하려면 아래 치아와 위의 치아를 가볍게 마주 누르거나 혹은 힘을 주어 꽉 물어주면 잇몸을 강하게 하는 효과가 있다.

이 방법을 자주 행하게 되면 어느 사이에 잇몸이 튼튼해지는 것을 발견하게 된다. 또는 소변을 볼 때 이를 악물고 소변을 보면 비뇨기도 튼튼하게 된다. 음식물이 치아로 저작되며 또 침의 소화효소에 의하여 분해되어 위장으로 들어가기 때문에 치아는 중요한 역할을 한다. 침 속의 프티알린은 전분을 맥아당으로 분해하고 다른 효소들과 더불어 입 안에서 살균제 역할을 한다. 치아가 하는 일은 음식물을 씹는 동작 외에도 추워지면 서로 부딪치기도 하고, 때로는 분노의 반응을 나타내기도 한다.

10. 알루미늄 호일 요법

주방용 알루미늄 호일을 신체의 아픈 부위에 갖다 대면 통증이 신기하게 치료되는 요법을 소개한다. 알루미늄 호일에 이처럼 놀라운 효과가 있는 것은 알루미늄 금속이 지닌 우수한 보온력에 있다. 무게 1.8 kg이나 되는 담요와 같은 보온력을 가지고 있다. 무게가 겨우 50 g, 둘레 13 미크론(μ) 밖에 되지 않는 지극히 얇은 알루미늄 필름의 시트를 몸에 둘렀을 때 담요 쪽보다 더 따뜻하다. 1미크론은 1/1,000 mm이다.

일본대학의 야쓰 미쓰오(谷津三雄) 교수의 실험결과를 보면, 알루미늄 시트를 몸에 두르고 있으면 체온이 점점 축적되어 몸이 더워지며, 마치 사우나에 들어간 것처럼 땀이 흐른다는 사실을 알아냈다. 이 알루미늄의 강한 보온력이 환부의 혈액순환을 촉진시켜 통증을 해소시켜 주거나 증상을 부드럽게 하는 역할을 하게 된다.

또 다른 효과는 알루미늄의 높은 이온화 경향에 의한 것이다. 이온화 경향이란 간단히 말하면 금속이 －전기를 갖고 있는 전자(원자를 구성하고 있는 것 중의 일종)를 방출해서 +전기를 갖고 있는 이온이 되려는 성질을 말한다. 금속 중에서 이러한 경향이 가장 두드러진 것이 바로 알루미늄이다. 이 전자를 방출하는 성질을 이용하면 생체 전류를 정비할 수 있다.

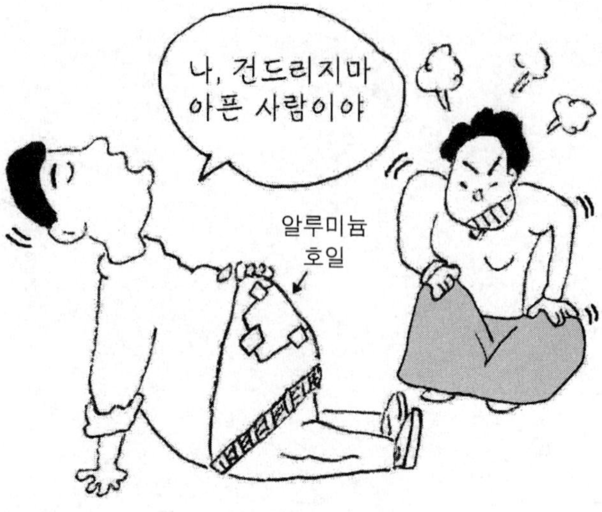

몸이 차갑고 빈뇨(오줌을 자주 누는 증상)일 때 알루미늄 호일을 25 cm 폭인 두루마리를 적절한 길이로 잘라 배꼽을 중심으로 복부에 직접 갖다 대고 양쪽을 테이프나 반창고로 고정시키거나, 신발 밑에 호일을 깔고 양말을 신으면 몸이 따뜻해지고 후끈거리면서 서서히 배뇨의 횟수가 줄어든다.

심한 요통에도 알루미늄 호일을 아픈 부위에 감고 잠을 자고 나면 허리가 가벼워지고 기분이 상쾌해진다. 또한 무릎이 아플 때도 마찬가지로 무릎에 알루미늄 호일을 감고 다니면 어느 정도 통증이 사라진다. 변비로 고민하는 사람은 알루미늄 호일을 잘라 배꼽 위에 반창고로 붙이면 신통하게 통변이 쉽게 되는 것을 발견한다. 오십견에는 어깨부위에 알루미늄 호일을 붙이고 잠을 자고 나면 쉽게 통증이 없어진다.

11. 음악 연출법

국악에는 오음계(五音階)가 있다. 서양음악에 7음인 도, 레, 미, 파, 솔, 라, 시와 같이 국악에는 각(角), 징(徵), 궁(宮), 상(商), 우(羽)가 있다. 각음(角音)은 간장·담과 관계가 있고, 징음(徵音)은 심장·소장과 관계가 있으며, 궁음(宮音)은 비장·위와 관계를 하고, 상음(商音)은 폐장·대장과 관계를 하며, 우음(羽音)은 신장·방광과 관계를 한다.

최근에는 동양 음악의 오음계와 관계되는 장기의 질병을 치료, 예방하는 요법이 생겼다. 또한, 동경예대 시쿠라바야시 히토시 교수의 '비발디를 들으며 시작하는 하루'라는 책에서는 현대인에게 만병의 근원이 되는 분노, 욕구불만, 불안과 스트레스를 몰아내고 건강한 삶을 위한 음악 연출법을 소개하고 있다.

음악을 생활화하면 면역세포의 활성화로 질병 극복에 도움이 되며, 어떤 상태에서 반드시 어떤 음악을 들어야 한다는 공식 같은 것은 없다. 다만 참고로 음악에 대한 사람의 반응은 주관적이고 사적이기 때문에 편안히 앉은 자세로 눈을 감고 복식호흡을 천천히 한 다음에 음악을 들으면 효과가 있다.

증상별로 질병을 치료하는 데 도움이 되는 음악치료 곡명을 소개하면 다음과 같은 것들이 있다.

고혈압에 효과가 있으며, 혈압을 내리게 하는 곡은 슈만의 '트로이메라이', 바하의 '바이올린 협주곡 1번', 드보르작의 '신세계 교향곡', 브람스의 '현악 4중주 E단조', 베토벤의 '전원 교향곡 2악장', 드뷔시의 교향시 '바다', 차이코프스키의 '백조의 호수' 등이 있다.

소화성 궤양인 위궤양, 십이지장궤양 등 위장 장애를 풀어주는 곡은 하이든의 '현악 4중주 종달새', 요한 슈트라우스의 '아름답고 푸른 도나우' 등이 있다.

피곤을 풀어주고 몸을 편하게 해주는 음악은 헨델의 '수상음악 모음곡', 멘델스존의 '고요한 바다와 즐거운 항해 서곡'이나 '한여름 밤의 꿈', 드뷔시의 교양시 '바다', 비발디의 사계 중 '봄', 하이든의 '현악 4중주 17번' 등이 있다.

치통과 각종 통증을 막아주는 배경음악으로는 베토벤의 '월광', 구노의 '아베마리아' 등이 있는데, 치과에서 이런 음악을 틀어주면 환자들에게 좋은 효과를 볼 수 있을 것이다.

식욕이 없을 때나 식탁을 풍성하게 하는 배경음악으로 사용하면 좋을 곡으로는 바르토크의 '바이올린 소나타', 리스트의 '협주곡 제2번 A장조', 크라이슬러의 '사랑의 기쁨', 요한 슈트라우스의 '빈 숲속의 이야기', 모차르트의 '디벨디멘토'와 '아이네 클라이네 나하트 뮤지크', '플루트 협주곡' 등이 있다.

불면증을 없애 주는 음악으로는 슈베르트의 '아베마리아'와 '자장가', 쇼팽의 '바이얼린과 오케스트라를 위한 시곡'과 '야상곡', 베토벤의 '로망스 A장조', 로드리고의 '아랑훼즈 협주곡', 멘델스존의 '봄노래', 타이스의 '명상곡', 우리나라 전통음악인 사물놀이패의 음악 연주나 낙숫물 소리, 파도나 강물 등 자연의 소리 등을 녹음해 두었다가 들어도 좋다.

상쾌한 아침 기상을 위한 좋은 곡으로 하루를 즐겁게 보낼 수 있는 곡으로는 바하의 '브란덴부르크 협주곡 제5번 D장조', 드보르자크의 '유모레스크' 등이 있다.

현대인들의 불안하거나 초조할 때 좋은 음악으로는 쇼팽의 '마주르카'와 '전주곡', 요한 스트라우스의 '왈츠곡', 토셀리의 '세레나데', 드보르작의 '현악 4중주 중 아메리카', 비발디의 사계 중 '가을', 헨델의 '오르간 협주곡 13번', 바하의 '두 대의 바이

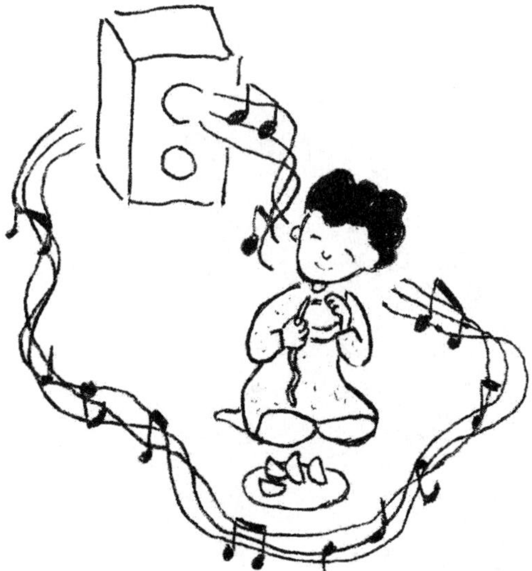

올린을 위한 협주곡 2악장', 베토벤의 '피아노 협주곡 5번' 등이 있다.

이 외에도 욕구 불만이 있을 때는 시벨리우스의 '핀란디아', 하이든의 '군대교향곡 제100번 G장조'나 '큰북 연타 교향곡 제103번', 스트라빈스키의 '봄의 제전 무용모음곡' 등이 좋으며, 질투나 의심에 빠져 있을 때는 바하의 '칸타타 제21번'이나 '미사 B단조' 혹은 '크리스마스 오라토리오', 라벨의 '현악 4중주 F장조', 베토벤의 '장엄 미사곡 D장조 작품 123', 베르디의 '운명의 힘 서곡 오페라'가 도움이 된다.

12. 오줌요법(요료법 : 尿療法)

약 20여 년 전 일본과 한국에서 오줌요법이 각광을 받았는데, 오줌요법이 소개되면서 폭발적으로 실행자가 늘어났다. 오줌요법이란 병을 고치기 위해 자신의 오줌을 마시는 것을 말한다.

일본의 내과 전문의 나까오 료이치는 1912년생으로, 1933년 의사 연수를 마친 후 1937년 여름부터 농촌지역에서 진료를 하던 어느 날 임질에 걸려 통증이 심한 청년이 내원하였다. 그는 통증 때문에 마약을 먹기 시작하여 마약중독까지 된 청년에게 자기오줌요법을 권유하였는데, 불과 일 주일 만에 완치되는 것을 보았다.

그 후 그는 태평양전쟁의 군의관으로 1943년 9월에 소집되어 미얀마 전선에 파견되었다. 거듭되는 패전으로 식량과 보급약품이 끊겨 버려 그는 1944년 임질에 걸린 병사들에게 임질균이 가득한 본인의 오줌을 받아 마시도록 조치하였는데 죽어가는 목숨이 극적으로 살아났다. 그는 태국으로 이동되었는데 고통스럽게 죽어가는 수많은 병사들이 오줌요법으로 치유되는 것을 보았다. 그러나 그는 오줌요법을 실험한 것처럼 오해를 받을까 두려워 군사기밀로 하여 상부에 보고 하지 않았다.

그는 패전 후 귀국해 1947년 내과의원을 재개업하고 치료법으로 사용하지 않다가 40년이 지난 1987년 모교인 이와데 의전 동창인 하마요오 의사(80세)로부터 대상포진(Herpes)으로 인한 심한 앞가슴 신경통 때문에 동창회에 불참한다는 전화를 받고 그는 전쟁기간의 경험이 떠올라 친구에게 오줌요법을 적극적으로 권해 보았다. 그 친구는 지푸라기라도 잡는 심정으로 오줌을 마셨는데 통증이 조금씩 사라지고, 일 주일 뒤에는 통풍까지도 좋아졌다고 한다.

마침내 치유된 것을 보고 1987년 가을, 그는 10년간 류머티즘을 앓아 일어서지 못하는 75세 노인에게 오줌요법을 권하여 두 달 후에 걷게 되었고, 고질적인 환자에게도 오줌을 마시도록 권하였더니 치료된 예가 많아 「기적을 일으키는 요료법」을 발간하여 폭발적인 인기를 얻게 되었다.

그는 이러한 사실들을 일본 의사신문에 「헤르페스와 통풍에 특효가 있는 요료법(1988. 12.19)」, 「자기 요에 의한 치료효과, 류머티즘에 대하여(1989. 3.12)」 제목으로 보고하였으며, 동시에 야마나시켄 의사회보에도 게재하였다.

중국 산시성(山西城) 시안(西安) 인근 우좡촌에 사는 원만량(70)씨는 매일 아침 자신의 오줌 한 잔을 마시며 하루 일과를 시작한다고 하였다. 그는 홍콩의 사우스 차이나 모닝 포스트와의 인터뷰에서 "오줌은 영양분이 아주 많을 뿐 아니라 시각을 상실했던 부친은 매일 오줌 한 잔씩 마시고 눈을 떴다"고 말하였다. 우좡촌에 사는 마을 주민 2천여 명 중 500명 이상은 매일 자신의 오줌을 받아먹는다고 한다. 요로법은 인도 요가 수행자들이 해왔다고 하며, 우리나라에서도 옛 선인들이 흔히 이용했던 민간요법이다. 오줌요법을 한 인도의 '데사이' 수상은 90이 넘도록 계단을 뛰어 다닐 정도였다.

오줌을 마시는 양은 개인 차이가 있지만 1일 1컵을 마시는 것이 적당하다. 질병의 예방을 위해서라면 작은 소주잔 크기로 한 잔만 마셔도 된다. 보통의 경우는 아침에 일어나자마자 나오는 중간 오줌을 마시는 것이 가장 효과적이다. 아침의 오줌에는 유용한 혈전 치료제인 유로키나제가 있으며 호르몬 등이 많이 있기 때문이다.

오줌을 누자마자 바로 마셔야만 한다. 오줌을 보관하였다 마시면 효력이 떨어지며, 마실 때는 코로 숨을 쉬지 말고 맥주를 마시듯 단숨에 마셔 버리면 편하게 마실 수 있다. 이 오줌요법으로 나타나는 효과도 가지가지인데 고혈압, 심장병, 암, 당뇨병, 류마티스, 통풍, 위궤양, 천식, 요통, 백발 등에 효과가 있다.

무릎 관절염으로 무릎에서 물을 빼내며 고혈압으로 혈압 강하제를 복용하던 40세 남자가 오줌요법을 시작한 지 3일째에 무릎이 가뿐한 것을 느끼고 점점 호전되었으며, 혈압은 최대혈압이 180 mmHg였는데 140 mmHg로 내려갔고, 최소혈압이

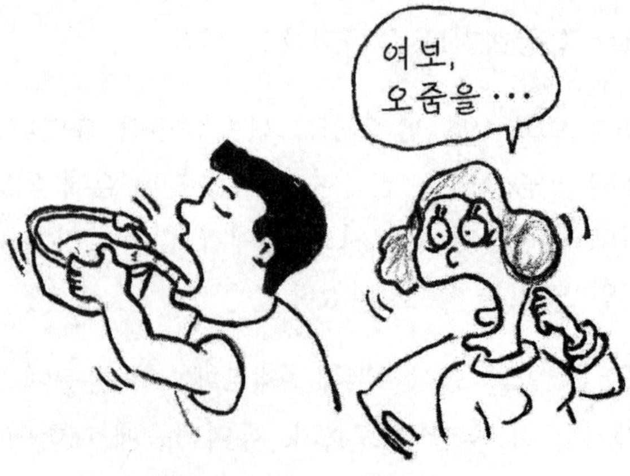

85mmHg로 안정되었다. 또 한 사람은 당뇨병, 신장병, 심장병의 세 가지 성인병을 앓고 있었는데 오줌요법으로 두 달째부터 여러 가지 증상이 호전되기 시작했다. 당뇨병은 오줌요법을 시작하기 전의 혈당치가 370 mg%이었는데, 오줌요법을 꾸준히 한 결과 150 mg%까지 낮아졌다. 참고로 혈당 정상치는 공복시 80～120 mg%이다.

오줌은 95%의 물과 5%의 여러 가지 성분들로 구성되어 있다. 이 성분에는 비타민과 무기질 단백질, 효소, 호르몬, 항체, 아미노산 등으로 이루어져 있으며, 일일 평균 배뇨량은 1,500～2,000 mℓ 정도이다.

혈액의 주요 성분들과 물질대사 과정에서 생긴 노폐물이 수용액의 형태로 신장(콩팥)을 거치면서 여과되어 방광에 모였다가 배출되는 오줌은 사구체로 수송되어 온 혈액은 바우만씨주머니에서 여과되며, 여과량은 180/日(120～130 mℓ/min)이고, 이 여과된 액을 원뇨(原尿)라고 한다. 세뇨관에서 원뇨의 99%는 재흡수되어 혈액으로 돌아가고, 원뇨의 1/100 정도로 농축되어 방광에 축적되었다가 체외로 배출되는 것이 오줌이다.

오줌에는 백혈구, 적혈구, 상피세포, 원주 등의 세포와 유형성분, 포도당, 과당, 갈락토오스, 이탄당 등의 당질, 색소물질 미오글로빈, 헤모글로빈, 피브린 분해산물 등의 화학물질. 아밀라아제, 펩티다아제, 유로키나제 등 25개 이상의 효소, 성호르몬, 아드레날린, 엔도르핀 등 다수의 호르몬, 디렉틴(directin), 안티네오플라스톤(antineoplaston), 3-메칠글리옥살(3-methylglyoxal), 엔지오스태틴 CDA2(angiostatin CDA2), 베타-인돌아세틱산(β-indole acetic acid), 에이치-11(H-11), 퍼리라오에테이트(pherlylaoetate) 등의 항암물질, 크레아틴(creatine), 요산(uric acid) 등 극미량의 생리활성물질이 있다.

이러한 물질들은 제각기 항산화작용, 강장작용, 항암작용 등 인체에 꼭 필요한 기능들을 수행한다. 특히 디렉틴(directin)이란 물질은 1966년 미국 실험생물학협회지에 암세포를 정상 세포로 환원시키는 효과가 있다고 보고된 바 있다. 그리고 안티네오플라스톤(antineoplaston)이란 성분은 1960년대 미국 의사 부르진스키가 발견하였는데, 정상 세포에는 손상을 주지 않으면서 암세포를 선택적으로 파괴하는 펩타이드성 물질로서 암 환자에게 꾸준히 활용되고 있다. 그 외에도 3-메칠글리옥살(3-methylglyoxal)은 암세포를 파괴하는 성질이 있다고 알려졌다. 오줌에는 의학계에 알려진 것 이외에도 약 1,000여 가지 이상의 중요한 성분들이 함유되어 있는 것으로 보고되어 있다.

13. 발을 묶고 자는 요법

밤에 양 발을 세 군데 묶고 자는 묘한 건강법이 있다. 이 건강법을 처음 듣는 사람 중에는 답답할 것 같다고 생각하는 사람도 있겠지만 실제로 해보면 정말로 쾌적하고, 여러 가지 난치병 예방이나 개선에 크게 기여하고 있다. 밤에 잘 때 양 발 세 군데를 묶으면 건강에 왜 좋은지 설명해 보기로 한다.

이 요법은 일본의 저명한 의료인 이소가이 기미요시 씨가 고안한 '이소가이식 각결속 수면법'을 말한다. 이것은 사타구니 관절의 일그러짐을 올바르게 고쳐 병을 고치는 요법이다. 사람은 두 다리로 일어서서 땅을 밟고 생활하며 진화해 왔다. 사람 몸의 지주(支柱)라고 할 수 있는 등뼈는 생리적 만곡도(彎曲度), 즉 정면으로 보면 반듯하고, 측면에서 보면 S자형의 생리적으로 정상적인 만곡을 유지하고 있으면 원칙적으로 건강하다고 볼 수 있다.

그러나 일상적인 보행의 버릇, 스포츠 등에 의한 편협된 움직임, 일이나 공부할 때의 나쁜 자세가 원인이 되어 몸의 중요한 부분인 허리의 하부에 부자연스러운 힘이 가해지기 마련이다. 이들이 습관화되면 서서히 요부를 형성하는 뼈와 허벅지뼈를 접속하는 관절인 사타구니 관절이 이상한 각도로 압박되어 일그러지는 수가 있다. 사타구니 관절이 일그러지면 그 일그러짐에 비례해서 위에 있는 골반도 어긋나기 마련이다. 골반이 어긋나면 골반에 의지하고 있는 등뼈가 만곡되고 만다.

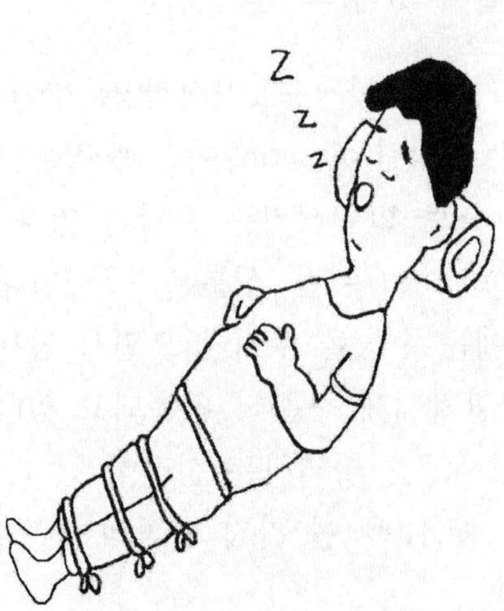

이때 만곡은 생리적인 것이 아니라 부자연스러우며 이상한 좌우의 일그러짐이라 할 수 있겠다. 척수에서는 수많은 신경이 내장을 향해 뻗어 있고, 등뼈의 일그러짐에 의해 이들의 신경이 압박을 받게 되어 위장, 심장, 간장, 뇌 등 여러 가지 장기에 나쁜 영향이 미치게 된다.

간단히 말해 양 발의 세 군데를 묶고 자면 사타구니 관절의 일그러짐이 개선되고 골반이나 등뼈의 어긋남, 비틀어짐도 교정된다. 그러므로 자연치유력 등을 회복시켜 병을 고칠 수 있다. 방법은 면으로 된 170 cm 정도의 천을 3개 준비해서 다리의 세 군데를 묶는다. 강하게 묶으면 피가 잘 통하지 않을까 우려할지 모르나 그런 걱정은 안 해도 된다.

양 다리를 세 군데 묶고 자면 몸 마디의 통증이 사라지고, 질병이 개선되며, 요통은 일 주일이면 완치되고, 생리통도 해소되며, 얼굴의 신경통, 두통, 견비통도 해소되며 정력까지 회복한 예가 있다. 밤중에 소변을 보는 경우에는 소변을 본 후에 다시 묶고 자도록 하면 된다.

14. 풍욕법

풍욕은 말 그대로 바람목욕법으로 미국, 유럽 등에서 대체의학의 하나로 인기가 많다. 무조건 바람을 쐬는 것이 아니라 피부가 신선한 바람, 즉 신선한 공기를 충분히 들이마시도록 옷을 벗었다 입었다 하는 동작을 반복함으로써 혈액순환을 원활하게 하여 몸의 면역력을 키워주는 효과가 있다.

우리 몸은 피부호흡을 통해 공기 속의 산소와 질소를 받아들여 체내의 에너지 대사를 촉진하며, 체내의 일산화탄소를 이산화탄소로 바꾸어 체외로 배출시키도록 되어 있다. 피부는 단순한 겉 표면이 아니라 제2의 심장과 폐의 기능을 하므로 건강을 지키는 큰 역할을 하고 있다.

사람의 피부에는 무수한 모세혈관이 있는데, 옷을 벗으면 피부가 바깥공기에 직접 닿으면서 모세혈관이 수축되어 혈관 내에 있는 혈액은 피부 깊숙한 곳으로 밀리게 된다. 그런 다음 다시 옷을 입으면 반대로 모세혈관이 확장되어 혈액이 다시 모세혈관으로 흘러 들어오게 되는 것이다.

암을 일으키는 원인의 하나인 일산화탄소는 산화작용을 하면서 불완전 산화되기 때문에 몸에 그대로 남아 있는 경우가 많다. 특히 담배를 피우는 사람에게서 암이 많이 발생하는 것도 이런 이유이다. 풍욕을 하게 되면 체내에 있어서는 안 될 유해가스가 피부를 통해 배설되므로 암을 예방하는 데도 도움이 된다.

바람목욕은 추울 때 시작하면 지속적으로 하기 어려우므로 처음 시작하는 사람은 봄이나 여름부터 하는 것이 좋다. 바람이 잘 드나드는 방 안이나 베란다 같은 장소에서 해뜨기 전이나 해진 후에 하면 된다. 특히 숲속에서 하면 더욱더 좋다. 환자나 허약한 사람은 가장 따뜻한 정오경에 시작하여 점차 시간을 앞당기는 것이 요령이다. 식사하기 1시간 전이나 식후 30~40분이 지나서 해야 한다. 목욕을 한 후에는 1시간 정도 뒤에 하는 것이 좋다. 횟수는 단순히 건강증진을 위해서라면 매일 1~3회로 하며, 암 등 중한 병일 때는 매일 8~11회 정도 실행하면 좋다. 풍욕하는 1회 시간은 30분 정도가 적당하고, 한번 시작하면 3개월 이상 실행하여야 한다.

실행할 때는 첫째로 창문을 활짝 열어 바람이 집 안으로 잘 들어오도록 한 다음 양이온을 발생시키는 TV, 컴퓨터, 전자레인지 등의 전원을 모두 끈다. 둘째, 담요를 준비하고 속옷까지 모두 벗는다. 셋째는 처음에는 20초 나체로 있다가 1분간 이불로 온몸을 감싸고, 다음에는 30초 나체로 있다 1분간 이불을 감싸는 식으로 벗고 있는 시간이 120초가 될 때까지 입었다 벗었다를 반복하여 모두 11회를 한다. 풍욕은 늘 피곤해 하는 사람, 두통에 시달리는 사람, 성인병, 정력이 약하거나 감기를 달고 사는 사람에게 좋다.

공기중에는 -이온과 +이온 두 가지가 존재한다. 이 중 -이온은 숙면과 신진대사를 돕고 면역력을 높여 줄 뿐만 아니라 혈압을 낮추고 땀을 억제하고 기침을 가라앉히는 것으로 알려져 있고, +이온이 많은 곳에서는 심신이 쉽게 피로해지고 두통, 불면증, 현기증 등이 나타나게 된다. 이럴 때 30분 정도 풍욕을 하고 나면 상쾌해지면서 긴장이 풀리고, 피부에 쌓인 요독과 배출되지 못한 일산화탄소(CO)가 피부를 통해 새로 들어온 산소와 결합, 이산화탄소(CO_2)가 되어 몸 밖으로 빠져 나가게 된다.

몸의 구석구석에 혈액순환이 원활하게 이루어지면 병이 찾아오지 않는다. 이는 불필요한 노폐물은 빨리 배설되고, 각 세포에 필요한 영양분과 산소가 바로바로 공급되기 때문이다. 바람목욕은 혈액순환을 도와 각종 성인병의 예방과 치료를 돕는다.

15. 일광욕

태양은 모든 동·식물이 살아가는 에너지의 근원이 된다. 햇볕이 잘 드는 곳에는 세균과 박테리아 등이 번식하지 못한다. 예로서 햇볕이 잘 드는 곳의 독 뚜껑을 열어 놓은 된장, 간장 항아리에는 곰팡이가 피는 법이 없다.

햇볕이 잘 드는 집에서 생활하면 집안의 공기가 항상 깨끗하게 소독이 되므로 감염성 질환이 잘 걸리지 않아 건강에 도움이 된다. 오염된 공기, 즉 +이온을 가진 이산화탄소(CO_2)를 분해시켜 -이온인 산소로 만들게 된다. +이온이 많은 공기는 두통과 코막힘, 피로, 호흡기의 건조함, 현기증 같은 증세에서 각종 호흡기 질환, 발암요인이 될 수 있으며, -이온이 많은 공기는 상쾌하며 심신을 안정시키고 머리를 맑게 한다.

햇볕을 충분히 쬐면 뼈가 건강해진다. 골격과 치아의 주성분은 칼슘과 인인데, 햇볕을 쬐여 비타민 D가 충분히 만들어질 때 칼슘의 체내 이동이 이루어지기 때문에 햇볕을 쬐면 비타민 D의 전구체인 콜레스테롤은 사람의 피부 밑에 있다가 비타민 D로 변하게 된다. 이렇게 만들어진 비타민 D가 간으로 이동했다가 신장으로 가서 활성화되어 칼슘의 이동, 흡수, 골격형성, 저장을 가능하게 한다.

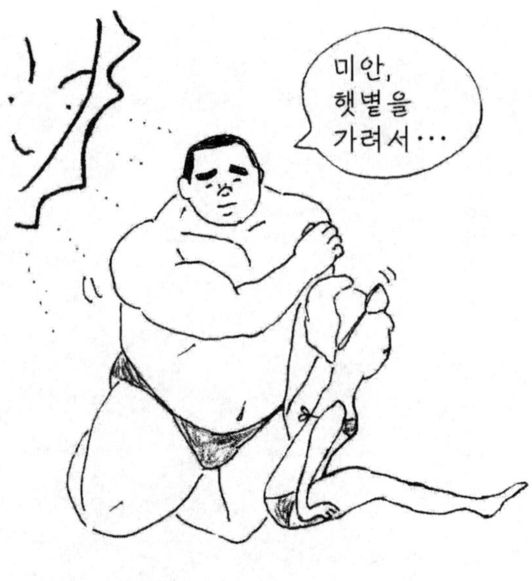

따라서 치아 골격이 튼튼해지며, 정서와 신경이 안정되고, 스트레스가 해소된다. 혈액 내에 있던 콜레스테롤이 피부 밑으로 옮겨 가기 때문에 동맥을 굳게 만드는 콜레스테롤치는 감소하게 된다. 그래서 혈액순환이 원활해지고, 혈압은 정상이 되며, 심장병을 예방・치료하는 효과를 기대할 수 있다.

알츠하이머 환자들이 일광욕을 많이 할수록 불면증세가 완화되고 기억력이 회복된다는 연구결과가 나왔다. 네덜란드 뇌연구 소장인 딕스왑은 시드니에서 열린 국제 뇌분비학회에서 발표한 논문을 통해 "태양광선은 사람이 적절한 시간에 잠을 자도록 하는 인체시계와 관련된 멜라토닌 호르몬의 능력을 향상시킨다"고 밝혔다. 알츠하이머 환자들에게 부족한 멜라토닌 호르몬이 태양광선 노출로 증가될 경우 치매환자들이 낮에 짧게 자는 대신에 밤에는 제대로 잠을 이루지 못하는 불면증세가 크게 완화될 수 있다는 것이다.

적당한 햇볕을 쬐면서 운동을 하면 혈당치가 낮아지는 효과도 있다. 먹은 음식물은 소화가 다 되면 혈액 속으로 흡수되어 필요한 곳으로 운반된다. 그 중 포도당은 일정 농도(130 mg/dℓ)를 넘어서면 췌장에서 분비하는 인슐린에 의해서 글리코겐으로 합성되어 간과 근육에 저장된다. 그러나 당뇨병 환자의 경우에는 혈당이 170mg/dℓ이 넘어도 인슐린이 부족하여 글리코겐으로 합성되지 못한다. 이때 햇볕을 쬐면서 적당한 운동을 하면 글리코겐 합성효소가 증가하므로 큰 도움이 된다.

글리코겐 합성효소는 햇볕에 노출된 지 2시간이 지나면 증가하기 시작하여 10시간이 되면 최고치에 이른다고 한다. 뇌하수체의 명령을 받아 부신피질에서 분비되는 코티손이라는 호르몬은 관절염이나 급성천식 등 많은 질병을 치료하는 데 효과가 있다. 적당한 햇볕을 쬐어 코티손의 체내 합성이 촉진되도록 하는 것이 관절염 등의 치료에 도움이 된다.

일광욕은 직사광선이 너무 강한 한낮을 피해서 하는 것이 좋고, 특히 심장병이나 고혈압 환자의 경우에는 지나친 직사광선은 좋지 않다. 일광욕을 오래 하면 피부암에 걸릴 위험과 피부의 노화를 염두에 두어야 한다.

16. 빨간색 팬티 건강법

5년 전에 빨간색 팬티 건강법이라는 재미있는 건강법이 유행하였던 적이 있다. 모 섬유회사에 다니는 사람이 빨간색 넥타이와 팬티를 착용하면 그날은 힘이 솟고 정신력이 집중되어 번번이 상담에 성공하였다고 한다. 고대 로마제국의 전사나 구라파 중세의 기사들은 결투를 할 때 꼭 빨간색을 몸에 지녔다고 하며, 싸움터에 나갈 때는 몸에 지니고 가면 전투에 승리하였다는 옛 전사를 들며 자신의 경험담을 뒷받침하였다.

중국사람은 빨간색을 좋아해서 반갑고 기쁜 일을 표현하는 색으로 많이 사용한다. 빨간색은 인간의 감정을 움직이며 몸의 건강을 유지하고 있는 자율신경에도 좋은 영향을 미친다. 특히 빨간색은 인간을 의욕적으로 행동하게 하며, 자기 주장을 확실히 할 수 있게 하는 색이다. 동양의학에서 에너지의 발신지로 알려진 단전(丹田)이라는 중요한 급소가 있는데, 빨간색 팬티를 입게 되면 단전이 자극을 받아 온몸에 힘이 솟아나고 스트레스가 해소된다는 것이다.

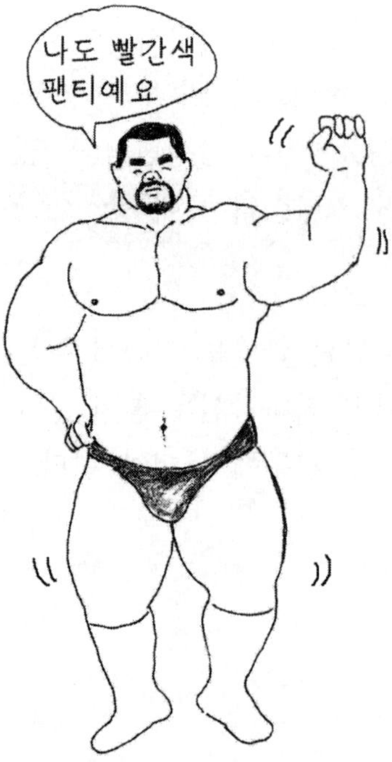

몸을 혹사하게 되면 자기도 모르는 사이에 스트레스가 쌓여 몸의 가장 약한 부분에서 통증이 발생하기 쉽다. 이 통증은 기(氣)나 혈액순환이 나빠지거나 정체되어서 생긴 것이다. 이러한 통증에 대해서 빨간색 팬티는 효과를 발휘하게 되며, 기(氣)나 혈액의 흐름이 부드러워져서 통증이 해소된다는 것이다. 특히 정신적인 타격을 입었거나 스트레스로 건강을 해친 사람에게 빨간색 팬티가 아주 효과적이다. 남성이 빨간색 팬티를 입어 정력 회복의 효과를 봤다는 사례도 있다. 빨간색 팬티의 효과는 복잡한 사회에서 스트레스로 인한 정력 감퇴도 회복시켜 준다.

빨간색은 몸의 따뜻함을 느끼게 하는 강한 에너지를 주는 동시에 아드레날린의 분비를 촉진시켜서 신경에 적당한 긴장감을 갖게 해주며, 육체의 힘을 이끌어 내는 작용도 있는 것으로 여겨진다. 빨간색 팬티를 입게 되면 여러 효과가 나타난다. 우선 기분이 좋아지고 집중력이 생기므로 더욱 적극적인 정신력이 생겨 이것이 자연치유력을 불러 일으켜 준다. 그 결과 질병에 대한 저항력이 생겨 여러 가지 증상이 개선되는 것이다.

빨간색 팬티를 입게 되면 감기에 잘 걸리지 않는 것도 이런 이치에 연유한다. 그리고 혈액순환도 좋아져 어깨결림, 요통, 좌골신경통, 생리통 등을 가볍게 하는 효과도 기대할 수 있다. 여성의 경우는 냉증이 치유되고, 요통이 경감되고, 생리가 순조로워지는 사람이 많다. 빨간색 팬티를 3개월 정도 입은 환자가 오랫동안 계속된 생리불순이 치유되고, 생리통도 없어졌으며, 남성 4명에게 빨간색 팬티를 입게 해서 정력 회복의 효과를 볼 수 있었다. 빨간색 팬티를 입은 그들은 “들뜬 기분이 된다”, “스트레스가 가벼워진다”, “피로가 쉬 오지 않는다”, “기분이 경쾌해진다”고 하였다. 그들 모두 정력 증강으로 이어졌다.

17. 배꼽 문지르기

동양의학에서는 배꼽을 신궐(神闕)혈이라고 부른다. 신궐은 신체에 미치는 영향이 큰 혈자리이다. 배꼽을 문지르거나 따뜻하게 하면 배꼽 주변에 있는 여러 가지 경혈이나 배꼽 근처를 통과하는 부교감신경을 자극하여 순간적으로 심신을 활성화시키는 것을 알 수 있다.

특히 이 방법은 현대인과는 끊을래야 끊을 수 없는 건강요법이다. 몸과 마음, 머리의 피로를 풀고 에너지를 충전하는 데에 커다란 효과를 볼 수 있다. 배꼽 문지르기 건강법으로 온몸의 피로를 풀어주면 신체를 활력 있게 만들 수 있다. 옛부터 할머니나 어머니가 배탈이 나면 배를 쓰다듬어 주어 나았던 것을 많이 경험했을 것이다.

식욕부진의 원인은 육체적으로 발생하는 경우도 있지만, 정신적인 피로로 인하여 위장의 기능이 약화된 상태에서 일어나는 경우도 많다. 그러므로 위에 활력을 넣어주면 쉽게 치료할 수 있다. 이것은 배꼽 주변에 배꼽을 포함하여 식욕증강 등 소화기계통에 매우 중요한 경혈이 모여 있기 때문이다.

또한 정신적인 피로가 원인이 되었을 때에는 배꼽을 문지르기만 해도 간단하게 해소시킬 수 있다. 배꼽을 따뜻하게 하기만 해도 상태가 금방 좋아지는 사람도 많은데, 여기에 갈비뼈의 가장 아래뼈 하단부분을 좌우로 함께 문질러 주면 보다 효과적이다. 왼쪽은 왼쪽 손으로, 오른쪽은 오른쪽 손을 사용하여 10회 정도씩 문질러 주면 효과를 본다.

설사를 할 때나 복통이 있을 때 배꼽부위가 차가워지는 것을 발견한다. 특히 여

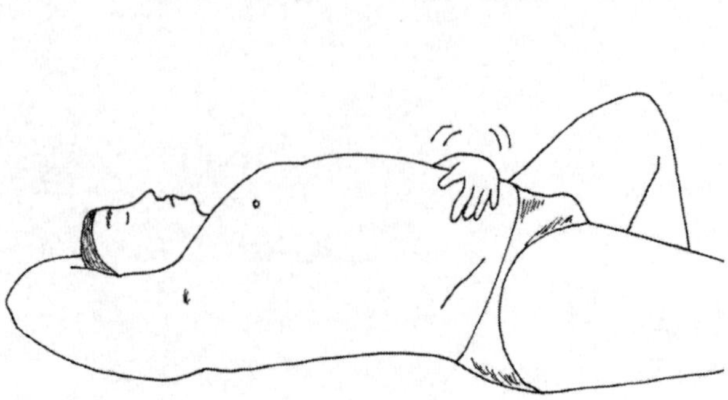

름감기 때에도 배꼽을 비벼서 언제나 따뜻한 상태를 유지시켜 주면 장이 튼튼해진다. 몸은 말할 수 없이 피곤한 데도 머릿속은 생생하게 깨어 있는 불면증으로 이불을 덮고 누워 있어도 좀처럼 잠이 오지 않는다든가, 만성적 수면부족으로 고생하는 사람에게도 배꼽 문지르기 건강법을 활용하면 금방 효과를 볼 수 있다.

잠자리에 들기 전에 따뜻한 우유에다 설탕을 타서 마시고 배꼽 문지르기를 하면 자기도 모르는 사이에 저절로 잠이 든다. 우유는 단백질의 일종인 트립토판 성분이 함유되어 있어 뇌에 작용하여 수면을 촉진시키며, 설탕도 신경에 작용하여 잠을 오게 하기 때문이다. 잠을 오게 하는 방법 중에는 배꼽 말고도 발을 따뜻하게 하는 것도 효과적인 방법이다. 잠을 이룰 수 없는 사람은 대부분 머리가 흥분해 있어 머리로 피가 흘러 들어가고 있으므로 머리는 뜨겁고 발은 차가운 상태가 된다. 그래서 발을 따뜻하게 해주면 정상상태로 되돌아와 쉽게 잠을 이룰 수 있다.

혈압이 높아지는 이유 중 하나는 교감신경이 지나치게 흥분되어 있기 때문이다. 높아진 교감신경의 흥분을 억제하는 데는 부교감신경을 자극하는 방법이 있다. 교감신경과 부교감신경은 상대성이 있어 한쪽의 움직임이 강하게 되면 다른 한쪽의 움직임이 약해진다. 그러므로 부교감신경의 움직임을 강하게 해주면 교감신경의 움직임은 약해지게 된다. 부교감신경의 움직임을 강하게 하기 위한 좋은 방법은 손바닥을 모아서 비빈다든지 배꼽 문지르기 건강법을 활용하면 위력을 발휘하게 된다.

18. 삼림욕

건강삼욕이 있는데 이는 삼림욕, 해수욕, 일광욕을 말한다. 숲속에서 공기를 마시면서 심신을 안정시키고 기운을 회복시키는 것이 삼림욕이다. 임업연구원 천연물화학연구실 강하영 박사와 충북대학교 수의과 정의배 교수팀이 스트레스를 받은 실험용 쥐에게 소나무, 잣나무, 편백, 회백의 나뭇잎에서 추출한 나무 생장호르몬인 정유를 쏘인 결과 스트레스 정도를 나타내는 코르티솔 수치가 20～50% 가량 감소했다는 실험결과가 나왔다.

일본에서는 자폐증 어린이가 일주일 동안 산림생활을 한 후에 적극성과 자신감을 갖게 되었다는 연구결과가 발표되기도 했다. 숲을 산책하며 숲이 내뿜는 향기인 피톤치드(Phytoncide)를 들이마시는 삼림욕은 건강을 지키는 좋은 방법이다. 피톤치드는 자율신경을 자극해 심신을 안정시키고 내분비를 왕성하게 하는 물질로서 다양한 효능이 있다. 피톤치드는 살균효과가 있어 신선한 떡갈나무, 자작나무 잎에 결핵균이나 대장균을 주입하면 몇 분 내에 균이 죽어 버린다고 한다.

피톤치드란 나무의 생명활동의 하나이다. 피톤치드 작용에서 발산되는 테르펜(Terpene)과 멘톨(Menthol)이라는 정유물질의 향을 흡수하거나 접촉하는 것이 바로 삼림욕이다. 숲속에는 피톤치드 작용에서 발산되는 테르펜과 멘톨 외에도 건강에 좋은 요소들이 풍부하다. 노폐물을 배출해 피를 맑게 해준다는 음이온도 숲이 우리에게 주는 선물이다.

삼림욕을 통해 테르펜이라는 정유성분을 공기중의 작은 먼지와 함께 호흡할 경우 80%의 공기가 정화되며 심폐기능에도 효과가 크다. 멘톨이라는 정유성분은 피부나 점막에 접촉되면 시원한 느낌이 나며, 기관지 강화와 신경안정에도 효과가 있어 스트레스 해소와 정신적 피로를 해소시키는 효과가 있다. 이러한 약효는 40대 이후의 중년층에게 특히 좋으며, 자폐증세가 있는 어린이나 우울증에 빠진 노인에게 자신감과 적극성을 갖게 해주기도 한다.

나무들이 각종 박테리아나 해충으로부터 자신을 보호하기 위해 뿜어내는 살균, 살충력이 있는 방향성 물질이 바로 피톤치드이다. 이러한 피톤치드를 공기청정제, 화장품, 소독제의 원료로 쓰인다. 피톤치드는 인체에도 자연스럽게 침투해 항생제처럼 균을 죽인다고 한다. 천연물질이라 인위적으로 만든 항생제와 달리 내성이 생기는 부작용이 없다.

피톤치드는 바로 나무와 숲은 정수(精髓)이다. 사람이 스트레스를 받게 되면 양이온을 발산하게 된다. 숲속 계곡의 물분자가 격렬하게 운동하여 식물의 광합성을 하면 음이온이 발생되는데, 음이온이 양이온을 해소하여 심신이 가벼워짐을 느낀다. 숲속의 음이온은 도시보다 평균 50배 정도가 많다고 한다.

또 신체 각 부위를 활성화시킴으로써 탄력 있는 피부를 유지하게 하고, 노화방지 효과도 있으며, 신경을 안정시키고 정신적 피로를 해소시킨다. 피톤치드 중 대표적인 성분이 테르펜 등의 정유성분이다. 소나무나 측백나무의 잎을 비비면 맡을 수 있는 향기가 바로 테르펜이다.

피톤치드는 4～5월의 초여름에 이르는 때가 가장 풍성하며, 여름이 겨울보다 5～10배나 피톤치드의 양이 많으므로 삼림욕은 봄부터 가을에 하는 것이 좋다. 특히 어린 잎의 향기가 진동하는 봄부터 초여름까지가 최적기이다. 하루 중에서는 피톤치드를 많이 뿜어내는 오전 10～12시가 가장 좋고, 아침 해가 비치는 오전 6시 전후도 좋다. 적어도 3시간은 숲속에서 지내야 제대로 된 효과를 볼 수 있다. 날씨는 맑은 날, 온도와 습도가 높을 때가 피톤치드의 발산량이 많으며, 깊은 숲일수록 더욱 좋다.

나무의 종류에 따라 효과도 다르다.

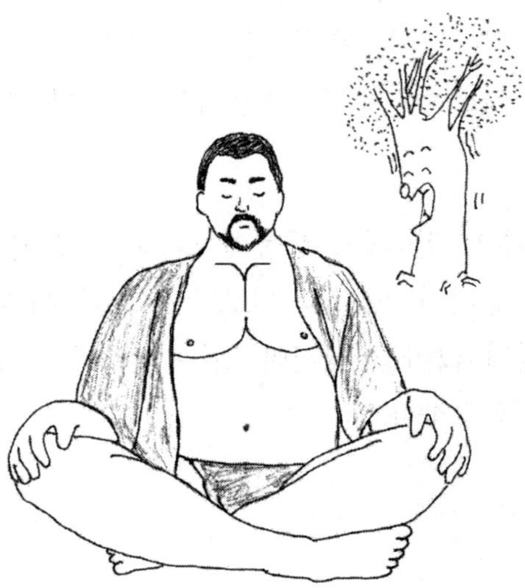

① 참나무 : 소독제로 이용된다.
② 도토리나무 : 마른 껍질에 타닌이 많이 들어 있어 수렴작용을 한다.
③ 밤나무 : 타닌이 수렴작용을 한다. 가려움증을 치료하고 옻이 올랐을 때 잎사귀로 문지르면 좋다.
④ 소나무 : 살균력이 좋은 성분이 들어 있는데 송진에 특히 많다. 송진은 동맥경화를 예방한다. 특히 폐결핵 요양소는 소나무 숲속에 있는 것이 좋다. 또 강심작용이 있어 중추신경을 흥분시킨다.
⑤ 산수유 : 류마티스에 좋다.

이 외에도 전나무는 백일해에 좋고 철쭉, 포플러는 유행성 감기에 효과가 있는 물질을 발산하는 것으로 알려져 있다.

삼림욕으로 우리 몸이 피톤치드에 노출되면 혈액의 활동을 왕성하게 하므로 몸속의 혈액이 정화되어 숲속을 산책하면 머리가 상쾌해지고 몸도 가볍게 느껴지는 것이다. 또 노폐물이 신속하게 배출되고 신선한 영양이 공급되므로 모든 기능이 활발해진다.

피톤치드는 칼슘과 나트륨을 활성화시키며, 혈액에 칼슘이 충분히 공급되면 심장의 활동도 활발해진다. 혈액이 정화되면 각 세포가 튼튼해지고 병균에 대한 저항력이 강해진다. 조금만 활동해도 쉽게 지쳐버리는 약한 체력도 강해지고, 몸의 자연치유력이 살아난다.

신선한 산소를 충분히 공급받을 수 있는 삼림욕을 자주 해주면 자율신경 실조증 같은 질환이 크게 호전된다. 각종 유해물질을 정화해주는 작용도 있는데, 예로 배기가스에 함유된 아황산가스는 나무의 호흡작용을 통해 축적되고 낙엽이 되어 흙으로 환원된다.

삼림욕 방법은 땀 흡수가 잘 되고 통풍이 잘 되는 간편한 옷차림이 좋고, 숲을 걸을 때는 될수록 땀을 흘리며, 약간의 피로감이 생길 때까지 하면서 큰나무를 향해 심호흡한다. 물론 걷지 않아도 되지만 걷는 경우에는 성인 10 km가 적당하고, 노인과 아이는 4 km가 적당하다.

19. 소금 요법

인체에는 나트륨, 칼륨, 니켈, 철, 아연 등 생리기능을 행하는 데 필요한 광물질의 화합인 미네랄이 필요하다. 본래 미네랄은 토양 중에 많이 존재하였으나 지구 생성 이래 빗물, 강물 등에 씻기어 바다 속으로 흘러 들어가, 식물만으로는 미네랄 보충이 부족하므로 소금이 미네랄의 주공급원이 된다.

적혈구의 주성분은 철분이며, 음식물 특히 해조류 중의 철분을 소화시키는 것은 위염산이다. 이 위염산은 소금 속에 함유된 염소이온이 만들기 때문에 소금 섭취가 부족하면 소화가 안 될 뿐만 아니라 철분이 부족하여 적혈구가 생성되지 않으므로 빈혈이 된다. 또한 염분이 혈관벽에 침착되는 광물질을 제거하여 혈관의 경화를 막는다.

소금 속의 염소이온은 위액의 주성분인 위염산을 만들어 소화를 돕는다. 또한 염분은 장벽에 침착되어 있는 광물질을 제거하고, 장의 연동운동을 높이며, 이상발효를 막아 장의 기능을 높이고, 오줌으로 단백질이 배설되는 것을 방지한다. 약간의 부패한 음식을 먹어도 배탈이 나지 않는 것은 염분의 살균작용 때문이다. 이와 같이 염분은 신체 내에 유해한 물질이나 세균이 침입하여도 세포와 혈관에 침입하지 못하도록 인체의 저항력을 높여 준다.

소금은 음식물을 분해하고 노폐물을 배설, 처리하는 역할을 하는 즉, 인체의 신진대사를 주도하는 것이다. 다시 말하면 소금, 즉 염분은 우리가 섭취한 음식물을 소화·배설시키며, 세포 속에 있는 노폐물도 배설시켜 준다. 인체 내에서 적절한 함성(염분 성분)이 없으면 신체는 저항력을 잃어 염증이 쉽게 유발하는 염성 체질로 된다. 이로 인해 염성에서 염증이 생기고, 염증에서 각종 병균이 발생하여 병이 생기는 것이다. 그러므로 함성이 부족한 담성 체질에는 각종 암과 난치병이 많은 것이다. 소금기가 많은 심장과 십이지장에 암이 생기지 않는 것도 함성 때문이다.

반면에 폐, 위장, 대장, 자궁, 유방 등에는 소금기가 부족하기 쉬운 장기여서 암세포가 잘 번식한다. 우선 함성이 부족하면 식욕이 감퇴되고 위액이 충분히 만들어지지 않는다. 또한 노폐물을 분해, 배설하는 신진대사에 이상이 생기고, 혈액은 산성화되어 신체의 면역성을 약화시킨다. 극단적으로 소금을 제한하는 생활을 하면 결정적으로 몸의 쇠약을 초래하게 된다.

오후 4시경에 물에 소금을 차 수저로 수북이 한 수저를 입맛에 맞게 타서 마시고, 소금을 타지 않은 물 400 cc를 마시면 빈혈과 어지러움, 난시, 치아 무력증, 신경성 위장염, 수족냉증, 자궁냉증, 생리통이 사라진다. 불안증과 불면증으로 고생하면 잠자리에 들기 한 시간 전에 물 두 컵에 차 수저로 ⅓ 정도의 소금을 타서 마시고 잠을 청하면 신경과민증과 불면증이 깨끗이 사라지고 숙면을 할 뿐만 아니라 잠자는 시간도 단축된다. 여드름, 주근깨, 검은 기미 등에는 물에 소금을 적당하게 타서 세수를 하면 피부에 생긴 것들이 말끔히 사라진다.

소금이 해롭다는 이론은 소금 자체가 아닌 소금에 붙은 독한 불순물 때문이다. 적당량의 소금과 정량의 물을 섭취하면 건강을 유지할 수 있다. 옛부터 소금은 식용 이외에 건강을 위해 여러 가지 방법으로 사용되어 왔다.

클레오파트라나 양귀비는 소금탕 목욕을 했다고 한다. 소금탕 목욕은 소금에 유난히 예민한 체질 이외는 별로 염려할 필요가 없다. 소금에 약한 피부를 가진 사람은 팔의 안쪽에 소금을 약간 묻혀 보고 약간의 자극이나 따갑거나 빨개지지 않으면 소금탕 요법을 사용해도 좋다.

소금탕 요법에는 곱게 정제된 식용소금이 아니라 자연소금을 사용해야 한다. 자연소금에는 미네랄이 많이 함유되어 있어 큰 효과를 볼 수 있다. 목욕탕 내에 직접

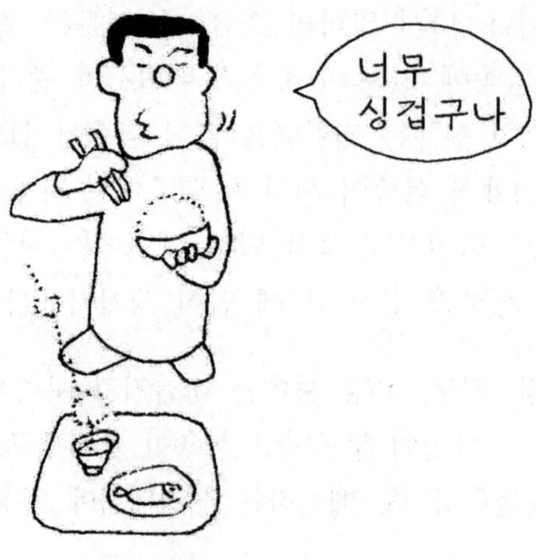

소금을 넣을 수도 있으나 분량의 조절이 어렵기 때문에 대야 같은 그릇에 미지근한 물을 담아 소금을 넣어 녹인다.

아토피성 피부염에 소금탕 요법으로 개선되는 놀라운 효과가 있다. 또한 무릎관절통에도 유효하기에 한번쯤 권할 만하다. 소금탕 요법을 한 지 일주일 후부터 효과가 나타나며, 1개월이면 가려운 증상과 무릎통증이 사라진다고 한다. 노인들의 피부가 가려운 증상이나 신장병의 투석에 의한 가려움증에도 효과가 있다.

우선 소금탕 요법을 하기 전에 몸의 때를 씻어낸다. 소금탕에 익숙해지면 직접 피부에 소금을 칠해 부드럽게 마사지를 해줘도 좋다. 소금의 성질은 짜고 딱딱한 것을 부드럽게 만드는 성분이 있다. 그래서 김치를 만들 때 뻣뻣한 배추를 소금에 절이는 것이다.

소금은 어깨가 결릴 때에도 그 부위에 마사지를 하거나 탕에다 소금을 풀고 몸을 담궈도 좋다. 어린 아이는 아토피성 피부질환으로 가려운 것을 참지 못해 마구 긁어 악화되는 경우가 많다. 이러한 증상에는 미지근한 물에 자연산 소금을 녹여서 사용하는 소금탕 요법을 하면 일주일 후에 효과가 나타나기 시작한다.

20. 팬티를 벗고 자는 수면법

팬티를 벗고 자라고 하면 왠지 모르게 야한 생각과 저속한 유행어 따위를 연상하게 되지만 실은 그런 차원이 아니라 더 큰 의의가 있다. 고혈압, 요통, 불면증, 두통, 치질, 코고는 버릇까지 고쳐지며 체중이 줄고, 피부가 희어지고, 매끈매끈해지는 충격적인 요법이다. 팬티를 벗고 자는 수면법을 실행해 보니 뜻밖에 효과를 봤다는 사례가 많다. 예를 들면 피부에 기가 돌고 팽팽해졌으며, 감기에 잘 걸리지 않고, 코를 골지 않게 됐다. 푹 잘 수 있었고, 피로가 확 풀렸다. 숙취로 고생하지 않는다 등등이다.

그렇다면 왜 팬티를 벗고 자면 이런 일이 일어나는지 그 이유를 생각해 보자. 원래 인간에게는 팬티가 필요 없었다. 어디까지나 사회질서를 위해 '감추는' 목적이 아니라 습관화가 된 것이다. 심신을 충분히 휴식시켜야만 하는 수면중에 팬티를 입고 있을 필요는 없다. 넥타이를 매고 긴장된 상태에서 일터로 나가는 사람도 집으로 돌아오면 맨 먼저 넥타이부터 풀기 마련이다. 팬티의 고무는 가벼운 힘이기는 하지만 항상 복부를 조이고 있다. 이런 상태에 의한 스트레스는 오랜 시간을 두고 서서히 몸으로 파고든다. 고무뿐 아니라 팬티 전체에 의한 마찰도 스트레스의 원인이 될 수 있다.

팬티와 파자마를 입고, 담요나 이불을 덮고 자는 상태에서는 돌아눕게 될 때에

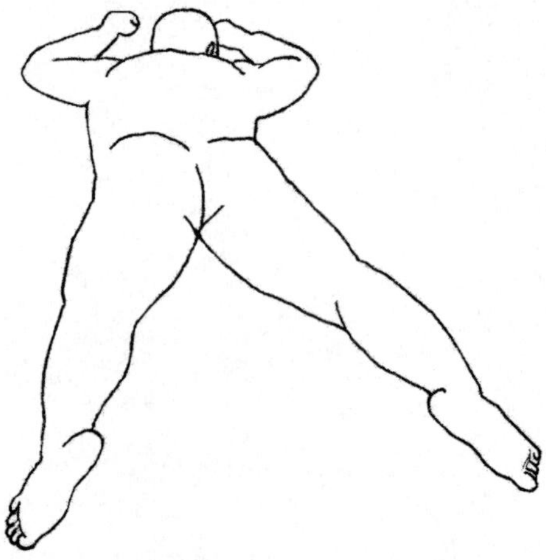

불필요한 에너지가 소요된다. 덮고 숨기려는 데에 정신적인 에너지의 소모를 초래하는 것이다. 이러한 스트레스로 수면 중의 휴식이 저해된다. 수면중에는 호흡수, 맥박수가 저하되어 안정상태가 되는 것이 정상적인데 팬티를 입으면 저해요인이 된다. 또한 호르몬 중에는 편안한 상태가 아니면 십분 분비되지 않는 것이 있다. 낮의 긴장상태가 밤에까지 연장되면 호르몬의 밸런스가 정상적인 움직임을 가질 수 없다.

팬티에 의해 호르몬의 분비가 저해되거나 밸런스가 깨진 사람은 팬티를 벗음으로써 건전한 상태로 되돌아갈 수 있다. 피부가 고와지고 가슴이 커지고, 생리통, 생리불순이 개선된 사례로 보아도 그 주원인이 이런 점에 있었음을 익히 알 수 있다.

팬티는 자연스러운 체온 조절을 방해한다. 팬티를 벗고 자면 몸이 차진다든지, 감기에 걸리기 쉽다는 생각을 하는데 이것은 오해이다. 우리의 몸은 필요에 의해 자기 자신이 열을 만들어 내는 산열(產熱)기구를 갖추고 있다. 이것은 피부를 공기에 노출함으로써 열 발산이 촉진된다. 일부분이긴 하지만 피부에 착 달라붙은 팬티가 가리게 되면 열이 제대로 만들어질 수 없다.

특히 몸이 만들어낸 열을 최대한 살리기 위해 되도록 두터운 공기층을 만들어 줄 필요가 있다. 몸에 팬티가 착 달라붙으면 공기층이 없어 보온 역할을 하지 못한다. 그 뿐만 아니라 피의 순환이 방해되어 몸을 차게 한다. 팬티를 벗고 자면 어깨결림, 요통, 생리통, 야간 빈뇨 등의 증상이 개선되기도 한다.

위생면에서도 팬티는 결코 세균의 침입을 막아주는 것이 아니다. 온종일 팬티로 피부가 밀폐되어 오히려 세균의 번식을 촉진하게 된다. 하루에 최소한 몇 시간만이라도 공기욕(空氣浴)을 하지 않으면 청결을 유지할 수 없다. 결국 가장 이상적이며 자연스럽게 잠자는 방법은 알몸으로 자는 것이다. 요를 깔고 시트를 씌우고 알몸으로 드러누워 타올 같은 것으로 홑이불을 대신한 이불을 덮고 자면 아주 이상적이라 하겠다.

시트 밑에 담요를 깔면 더욱 포근하고 따뜻하게 잘 수 있다. 알몸으로 자게 되면 자연히 땀은 시트에 흡수된다. 시트나 타월 자체가 속옷의 역할을 하게 된다. 당장 알몸으로 자는 것에 저항을 느끼는 분은 우선 팬티만이라도 벗고 잠을 자도록 해본다. 팬티로부터 해방되면 여러 가지 질병을 몰아내고 상쾌한 단잠으로 힘찬 아침을 열 수 있을 것이다.

21. 양말 다이어트법

흔히들 다이어트 하면 고통스러운 식사 제한만을 생각하는 고정관념이 있다. 특히 먹고 싶은 것을 억지로 참는 경우가 많아 겨우 감량에 성공하더라도 결국은 다시 식사 조정을 못 해서 실패하는 경우가 많다. 더욱 나쁜 것은 급격한 다이어트로 인한 생리불순이나 탈모에 시달린다는 보고가 속출하고 있어 사회적 물의를 일으키고 있다. 최근 이러한 부작용을 해소할 획기적인 다이어트법이 등장했다. 바로 양말 다이어트법이다. 매일 양말을 신기만 해도 자연히 체중 감량이 되며 몸의 컨디션도 개선된다.

우리의 신체는 머리에 피가 집중되고, 발쪽은 차가워지는 것을 흔히 경험할 수 있다. 그렇다면 왜 머리부분에 피가 모이면 발이 차가워지는 것일까? 혈액은 각 혈관이나 조직에 고르게 흐르는 것이 아니라 사용되는 조직이나 세포에 집중된다. 그렇기 때문에 머리가 충혈상태에 있으면 발의 혈액량은 당연히 부족하게 된다. 게다가 발은 심장에서 먼 곳에 있다. 인간의 체온은 36.5℃라고 하지만 실제로 부위에 따라 조금씩의 온도차가 있다. 그리고 목욕을 했을 때나 양말을 겹쳐 신게 되면 체온도 상승된다.

양말을 겹쳐 신어 발을 따뜻하게 해주면 좋은 점이 많다.

① 말단조직의 혈액순환 개선이 되고 뇌에 산소나 영양 공급이 원활해진다.
② 전신의 혈액순환이 자연스러워지며 고혈압 환자의 심장부담이 경감된다.
③ 숙면이 가능하며 깨어나면 상쾌하다. 그리고 단시간에 피로가 회복된다.
④ 과식, 폭식하는 습관이 사라지고 단것이 당기지 않게 된다.
⑤ 식사량이 억제되어 무리없는 다이어트를 할 수 있다.

만일 과식했을 경우에도 설사 같은 형식으로 자연배설되기 때문에 적정 체중이 유지된다. 이렇게 양말 겹쳐 신기는 건강 전반에서 뛰어난 효과를 얻을 수 있다. 확실한 방법이므로 꼭 한번 실시해 보면 좋은 결과를 얻을 수 있을 것이다. 단, 감량이 목적일 경우에는 식사의 균형이나 생활면에도 신경을 써야 한다.

양말 겹쳐 신기는 류마티즘의 증상도 개선된다. 류마티즘은 심장과 과식이 원인인 경우가 많고 소화기가 쇠약해진 것도 원인이 된다. 발을 따뜻하게 해주면 심장의 부담이 가벼워지고 식욕도 억제되어 체중이 자연히 감소된다. 또한 변비통, 생리통, 비만을 포함해서 여러 질병의 증상 개선에 좋은 방법이다.

22. 수중운동

수중운동은 물속에서 얻을 수 있는 운동효과와 경쾌한 즐거움으로 만들어진 흥미있는 운동이며, 운동 중에서 가장 큰 운동효과를 거둘 수 있다. 수중 운동은 충격을 감소시키는 부력과 공기보다 12배나 강한 저항력을 갖고 있는 장점이 있다. 중력은 힘에 의해 방향적인데 비해 물은 운동의 방향에 양쪽으로 저항력을 주기 때문에 실제 운동을 변화시키지 않고도 근육을 반대방향으로 운동시킬 수 있다.

수중에서는 물의 부력으로 육지에서의 무게 10% 정도를 감소시켜 준다. 따라서 점프, 달리기 등과 같이 육지에서 하면 중량감으로 관절에 무리를 주는 운동일지라도 수중에서는 가볍게 뛰는 듯한 느낌으로 쉽게 시행할 수 있다. 또한 물의 쿠션은 관절의 부담이나 신체를 보호해 주므로 관절이 약한 노인이나 몸이 비대한 사람에게 추천할 만한 운동법이다. 또한 관절이나 근육통 등으로 운동에 장애를 받고 있는 사람에게는 더없이 좋은 운동이다.

수중운동은 물의 지탱작용과 서늘하게 해주는 쾌적감으로 임산부에게도 효과적인 운동으로 각광을 받고 있다. 공기의 12배에 달하는 물의 저항 성질은 신체를 움직일 때마다 부드러운 압력으로 몸의 반발을 유지시켜 마사지 효과를 주며, 근육을 강하고 부드럽게 해주는 작용을 한다.

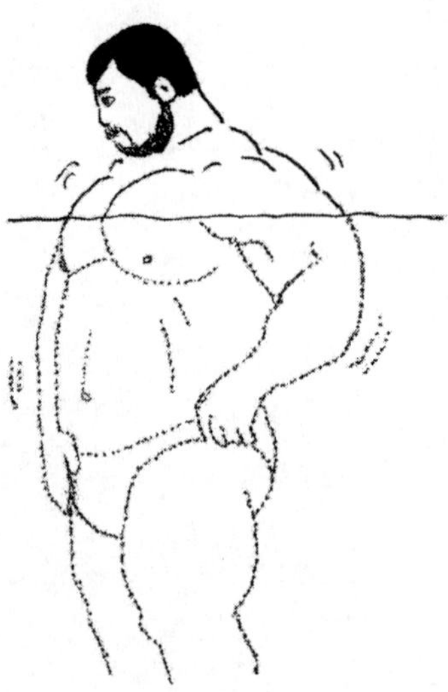

즉, 근육들이 물속에서 움직이면 수압이 근육에 작용하여 근육들이 강화되고, 조화된 형태에서 고르게 부드러워지는 효과가 있다. 주의할 점은 수중에서 실시되는 것인 만큼 안전에 만전을 기해야 된다.

첫째, 물의 위험성에 따라 지도자의 생명 구조 기술이나 조련 지도 등 수중 안전 능력을 갖추는 것이 중요하다. 둘째, 수영장의 온도는 실내 80～83°F, 실외 86°F 정도를 유지해야 한다. 수온이 80°F 이하에서는 근육이 열을 상실하여 뻣뻣해지므로 비효과적이며, 80°F 이상일 경우에는 몸이 초과열을 스스로 제거할 능력을 상실하게 되고, 쇼크의 원인이 될 수 있다. 셋째, 수심은 약 109.7～140 cm가 적당하다. 이는 너무 깊으면 물의 부력으로 떠다니는 것 같고, 너무 얕으면 물의 저항, 쿠션작용이 없기 때문이다. 넷째, 대부분의 동작시 속도가 육지에서 실시하는 것보다 수중에서는 늦어지므로 동작 변화를 위한 적당한 시간을 주는 것이 필요하다.

수중에서는 육지보다 심장박동률이 낮아지므로 이에 유념해야 한다. 물속에서는 같은 강도의 운동이라도 육지보다 1분에 10박 정도 낮게 나타난다. 특히 남녀노소는 물론 신체에 장애를 갖고 있는 사람일지라도 자신의 상태에 맞게 적절히 수중운동을 하면 육지에서 운동하는 것보다 큰 운동효과를 기대할 수 있고, 신체에 부담도 없어 쉽게 운동을 할 수 있다.

수중운동은 신체 활동의 증진과 신체 기능에 따른 운동 수행능력을 증진시키고, 정상적인 자세를 유지하는 데 도움이 된다. 또한 운동감각을 회복 및 증진시키고, 각 근육의 기능적 균형도 유지시킨다. 또한 정상적인 근육의 긴장 및 이완 효과를 가져오며, 심장박동수를 증가시키고, 호흡근과 순환기능 강화로 혈압을 안정시킨다. 혈액순환을 원활하게 하여 신체의 균형 유지와 관절의 가동범위를 증가시킨다.

Ⅱ편. 식품요법

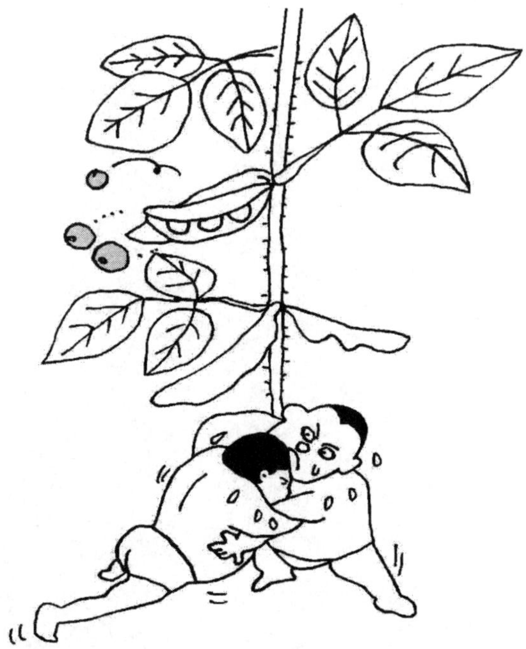

제 1 장 채소식품

1. 배추

한국 사람의 식단 중에 매일 김치는 빼놓을 수 없는 음식이다. 고려시대 전에는 김치를 백김치로 먹었다고 하며, 고려 말에 아라비아 상인을 통해 고추가 들어 와서 조선시대 때부터 김치를 고춧가루에 버무렸다는 설이 있다.

김치의 주재료인 배추는 인체에 매우 유용한 채소 중의 하나이다. 배추는 영양분이 풍부하여 배추잎 줄기에는 비타민 C의 선도체(先導體)가 함유되어 있고, 잎부분은 철분, 칼슘, 포타슘 등 광물질과 비타민 B, C가 다량 함유되어 있다. 배추의 푸른 겉잎이 그 중 영양가가 높으며, 배추의 단백질은 그 반수 이상이 비단백질이지만 순 단백질은 아미노산 구성으로 보아 다른 채소에 비해서 유량한 편에 속한다.

여기서 말한 영양분은 양념이 안 된 배추를 말한다. 배추의 탄수화물은 절반 가량이 환원당이고, 그밖에도 비환원당, 전분, 펜토산 등이 소량 들어 있다. 비타민도 풍부한 편인데, 특히 비타민 C가 많이 들어 있으며, 그밖에 염소, 소다, 유산 등도 들어 있다. 배추는 겨울에 나는 것이 크고 당분(糖分)이 풍부하게 함유되어 있다.

배추는 폐장, 위장의 열기를 풀어 주는 효력이 있으며, 특히 대장과 소장을 이롭

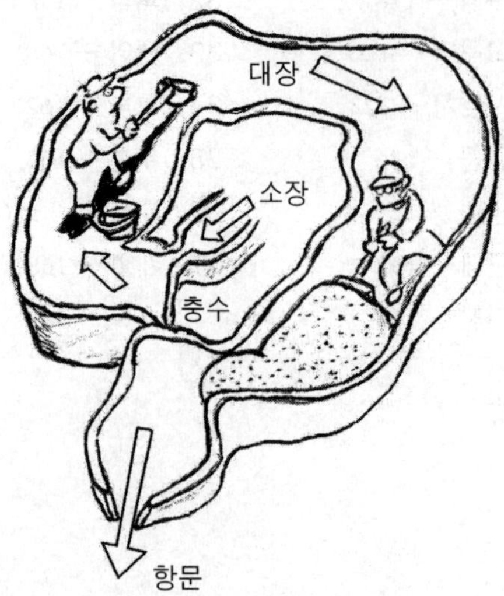

게 하여 변비나 복부가 불편할 때, 가슴이 답답할 때 효과가 있다. 배추는 위장의 연동운동을 원활히 해주어 소화를 도와 위장 내에 머무르는 찌꺼기를 대변으로 배출하여 체내의 독소를 몸 밖으로 내보낸다. 일반적으로 배추를 차가운 식품으로 알고 있는데감량(甘涼) 즉, 달고 서늘한 성미를 가지고 있다.

「병의별록」에는 "배추는 장과 위를 잘 통하여 내려가게 하고 가슴이 답답한 것을 없애 주고, 또 주갈(술 먹고 다음 날 갈증 나는 것)을 푼다"라고 기재되어 있다. 또 「성혜방」에는 "술에 취해 깨지 못 할 때 배추생즙을 마시면 좋다"라고 기재되어 있다. 「사성본초」에는 "배추즙은 음식을 소화시키고 열과 기침을 그치게 한다"고 기재되어 있고, 「본초강목」에는 "옻독으로 피부에 창이 번진 데에 배추생즙을 바른다"라고 기재되어 있다.

탕화상(뜨거운 물에 데었을 때)에는 배추를 약간 데쳐 붙이면 효과적인 치료방법이 된다. 또 배추는 정신을 맑게 해준다. 2005년에는 프랑스 국제암연구기관의 폴 브랜난(Paul Brennan) 박사팀이 배추에는 이소티오시안산염(isothiocyanates)이라는 물질이 폐암예방에 효과가 있다고 발표하였다. 가래나 기침에도 배추를 약간 말려 뜨거운 물을 부은 다음 3~4일 후에 그 물을 마시면 효험이 있다.

2. 감자

스페인 사람이 감자의 원산지인 남미 안데스 산맥에서 최초로 감자를 신대륙으로 가져가 1532년경 그들이 배를 타고 항해할 때 식량으로 이용하였다. 그 후로 유럽으로 감자가 건너가 많은 먹거리를 만들어 식량난을 없앨 수 있었다.

우리나라에서는 조선시대 순조 24년에 만주의 간도지방에서 두만강을 건너 북쪽으로 들어와 '북감자'라고 불렀다. 우리나라에서 생산되는 감자의 총 생산량의 1/4 이상이 강원도에서 산출되고 있다. 감자에는 다량의 전분 외에도 단백질, 칼슘, 인, 철 및 마그네슘 같은 중요한 무기성분과 비타민 C를 비롯하여 비타민 B 복합체를 골고루 가지고 있다.

감자는 주성분인 녹말이 풍부한 알칼리성 식품으로 밥보다 칼륨 함유량이 16배나 많다. 칼륨은 체내에 있는 여분의 나트륨을 배출하는 작용을 하여 고혈압의 예방과 치료에 효과적이다. 또한 감자는 충치도 예방한다. 그래서 감자국을 많이 먹는 프랑스의 농촌에는 치과의사의 수입이 적다고 한다.

감자는 사마귀를 떼는 데도 효과가 좋다. 감자를 잘 씻어 씨눈을 도려낸 다음 강판에 갈아 삼베수건으로 짜낸 즙을 놔두면 물이 고인다. 이 물을 식사 전에 두 잔씩 하루에 3번을 마시면 사마귀가 떨어져 나간다. 또한 탕화상(뜨거운 물에 데었을 때)을 입었을 때 감자즙을 바르면 통증도 없애주고 상처를 말끔하게 치료해 준다.

감자의 눈이나 햇볕에 쬐인 부분에는 솔라닌이라는 독소가 들어 있어 그것을 먹으면 식중독을 일으키게 된다. 그래서 조리를 할 때에는 감자가 녹색으로 변한 부분과 감자 눈은 잘라내야 한다.

고혈압과 신장병으로 고생하시는 분은 감자를 상용하면 지방분과 수분이 빠져 몸도 가벼워지고 효험이 나타난다. 또한 감자스프는 웬만한 약과는 비교할 수 없을 정도로 기관지 천식, 알러지성 피부병에도 좋은 효과가 있다. 그리고 큰 수술이나 중병으로 회복할 때 감자미음을 환자가 먹으면 건강이 빨리 회복된다.

감자미음은 우선 감자 5개, 양파 1개를 준비한다. 감자는 잘 씻어 씨눈을 도려낸 다음 껍질째 잘게 썰고, 양파는 적당히 썰며, 그밖에 홍당무나 마늘 같은 야채를 넣어 약 3홉쯤 되는 물을 넣어 약한 불로 양이 반쯤 될 때까지 끓이면 된다. 마지막에 소금으로 간을 하면 좋은 감자미음이 된다.

감자미음은 유아의 영양부족과 설사에도 좋은 효과가 있다. 중년의 뚱뚱한 분들은 감자가 좋은 다이어트 식품이 될 뿐만 아니라 위궤양, 십이지장궤양으로 인한 통증을 없애 주며, 한 달쯤 복용하면 치료도 된다.

또한 감자가 충치 예방에 효험이 있다. 남대서양 트리스탄섬의 주민 중 충치를 앓는 사람이 하나도 없다고 한다. 이유는 그들의 주식이 감자이기 때문이다. 불란서에서는 "감자를 많이 먹는 지방에는 치과의사가 필요없다"는 말이 있다.

3. 양배추

양배추는 세계적으로 대표적인 채소로서 각종 요리에 널리 이용할 뿐만 아니라 생식에도 알맞는 식품이다. 원산지는 지중해 동부 내지 아시아라고 하는데, 잎이 넓으며 양배추가 야생하는 곳의 기후는 제일 더운 7월의 평균 기온이 17℃ 가량으로 우리나라에서는 해발 1,500 m 정도의 한냉지대가 최적지로 알려져 있다.

양배추는 위궤양에 좋은 효과를 나타내는 비타민 U가 들어 있기 때문에 십이지장궤양과 위궤양에 탁월한 효과가 있다. 비타민 U는 특수 비타민으로 1950년 프랑스의 체니라는 사람이 위궤양의 발생을 방지하는 물질인 비타민 U를 양배추에서 추출하였다.

변비는 대장의 분출물이 주원인이 되는 것이 보통인데, 양배추즙이 이런 분출물을 완전히 깨끗하게 해준다. 보통 식전에 1컵 정도 마시면 효과를 보고, 특히 비만증에도 좋다. 양배추는 비타민의 보고로 비타민 A, B, B_1, C, K, U, 칼슘, 인, 철, 엽록소 등이 들어 있으며, 당분으로는 포도당이 들어 있다. 잎의 녹색부분에는 비타민 A가 많고, 흰부분에는 비타민 B, C가 많이 함유되어 있다. 양배추는 보통 10일 정도 방치하면 비타민 C가 거의 파괴된다. 모든 채소가 그렇듯 신선한 것일수록 영양도 파괴되지 않고 좋다.

양배추는 위장장애를 원활하게 하는 몸에 좋은 야채이다. 다른 과일즙과 배합하면 몸의 저항력을 높이고 감기 예방과 미용즙으로도 효과가 있어 여성들에게 권하고 싶은 건강식품이다. 영양가는 익힌 것보다 생것에 많다. 양배추의 단백질로는 성장에 필요한 필수아미노산인 라이신이 많아 발육기의 어린이에게는 매우 훌륭한 식품이 된다.

양배추 200 g이면 하루에 필요한 비타민 C의 섭취가 가능하다. 양배추에는 특유의 냄새가 나는데 그것은 유기질 유황 성분이 들어 있기 때문이다. 양배추를 익히면 냄새가 더 심하게 나는데, 이때 식초를 넣어 냄새를 없앨 수 있다. 유럽 사람들은 우리의 김치에 해당하는 침채류로 젖산 발효를 시킨 사우워 크라웃이라는 양배추 가공품을 먹는다. 이 식품에는 비타민 C도 풍부하고, 양배추의 특유한 냄새도 없다.

양배추는 미용 건강식으로 주스도 만들 수 있다. 만드는 방법은 양배추잎 4장과 사과를 함께 넣어 즙을 내면 된다. 주스는 위장을 튼튼하게 하고, 가벼운 위궤양에도 효과가 있는 강정식이라고 할 수 있다.

양배추를 구입할 때는 보기에 싱싱하고 들어 봐서 묵직한 것이 속이 꽉 차고 좋다. 양배추가 흰 잎만 남은 것은 오래 되어서 겉껍질을 벗긴 것으로, 보기에는 깨끗해 보이지만 신선한 것은 아니다.

최근 시금치, 호박 등 색깔이 진한 녹황색 야채의 인기가 점점 높아지는데 비해 양배추, 무, 오이처럼 색깔이 연한 담색 야채의 인기는 떨어지는 듯하다. 녹황색 야채는 암을 예방해 주는 비타민 A, C, E, 그리고 체내에서 변화되어 비타민 A로 만들어지는 물질인 카로틴을 많이 함유하고 있기에 훌륭한 야채임에는 틀림이 없다. 그러나 담색 야채가 녹황색 야채보다 영양이 떨어지는 것은 결코 아니다. 색깔이 연한 양배추는 색깔이 진한 야채 못지 않게 훌륭한 효용이 있다.

지금까지는 야채에 함유되어 있는 비타민 A, C, E, 카로틴 등이 암을 억제한다는 관점에서만 봐 왔지만 야채에 함유되어 있는 성분이 백혈구의 움직임을 강화해서 면역력을 높여 암세포를 퇴치하는 작용도 있지 않을까라는 실험을 해보았다.

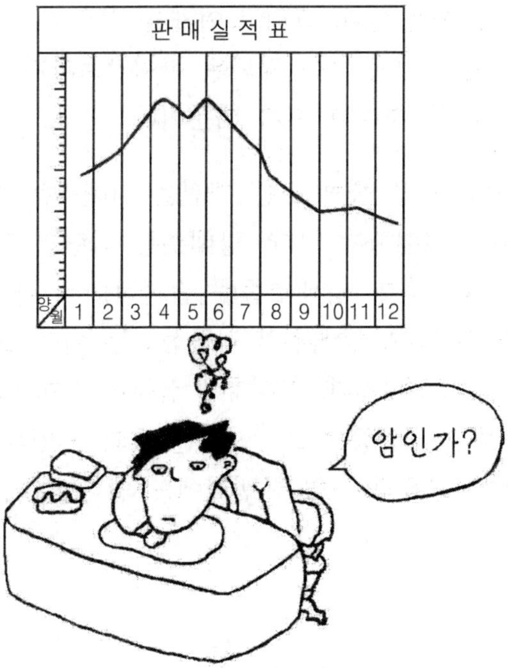

백혈구는 혈액 성분의 일종이며 과립구, 단구, 임파구 등 몇 가지의 종류가 있다. 이 중 실험을 통해 주목한 것은 단구(單球)인데, 이것은 대식세포(大食細胞)인 마이크로파지로 변화한다. 마이크로파지 성분은 탐욕하게 먹어치우는 움직임이 있어 외부에서 침입해 온 이물질이나 체내에서 생긴 불필요한 물질을 닥치는 대로 먹어치워 처리하기도 한다. 암세포를 죽이는 역할도 한다. 만약 야채 성분에 의한 백혈구의 움직임이 증강된다면 마이크로파지의 작용도 틀림없이 강해질 것이다.

양배추, 무, 양파 등을 맑게 갈아 그 액체를 특수하게 처리해서 실험용 쥐의 정맥에 주사하였다. 그리고 백혈구의 강화 여부와 마이크로파지가 암을 죽이기 위해 만드는 TNF(종양 궤사인자) 단백질의 양에 어떤 변화가 있는지를 실험하였다. 그 결과 이물질이 늘어났으며, 마이크로파지의 움직임이 강화되어 암세포를 죽이는 작용도 그만큼 강해졌다. 소량의 야채즙을 주사기로 소량만 주입하였는데도 불구하고 TNF가 다량 생성되어 효과가 인터페론 등의 항암제와 거의 같은 수준이었다. 특히 양배추의 생즙을 쥐의 입으로 먹인 경우보다는 주사로 투입한 경우가 더 효과적이었다.

이러한 야채의 작용은 미래에 약으로 이용될 가능성도 있음을 시사하고 있다. 게다가 암을 억제할 뿐만 아니라 갖가지의 좋은 작용도 기대된다. 야채에 의해 백혈구가 강화되면 감기 등의 감염 질병에 대한 예방 효과가 있다. 면역력이 약해진 노인에게는 특히 유효한 작용을 한다. 그리고 야채를 먹으면 동맥경화에 걸릴 확률이 줄어든다고 한다. 그것은 야채에 있는 강화된 마이크로파지 성분이 산화된 지질이 동맥벽에 축적되는 것을 잘 처리해 주기 때문이다.

비염 등 알러지성 증상 등을 예방 또는 개선을 위해서는 칼슘이나 비타민 A, C 등의 영양성분을 충분히 섭취해야 한다. 양배추는 다량의 칼슘이 함유되어 있고, 카로틴과 비타민 C도 풍부하다. 양배추즙을 습관적으로 마시면 알러지성 비염을 예방하며 크게 개선할 수 있다. 양배추의 식물섬유는 여성호르몬의 일종인 에스트로겐을 흡착해서 배설을 촉진시킨다. 양배추에 풍부하게 함유되어 있는 식물섬유가 호르몬의 균형을 정비해 자궁근종을 소실시키는 효과가 있다. 또한 빈혈의 개선에 유용한 엽록소가 풍부히 함유되어 있어 빈혈에도 좋다.

4. 마늘

건국신화에 보면 곰이 마늘과 쑥을 먹고 웅녀가 되어 환웅천왕과 결혼하여 단군을 낳았다는 이야기가 있다. 그래서 마늘은 최초의 약초라고 할 수 있다. 세계 불가사의에 하나인 피라미드는 기원전 2,500년에 세워진 석조물인데, 이 피라미드를 만들 때 40℃가 넘는 무더위에 노예들에게 스테미너 증강을 위해 마늘을 먹여 힘의 원천이 되게 하였다고 고대문자에 의해 기록되어 있다. 인력으로는 힘든 공사를 마늘의 힘으로 만들었기에 마늘의 강장효과가 대단함을 알게 되었다. 또한 입산수도를 하는 스님은 훈(葷)과 주(酒)를 금지하는데, 훈은 마늘·부추·파 등 강장효과가 있는 냄새가 강한 채소를 말한다.

"3월에는 양파를 먹고, 5월에는 마늘을 먹어라. 그러면 그 해의 나머지 기간 동안 의사들이 편안히 놀 수 있다"라는 말이 있을 정도로 마늘과 양파는 건강에 매우 좋은 식품이다.

마늘의 성분은 수분 70%, 단백질 4.4%, 지방 0.2%, 탄수화물 23%, 회분 1.3% 등이 함유되어 있다. 마늘에는 살균작용이 뛰어나 포도구균, 뇌막염균, 폐렴균, 이질균, 대장균, 상한균, 결핵간균 등을 억제하고 살균한다. 또한 피부의 진균(곰팡이)도 살균하는데, 특히 백색염주균을 억제·살균한다. 마늘은 간에 지방질이 축적되어 지방간이 되는 것을 막아주고, 복수성 암에 일정 효과가 있다.

옛날부터 마늘은 정력을 증강시키는 음식으로 잘 알려져 있다. 또한 마늘계란은 고대 이집트 시대에 노예들의 체력 유지를 위해서 사용되었다고 한다. 마늘계란의 뛰어난 강장효과가 가혹한 노동을 지탱해 주었다고 할 수 있다. 마늘에는 피로회복 효과를 지닌 스코르디닌이라는 성분이 함유되어 있어 체력을 회복시켜 준다. 마늘을 많이 심는 마을 사람들은 장수한다고 한다. 고대 희랍에는 "마늘을 먹은 사람은 신전에 들어서는 안 된다"라는 계율이 있다.

마늘의 약효는 정력 증강의 효력만이 아니다. 성분적으로 보면 마늘 냄새는 알리신(allicin) 성분이 효소 알리시나제에 의해 분해되어 변화할 때 나오는데, 이 알리신 성분이 다양한 약효를 주는 것이다. 알리신은 혈중 콜레스테롤을 분해해 혈압을 떨어뜨리고 꾸준히 섭취하면 동맥경화, 심장병, 중풍의 발생률을 낮춰준다. 또한 혈관에 혈전이 생기지 않게 해주어 심장병을 예방하는 데도 효과적이고, 살균효과가 뛰어나 결핵균과 위장 내 유해균을 제거해 주기도 한다.

마늘의 대표적인 유효성분은 알린과 스코르디닌 성분이다. 이 중 알린은 마늘 고유의 냄새를 내게 하는 유황화합물로 강한 살균력이 있다. 이 성분은 몸속에서 알리신으로 변해 비타민 B_1의 흡수율을 높여 준다. 비타민 B_1은 위장 기능을 좋게 하고 신진대사를 활발하게 해주며, 탄수화물을 운동에너지로 바꾸어 몸에 힘을 불어넣는 작용을 하므로 일명 항피로 비타민이라고 불린다. 스코르디닌은 강장과 강정효과가 있어 정자수를 늘리는 작용도 한다. 또 크레아틴인산이 함유되어 있어 근육의 증강에도 도움이 된다. 마늘은 곰팡이를 죽이고 대장균 등의 살균효과도 있다. 또 마늘에는 비타민 B, C도 들어 있고, 무기질로는 칼슘, 철분, 유황 등이 있다.

한방에서는 마늘이 몸을 따뜻하게 해주는 작용이 있으며, 울체되어 있는 것을 흐르게 하는 작용과 종기를 낫게 하는 작용이 있다. 여성의 냉증과 빈혈증상도 개선시키며 꾸준히 먹은 사람은 감기에 잘 걸리지 않고 설사에 걸리더라도 빨리 낫는다. 이들의 작용에 의해 몸의 기능이 좋아져 혈액이나 생체의 에너지 순환이 좋아져서 심장병이나 간장병 등 각종 성인병의 예방이나 개선에 요긴한 역할을 해준다.

마늘에는 사람 몸의 움직임에 무시할 수 없는 갖가지 호르몬 분비를 촉진하는 작용이 있다. 그 중의 하나인 성호르몬의 분비도 활발해진다. 성인 남성이 마늘 2쪽을 하루에 2회로 나누어 먹기만 해도 고환에서 만들어지는 정자의 수가 1.1배,

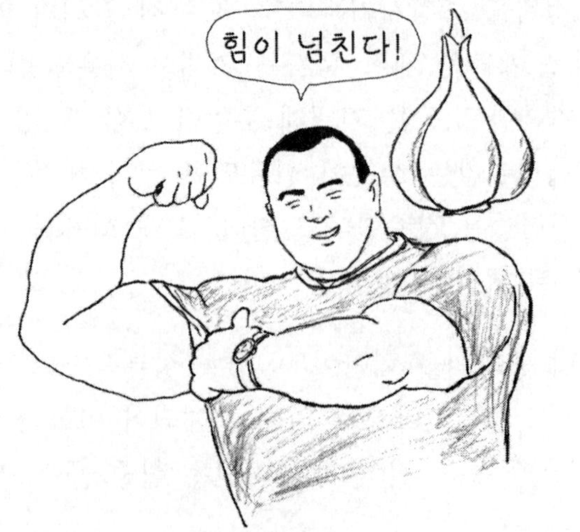

정액의 양이 2배로 늘어난다는 사실이 밝혀졌다. 게다가 마늘에는 교감신경의 전달물질을 분해하는 효소가 함유되어 있기 때문에 자극의 전달이 빨라져 성적 흥분을 느꼈을 때의 남성 성기의 발기력이 통상보다 1.2~2.0배 높아진다.

여성의 경우도 실험용 쥐로 실험한 결과, 일정량의 마늘을 투여했더니 난소가 커져서 배란이 활발해지는 결과가 나왔다. 이러한 정력 증진작용을 더욱 높이려면 마늘을 단백질과 함께 섭취하는 방법이 좋은데, 단백질에는 마늘 성분의 체내 흡수를 돕는 작용이 있기 때문이다. 양질의 단백질 성분이 있는 대표적인 식품이 계란 노란자위이다. 마늘과 노란자위를 같이 먹게 되면 남성의 정액이나 여성의 애액을 늘리는 효과가 있다. 정력 감퇴를 고민하는 사람이나 여성의 불감증에 권하면 좋은 식품이다.

마늘은 또한 항암작용이 있는데, 특히 임파육종에 뛰어난 효과가 있다. 심장의 수축력을 증가하고 말초혈관을 확장하며, 이뇨작용을 하여 동맥경화와 혈압을 떨어뜨리는 데 유효하다. 임상보도에 의하면 이질간균을 억제하는 작용이 있어 세균성 이질을 치료하며, 아메바성 이질에도 효과가 있다. 또한 유행성 감기, 유행성 뇌척수막염, 유행성 B형 뇌염, 폐렴, 백일해, 폐결핵 등에 효과가 있는 식품이다.

불감증이나 임포텐츠로 고민하는 사람이라면 마늘 1~2쪽과 생강 30 g을 함께 볶아 먹거나 요리에 넣어 먹으면 대사를 촉진시켜 주고 수분의 순환을 좋게 해주기 때문에 효과가 있다. 마늘 칵테일을 만들어 매일 마시면 각종 질병으로부터 건강을 지켜줄 뿐만 아니라 젊음도 유지시켜 준다.

만드는 방법은 마늘 3쪽을 갈은 것과 사과식초 2스푼, 꿀 1스푼을 섞으면 된다. 또 마늘죽은 아침이나 저녁 식사로 한 그릇씩 먹으면 소염, 살균, 이뇨, 거담작용이 있는 약죽이 되어 혈압 정상화에도 도움이 된다. 만드는 방법은 깐 마늘 30 g을 끓는 물에 넣고 1분쯤 끓여서 건져낸 다음 마늘 삶은 물에 쌀 60 g을 넣고 죽을 쑨다. 그런 다음 소금이나 참기름으로 간을 맞춰서 먹으면 된다. 마늘의 약효를 최대한 보려면 한꺼번에 많은 양을 먹는 것보다 하루 한 번 이상 식사 때마다 꾸준히 먹는 지혜가 필요하다.

마늘에는 교감신경의 전달물질을 분해하는 효소가 함유되어 있기 때문에 자극의 전달이 빨라져 성적 흥분을 느꼈을 때 성기의 발기력이 통상보다 1.2~2.0배로 높아진다는 것도 판명되었다. 정력 증진 작용을 더욱 높이기 위해서는 마늘을 단백질과 함께 섭취하는 방법이 좋은데, 단백질에는 마늘 성분의 체내 흡수를 돕는 작용이 있기 때문이다. 그리고 마늘과 계란 노란자위를 같이 먹게 되면 남성의 정액이나 여성의 애액을 늘리는 효과가 있다.

최근 중국에서 전염성 황달형 간염에 마늘을 끓여 증류로 만든 액을 비유, 간유, 족삼리, 천추, 기해, 관원, 중완, 하완, 대장유, 소장유의 혈자리에 주사하였더니 50명 중에 21명이 4일 내에 황달이 소실되었고, 12명은 일주일 내에, 9명은 2주일 내에, 나머지는 7주 안에 소실되었다고 한다. 또한 맹장염(충수돌기염)에는 마늘 4냥에다 망초 1~2냥을 섞어서 맥버니 포인트(맹장이 있는 곳)에 붙였더니 200명 중 90%가 치료가 되었다. 화농성 조직 감염, 만성 화농성 중이염, 위축성 비염, 트리코모나스 음도염, 아베바성 음도염, 두선(頭癬) 등에도 좋은 치료제로 사용한다.

마늘은 식욕증진, 정력증진, 수족냉증을 예방하는 등의 효과를 발휘한다. 비위(脾胃)를 따뜻하게 하고, 기(氣)를 돋우며, 살충, 소종(消腫)의 효능이 있어 소화불량, 냉증, 이질, 버짐으로 인한 탈모에도 유효하다. 마늘을 먹어서 나는 입냄새는 우유나 치즈와 같은 유제품으로 없앨 수 있다. 마늘은 허약체질을 개선해 주고 스테미너를 높여 주는 강장식으로 꼽힌다.

최근 영국의 BBC방송 보도에 의하면 마늘이 감기를 예방할 뿐만 아니라 감기의 회복을 촉진시키는 데 특효가 있다는 사실이 확인됨으로써 감기 예방과 치료에 획기적인 전기가 이루어질 것으로 전망된다고 하였다. 영국 이스트 서섹스에 있는 마늘연구센터의 피터 조슬링 박사가 마늘의 주성분인 알리신이 함유된 마늘 보충제로 실시한 실험을 통해 이같은 사실을 확인하였다고 이 방송은 전했다.

조슬링 박사는 146명의 지원자를 대상으로 겨울철 3개월 동안에 지원자 절반에게는 마늘 보충제 알리맥스를 하루 한 캡슐씩 복용하게 하고, 나머지 그룹과 비교한 결과 감기 발생빈도가 알리맥스 그룹에 비해 2배가 훨씬 넘는 65회였다고 한다. 또 감기에 걸린 사람도 알리맥스 그룹이 회복 속도가 훨씬 빨랐으며, 재발 빈도도 현저히 낮았다고 한다.

조슬링 박사는 이 실험결과가 앞으로 감기 치료법에 획기적인 변화를 가져올 수 있을 것이라고 전망하였다. 오래 전부터 감기 치료법을 연구해 왔지만 이제야 예방과 완치의 실마리를 찾았다고 말했다. 이에 대해 카디프대학 감기치료센터의 론 에클스 박사는 매우 고무적인 결과라고 평가했다.

에클스 박사는 식물은 인간처럼 면역체계가 없기 때문에 자체가 가지고 있는 화학물질로 바이러스의 감염을 차단한다고 밝히고, 아울러 알리신(allicin)은 마늘이 가지고 있는 이러한 방어물질 중의 하나라고 하였다. 또한 연구 결과 콜레스테롤치를 낮추는 것도 입증되었다.

한방에서는 마늘이 몸을 따뜻하게 해주는 작용을 하고 종기를 낫게 하며, 몸의 기능을 활성화하여 혈액이나 생체의 에너지 순환이 좋아져서 심장병이나 간장병 등 각종 성인병의 예방이나 개선에 요긴한 역할을 한다.

다진 마늘을 보관할 때는 건조해지는 것을 막기 위해 오일(샐러드유나 올리브유)을 뿌려 두면 일주일에서 10일 정도는 보관할 수 있다. 마늘을 껍질만 까서 냉장고에 저장해 두는 것도 좋은 방법이다. 냉장보관시에는 0～2℃에서 습도를 70% 정도로 유지해주면 6～8개월 정도까지 저장이 가능하다.

5. 무

제갈공명(諸葛孔明)은 원정을 할 때 무로 군량을 삼은 적이 많아 무를 '제갈채(諸葛菜)'라고 한다. 또 무는 사내아이를 낳고 싶은 여인이 많이 먹으면 사내아이를 잘 낳는다 하여 '득남채(得男菜)'라고도 했다. 한자명은 나복(蘿蔔) 또는 내복(萊菔), 나백(蘿白)이라 한다.

무는 봄, 여름의 무보다는 가을무가 품질이 좋고 맛도 좋다. 대개 매운맛이 강한 무는 껍질에 푸른빛이 많다. 긴 무보다 통통한 재래종 조선무가 좋으며, 잎이 싱싱한 것이 좋다. 무의 매운맛은 알리인이 함유되어 있기 때문이다. 날무를 먹고 트림을 하면 그것이 휘발되어 냄새를 낸다. 무의 육질부분보다 껍질부분에 비타민 C가 2배는 더 들어 있으며, 잎에는 다량의 비타민 A, B, C가 들어 있다.

무의 효소로는 전분 분해효소인 아밀라아제(디아스타제)가 가장 많고 산화효소, 요소를 분해해서 암모니아를 만드는 효소, 체내에서 생기는 해로운 과산화수소를 물과 산소로 분해하는 카탈라아제 효소 등 생리적으로 중요한 효소가 많다. 무청에는 100 g당 비타민 A가 8,710 I.U나 된다.

무는 음식이자 약으로 널리 이용되어 왔는데, 감기 예방과 호흡기 질환에 좋은 약으로 알려져 있다. 떡이나 밥을 과식해서 소화가 잘 안 될 때 무즙을 먹으면 소화가 잘 된다. 또 몸이 나른하거나 권태감이 있는 사람은 비타민의 부족현상인 경

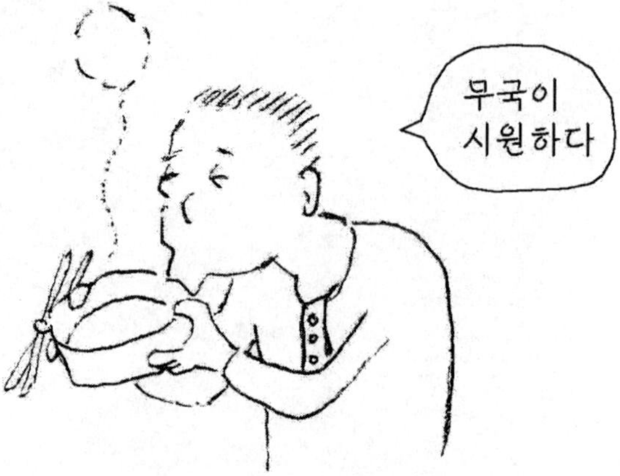

우가 많은데, 이때 무즙을 먹으면 효과가 있다. 이것은 신경피로, 성인병, 또는 스테미너 부족을 느끼는 중년 이상의 남성에게는 좋은 음료가 된다.

무에는 담배의 니코틴 독소를 제거하는 작용도 있어 애연가는 무 생즙을 1컵씩 종종 마셔 주면 좋다. 또한 담석을 용해하는 작용이 있어 담석증 환자는 항시 복용하면 효과가 있다. 또 무 생즙에 물엿을 타서 마시면 진해, 거담하며 두통을 없애주고, 위산과다, 복통, 대하증, 신장염, 류머티즘, 백일해, 천식, 연탄가스 중독 등에도 유효하다.

옛부터 무는 기침에 특효이다. 무가 가지고 있는 우수한 수분과 비타민 C가 기침을 멎게 하는 작용을 한다. 무를 1 cm 정도 네모로 썰어 병에 담고 조청이나 꿀을 부어 2~3일 두면 생긴 물을 기침이 날 때 먹으면 기침도 멎고 목이 아픈 데에도 유효하다.

「본초강목(本草綱目)」에 "무는 적체와 술독을 풀어주고, 어혈(나쁜 피)을 풀어주며, 또 천식을 가라앉히고 음식을 잘 소화시켜 대소변을 잘 보게 해준다"고 기재되어 있다. 무는 담을 없애 주고 기침과 각혈(咯血)을 다스려 속을 편하게 해준다. 또한 무를 생식하면 갈증이 해소되고 설사를 멈추게 하며, 속을 시원하게 만든다. 그러나 위궤양을 앓는 사람은 무를 많이 먹으면 치료에 악영향을 끼칠 수 있으므로 주의해야 한다.

6. 상추

상추는 엉거시과에 속하는 1년생 또는 2년생 풀로서 성질은 차고 맛은 쓰며, 약간의 독성분이 있다. 여름 별미로 쌈장에 싸 먹는 상추쌈은 식욕을 돋우는 좋은 식품인 동시에 영양도 풍부하다.

상추에는 비타민 A, B_1, B_2, C 등이 함유되어 있는데, 특히 비타민 A와 마그네슘, 철, 칼슘, 인, 동 등의 미네랄도 풍부하다. 상추는 뇌나 신경에 활력을 주어 신경의 흥분을 진정시키므로 불면증이나 정신피로에 효과가 있다. 또, 혈액을 맑게 해주며 빈혈, 냉증, 거친 피부의 예방에도 효과가 있다. 상추는 알칼리도가 높아 육식을 많이 하는 사람에게도 좋다.

불면증, 빈혈증, 신경과민으로 고생하는 사람들이 상치생즙을 먹으면 효과가 좋다. 또 일반적으로 피를 맑게 해주는 정혈제로서도 많은 효과가 있다. 상추는 식욕을 돋우며, 락트카리큠 성분이 있어 불면증에 시달리는 사람이 먹으면 수면제 역할을 해주어 숙면을 취할 수 있다.

「본초강목」에도 "상추즙은 유즙(젖)을 통하게 하고 소변을 이롭게 하며, 벌레독이나 뱀독을 없앤다"고 기재되어 있다. 또한 상추에는 동과 마그네슘이 들어 있는데, 동은 철과 함께 조혈작용을 하며, 마그네슘은 신경이나 근육의 작용을 왕성하게 하면서 신경의 흥분을 진정시키므로 불면증, 뇌를 많이 쓰는 수험생이나 심신의

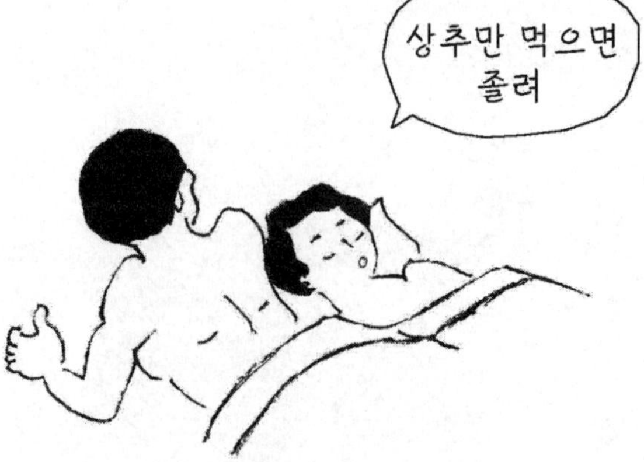

피로를 느끼는 갱년기에 좋은 식품이다. 담이 결리는 데에도 잎을 환부에 붙이면 효험이 있고, 타박상에도 잎에서 나온 즙을 바르면 치료가 된다. 귀에 벌레가 들어갔을 때는 상추즙을 짜서 귀 속에 떨어뜨리면 벌레가 금방 나온다. 숙취 해소에도 상추즙을 마시면 유효하다. 오줌에 피가 섞여 나오거나 자궁 출혈 및 대변시에 하혈이 있을 때, 소변 불통일 때는 상추씨나 줄기를 한 줌 찧어 배꼽에 바르면 효과가 있다.

상추를 말려 가루로 만들어서 양치질을 할 때 치약과 같이 조금씩 사용하면 치아 미백에 좋다. 눈에 빨간 핏발이 서서 오래도록 풀리지 않을 경우에는 상추 잎으로 즙을 짜서 1회 한 찻잔씩 3회 복용하면 풀린다. 또 여성의 빈혈과 냉증, 거친 살결의 방지에도 효과가 있어 여성에게 좋은 미용식이 된다. 당근, 상추, 시금치를 혼합하여 생즙을 만들어 복용하면 신경과 모근에 영향을 주어 오래 마시면 모발의 촉진에도 많은 도움이 된다.

7. 고사리

봄철에 미국의 목장 주위에는 고사리가 아주 많다. 10년 전만 해도 목장 주인들은 목장 주위에 고사리가 많이 자라 맘대로 고사리를 따게 했었는데, 지금은 고사리 채취 계약된 사람만이 채취가 가능하다. 또 고사리를 채취할 때 즈음에는 안내판까지 등장한다.

그러다 고사리가 암을 유발하는 물질이 있다는 사실이 발표된 적이 있었다. 목장에서 직장암과 방광암으로 죽은 소에 대해 조사하다 보니 그 근처는 고사리가 많이 자라는 야산 근처 지역이었다. 소와 말들이 발암물질이 있는 고사리를 먹고 직장암과 방광암으로 죽었던 것이다. 발암성분은 브라켄톡신이라는 물질인 것으로 밝혀졌다.

그러나 사람들은 소와 말처럼 고사리를 날것으로 먹지 않고 삶아 먹기 때문에 그다지 심각한 일은 아니다. 고사리는 삶으면 발암물질인 브라켄톡신이 녹아 없어지므로 피해가 별로 없다. 또한 소가 방광암을 일으킬 정도의 양은 사람이 300 g 이상씩 3개월 이상을 먹은 양과 같기에 걱정할 필요가 없다.

「본초강목」이나 「동의보감」 등 옛 한의학 문헌에 고사리를 오랫동안 먹으면 양기를 떨어뜨리고 눈이 침침해지며, 다리 힘이 약해진다고 하였다. 이것은 고사리에

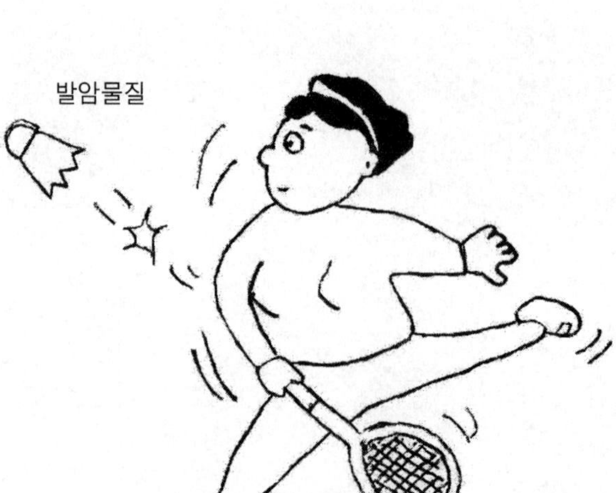

는 비타민 B_1을 분해하는 아네우리나제라는 효소가 함유되어 있어 비타민 B_1을 파괴하므로 고사리를 지나치게 많이 먹으면 비타민 B_1 결핍증에 걸리게 되는 것이다. 비타민 B_1 결핍으로 각기병이 생기기 쉬운데, 이 병의 증상은 나른하고 쉽게 피로를 느끼게 된다. 특히 봄철에 고사리를 먹으면 봄을 타는 춘곤증의 원인이 되기도 한다.

삶은 고사리에는 단백질 2%, 당질과 칼슘 2.6%, 철분 등 무기질이 많다. 고사리의 어린 잎은 탈항 치료제로 쓰이고, 잎을 달인 물은 이뇨와 해열제로 이용된다. 설사에는 고사리 가루를 물에 타 먹으면 좋고, 피를 맑게 하고 머리를 깨끗하게 해주는 식품이다. 칼슘과 칼륨 등 무기질 성분이 풍부하여 여러 가지 공해에 시달리는 현대인에게 좋은 식품이다. 고사리를 넣은 비빔밥이나 국밥에 고사리를 넣으면 별미가 된다.

8. 오이

오이는 더위를 없애주고, 부종이나 오줌량이 적은 사람이 먹으면 이뇨작용으로 좋은 효과가 있다. 성질이 차기 때문에 몸에 열이 있으면 좋지만 많이 먹으면 몸을 차게 하므로 적당히 먹는 것이 좋다. 여름 더위로 인한 이질은 작고 연한 오이를 꿀에 찍어 10여 개를 먹으면 병이 낫는다.

또한 혈액을 정화해 주고 몸을 조절하여 갈증 해소에 좋다. 구토가 나올 때 오이 잎을 생즙으로 먹으면 구토가 멎는다. 뜨거운 물에 화상을 입은 환부를 오이생즙으로 씻으면 유효하고, 땀띠에도 효과가 있다. 소아 이질에도 오이생즙에 꿀을 타서 먹이면 즉시 멎는다. 오이, 당근, 시금치를 즙으로 함께 마시면 모발 성장에 도움을 주어 머리카락이 잘 빠지는 분이나 대머리인 분에게도 좋은 식품이다.

오이즙과 당근즙을 섞은 것은 체내에 요산의 과잉 축적을 초래하는 류머티즘성 질환에 효과가 있다. 오이생즙에 식초를 타서 마시면 부종에 좋으므로 여름에 몸이 쉽게 붓는 사람에게 유효하다. 여름에 오이 팩을 하면 오이에 들어 있는 많은 엽록소와 비타민 C가 피부 미용에 좋은 효과를 줄 수 있다. 또한 오이는 칼륨의 함량이 높은 알칼리성 식품으로 오이를 많이 먹게 되면 체내의 나트륨염(소금)이 배설되면서 체내의 노폐물도 함께 배출되어 몸이 맑게 된다.

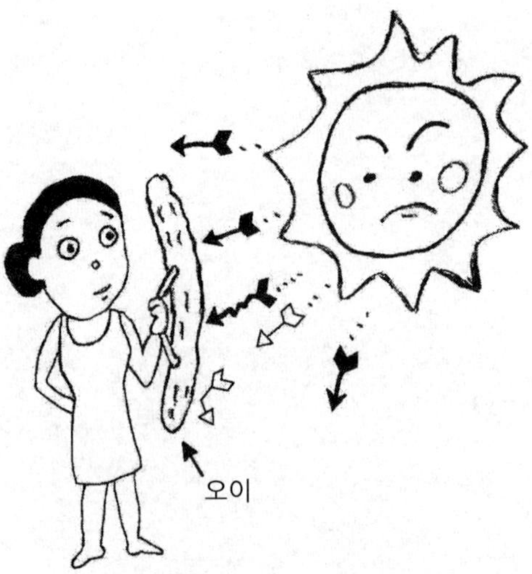

오이는 수분 81.1%, 단백질 0.7%, 지방 0.2%, 무기염 0.4% 등으로 구성된 여름의 해열제이다. 우리나라 속담에 "오이는 씨가 있어도 도둑은 씨가 없다"라는 말이 있다. 오이씨의 지방유 중에 올레인산(oleic acid) 58.49%, 리놀산(linolic acid) 22.29%, 팔미틴산(palmitic acid) 6.79%, 스테아린산(stearic acid) 3.72%가 있다. 오이 줄기를 잘라 나오는 물은 땀띠에 유효하다. 오이는 체내의 열을 빼주고 이뇨작용을 하며, 목이 붓고 아플 때나 뜨거운 물에 화상을 입었을 때 유효한 식품이다.

9. 옥수수

원산지는 미국으로 1492년 신대륙을 발견한 콜럼버스가 담배, 옥수수, 감자, 토마토 등을 유럽에 전하면서 전 세계에 널리 재배되게 되었다. 우리나라에서는 강원도산 옥수수가 품질이 가장 좋다. 옥수수차가 피로회복에 특효라 하여 옛 선비들은 공부하다 피로하면 차로 즐겨 마셨다. 이 차는 소화를 돕고, 특히 계속하여 마시면 신장병에도 유효하다.

옥수수의 주성분은 탄수화물로 대부분이 녹말이며, 포도당 성분은 조금 들어 있다. 옥수수에는 단백질을 구성하는 필수아미노산인 트립토판과 라이신이 거의 들어있지 않아 양양가가 떨어진다. 따라서 옥수수를 주식으로 하는 남미 원주민들의 얼굴과 손 등에 피부염인 펠라그라병이 많다. 그러나 옥수수에는 녹말이 많아 질적으로 우수하다. 그 외에 신경조직에 필요한 레시틴이 1.5%, 비타민 A, B 등이 있고, 비타민 E는 100 mg%나 들어 있다. 비타민 E는 피부의 건조와 노화를 막으며 습진 등 피부의 저항력을 높이는 작용을 한다.

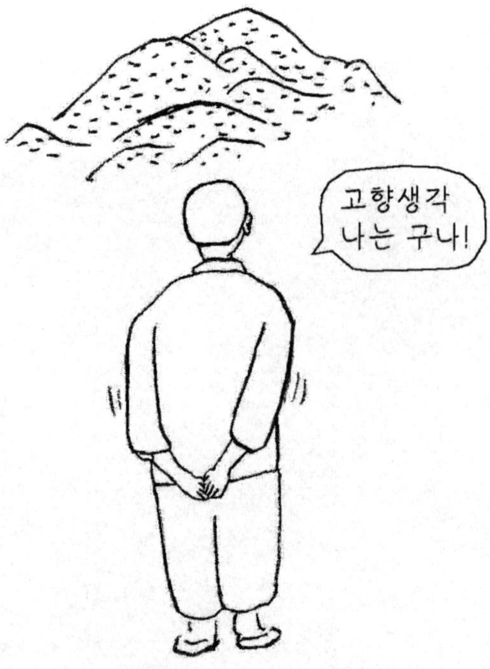

강원도 옥수수차는 치악산 기슭의 화전민들이 마시던 유명한 차이다. 옥수수차는 보리차나 콩차와 마찬가지로 볶을 때 요령이 필요하다. 너무 볶아도 안 되고, 덜 볶아도 안 좋다. 어떻게 볶느냐에 따라 맛이 달라진다. 옥수수 알이 탈까 말까 할 정도로 볶아 주는 것이 적당하며, 알이 튀어 흰살이 보이면 안 된다. 분량은 보리차와 마찬가지로 입맛에 맞도록 가감하며, 적당한 분량으로 알맞게 끓이면 구수한 맛을 느낄 수 있다. 대개 물 500 cc에 볶은 옥수수 3스푼 정도의 비율로 넣고 뭉근한 불에 끓이면 맛있게 끓여진다.

한방에서는 옥수수 수염을 약용으로도 쓰는데, 이것은 몸이 붓거나 신장병에 달여 마시면 특효이다. 「본초강목」에 "옥수수는 속을 평하게 하고 위를 돕는다. 뿌리와 잎은 소변이 잘 나오지 않을 때, 또는 담석으로 인한 참기 힘든 통증에 이것을 달여 즙으로 자주 마시면 좋아진다"라고 기재되어 있다. 옥수수는 필수아미노산인 트립토판과 라이신이 부족하므로 우유와 곁들여 마시면 좋다.

10. 송이버섯

송이버섯(松蕈)은 주로 30년 이상 된 적송(赤松)의 잔뿌리에 균근(菌根)을 형성하고, 솔잎이 썩어 축축한 땅에서 자란다. 초가을 들어 땅의 기온이 섭씨 19도에 이르면 송이버섯의 싹이 생긴다. 그리고 2주쯤 지난 후부터 갓이 벌어지기 전까지의 시기가 향과 맛이 가장 좋은 때이다. 이때 송이버섯을 채취하면 최상품을 얻을 수 있다. 채취 시기는 9월 중순부터 10월 중순까지로 이 시기가 지나면 기온이 낮아져 갓이 벌어지거나 벌레가 생기기 쉬워 품질이 떨어진다.

송이버섯의 성분은 수분 89.9%, 단백질 2.0%, 지방 0.5%, 섬유소 0.7%, 회분 0.8%로 구성되어 있다. 건조시킨 버섯에는 지방 5.0%, 무기화물 59.8%, 비타민 B_2 성분이 들어 있다. 송이버섯에는 정상세포에는 아무런 영향을 주지 않고 암세포만을 선택하여 골라 죽이는 신비한 단백질이 있다. 또한 독특한 맛을 나타내는 구아닐산 성분이 혈액의 콜레스테롤을 감소시키는 작용을 하여 고혈압이나 심장병에도 좋다.

버섯 균사체에는 항암물질이 다소 내포되어 있지만, 송이버섯만은 단백질 성분이라는 특이성이 있다. 송이버섯의 항암단백질은 소화과정에서 단백질 분해효소 때문

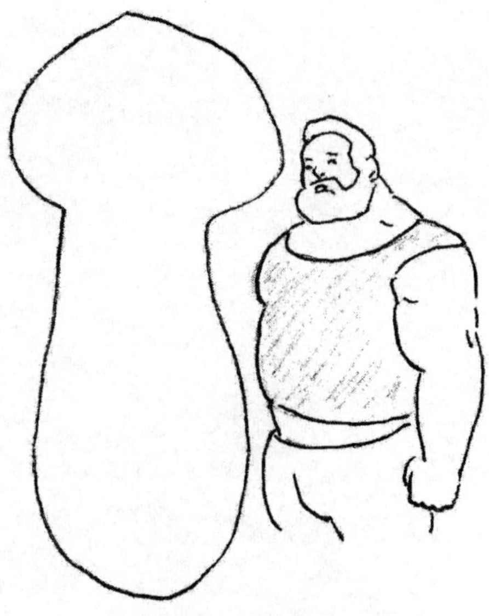

에 효력이 없어지는 난점 때문에 무시래기 달인 즙에 송이버섯을 담가 우려낸 물에 박하잎, 연잎, 오동잎을 넣고 목욕을 함으로써 피부 표면을 통하여 이 단백질을 체내에 흡수시키는 방법이 양명술에 나와 있다. 대부분의 버섯은 나무토막에서 자라는 목질성인데 반해 천연 송이버섯은 천년을 산다는 살아있는 소나무 숲에서만 자라 소나무의 놀라운 생명력이 송이버섯에 기(氣)로 응집되어 항암성분을 발휘시키는 것 같다.

송이버섯은 혈중 콜레스테롤치를 떨어뜨리고 혈액순환을 좋게 하는 등 심혈관질환의 예방치료와 함께 뛰어난 항암성분이 있다. 송이버섯은 지금까지 알려진 버섯 가운데 항암효과가 높은 버섯 중의 하나이다. 송이버섯에 들어있는 다당류 성분인 글루칸은 흰쥐를 이용한 동물실험에서 100%의 항암활성이 있는 것으로 나타났다.

「동의보감」에는 "산속에 오래 된 소나무의 기운을 받은 송이버섯이 버섯 중의 으뜸이다"라고 기재되어 있다. 천연 송이버섯은 냄새도 향긋하고 그 향이 짙어 천연 송이버섯의 진가를 더해 준다. 그래서 양식된 양송이와 천연 송이버섯의 가격차이가 난다.

송이버섯은 인후암, 뇌암, 갑상선암, 식도암 같은 신체의 위쪽 암에 효과가 높다. 이러한 항암작용 외에도 면역체계를 강화하는 강력한 항세균물질인 레티난이라는 성분이 있어 질병에 대한 치유력을 좋게 한다. 또한 비타민 B와 구아닐산이 풍부하여 혈중 콜레스테롤치를 저하시켜 고혈압이나 동맥경화, 고지혈 등 각종 심혈관질환에 효과적이며, 또한 강력한 소화효소인 셀라아제, 헤밀라아제, 벤트라아제 등 섬유분해효소로 소화가 잘 안 될 때 송이버섯이 유효하다.

11. 펌킨호박

미국에는 매년 가을 할로윈 데이(Halloween Day) 때는 펌킨호박으로 집안을 장식한다. 펌킨호박의 속을 도려내고 칼로 껍데기에 눈과 입 등을 장식하고, 여러 가지 모양으로 펌킨 껍질을 도려내어 공포분위기를 자아내기도 하고, 귀엽고 익살스럽게 만들기도 한다. 이때만 되면 어린아이들은 독특한 의상을 차려 입고 이집 저집을 다니며 “Trick or Treat”이라고 말하며 과자나 캔디를 달라고 하면서 할로윈 데이를 즐긴다.

할로윈 때 집 안이나 문 앞에 장식되는 펌킨호박이 별로 신통치 않게 여겨질 수 있으나 맛좋은 카로틴이 있는 좋은 건강식품이다. 펌킨호박의 속은 누런색으로 되어 있는 것이 특지인데, 이것이 베타카로틴(β-carotene) 색이다.

베타카로틴은 암세포의 발생을 방지해주고, 면역기능을 높여 암세포가 발생하였을 때 이들과 싸우는 마이크로파지(macrophage) 등의 활성을 높여 준다. 마이크로파지는 대식세포(大食細胞), 백혈구가 아닌 세망내피계(細網內皮系)에 속하는 세포로서 아닐린 색소를 원형질 내에 저항할 수 있는 대식구(大食球)이다. 또한 펌

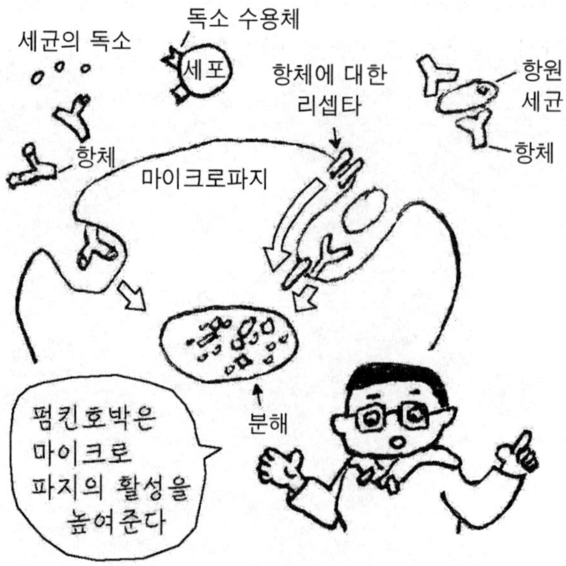

킨호박에는 비타민 C도 함유하고 있는데, 체내에서 발암물질이 합성되는 것을 방지해준다.

펌킨호박의 비타민 C는 열에 의한 손실이 적어 조리해서 먹어도 효과가 있는 항암식품이다. 베타카로틴은 지용성(脂溶性) 비타민이므로 기름과 함께 섭취하면 베타카로틴의 흡수를 돕는다고 알려져 있다. 그러나 반드시 기름기 음식과 함께 섭취하지 않더라도 육류, 우유, 땅콩 등과 같이 섭취하면 충분하다. 외부로부터 섭취가 안 될 때는 체내의 지방분이 그 역할을 하기 때문에 별도로 기름기 음식과 결합시키려 할 필요는 없다.

야채는 베타카로틴이 잎에 들어 있으므로 보존성이 떨어지지만, 호박처럼 뿌리에 있는 식품은 보존하기가 쉬워 편리하다. 펌킨호박 자체가 베타카로틴이 듬뿍 들어 있으므로 씨만 대충 빼고 조리해서 먹으면 좋다. 죽으로 만들 때는 설탕을 쓰지 말고 국물이 담백한 맛이 나도록 끓이는 것이 건강에 좋다. 산후 부기에도 좋으며, 펌킨호박의 당분은 소화 흡수가 잘 된다.

12. 부로콜리

부로콜리(broccoli)는 양배추(cabbage)에 붙어 파생된 아부라나 과(科)의 야채로 식탁을 풍성하게 해준다. 원산지는 이태리를 중심으로 한 지중해 연안이다. 부로콜리라는 명칭은 이태리 말로 줄기, 싹을 의미하는 단어에서 온 것이다. 최근 부로콜리가 식탁에서 인기인데, 그 이유는 바로 베타카로틴의 효과 때문이다. 부로콜리는 조리해서 먹어도 좋지만 샐러드로 먹어도 좋다.

녹황색 야채 중에는 베타카로틴을 많이 함유하고 있는 홍당무가 뛰어난 건강식품으로 각광을 받고 있다. 부로콜리는 홍당무보다는 베타카로틴 함유가 떨어지나 베타카로틴 외에도 비타민 C와 식물섬유까지 갖춘 우수한 건강식품이다. 보통 부로콜리를 소홀하기 쉬운 식품 같지만 훌륭한 건강식품이다. 부로콜리로 식탁을 꾸미면 보기에도 풍성하고 성인병 예방에도 좋은 식단이 된다.

삶은 부로콜리 100 g에서 베타카로틴과 식물섬유의 하루 섭취량의 1/5을 얻을 수 있고, 비타민 C는 1일 섭취량을 얻을 수가 있다. 그 외에도 글루타티온(glutathione)이라는 물질이 암 예방 역할도 한다고 한다. 글루타티온은 설프히드릴 화합물 중 가장 중요한 환원성효소(還元性酵素)로 글루타민산, 글리신산, 시스테

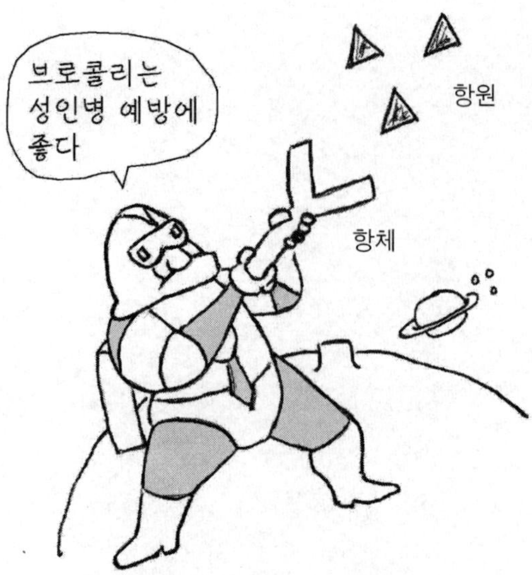

인으로 이루어지는 펩티드이다.

부로콜리 한 송이로도 비타민 C의 하루 섭취량으로 충분하다. 부로콜리의 영양가는 높지만 신선도가 떨어지기 쉽고, 조리할 때는 영양 손실이 크기 때문에 조리해서 되도록 빨리 먹어야 비타민 C의 손실을 막을 수 있다. 또 삶아서 먹을 때는 살짝 데쳐야 비타민 C의 손실이 적다. 브로콜리의 비타민 C와 베타카로틴의 손실을 막으려면 조리보다는 생으로 샐러드 해서 먹으면 성인병 예방에 좋다.

13. 우엉

우엉은 한자명으로 우방(牛蒡)이라 하며, 일본인들이 즐겨 먹는 음식이다. 우리나라 식단에도 우엉이 올라오는데 씹는 맛이 독특하고 약효가 높이 평가되는 식물섬유 식품이다. 옛날에 우엉을 먹어 본 적이 없던 미국 사람들은 우엉을 나무뿌리로 생각했다고 한다. 우엉에는 풍부한 식물섬유가 있어 장내에 발암물질을 흡수하는 작용을 하고, 또한 숙변하게 하여 발암물질이 정체하는 시간을 단축시켜 대장암의 발병률을 낮춰준다. 우엉에는 이눌린, 단백질, 카페산, 클로로겐산, 과산화효소 등이 함유되어 있다.

우엉의 가장 큰 영양적 이점은 식물섬유를 풍부하게 함유하고 있다는 것이다. 우엉의 대표적 식물섬유인 이눌린 성분이 우엉을 씹을 때 아삭아삭한 촉감을 내게 한다. 식물섬유 자체는 소화되지 않고 변으로 배출되지만 소화기능을 높여 주는 중요한 역할을 한다. 식물섬유는 장내에서 물과 공기를 흡수하여 부풀게 되어 장벽을 자극함으로써 장의 내용물 배설을 촉진시킨다. 이때 강한 흡착력으로 장내에 있는 노폐물도 흡수하여 함께 배설되는 것이다. 결국 장을 청소해 준다.

우엉처럼 섬유질이 많은 음식을 섭취하면 위장의 움직임이 활발해져서 음식을 받아들이는 태세를 갖추게 된다. "3일 동안 통변이 안 되면 우엉을 먹어라"라는 말

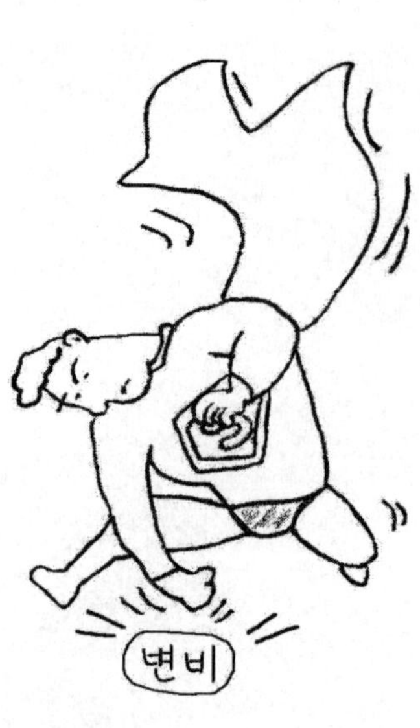

이 있을 정도로 변비 해소에도 효과적이다. 또 체내에 필요 이상으로 있는 콜레스테롤의 배설을 촉진시켜 동맥경화를 억제해 준다. 콜레스테롤은 우리 몸의 필수요소 중 성호르몬이나 담즙 등의 재료가 된다. 그러나 콜레스테롤이 체내에 지나치게 많아지면 동맥경화를 일으키는 가장 큰 원인이 된다.

체내에는 콜레스테롤이 과잉되면 콜레스테롤을 처리해주는 조직이 있다. 우선 과잉된 콜레스테롤은 담즙에 포함되어 십이지장으로 보내져 장관을 통해 배설된다. 이때 장내에 식물섬유가 많이 있으면 콜레스테롤을 흡착시켜 효율적으로 배설할 수 있다. 거꾸로 식물섬유가 적으면 장까지 보내져 온 콜레스테롤이 재흡수된다.

동물성 지방을 많이 섭취했을 때에는 평소보다 우엉 섭취를 더 많이 해주면 동맥경화와 고혈압 예방에 효과가 있다. 우엉에는 염증을 가라앉히는 강한 작용이 있어 치질, 여드름, 종기에 우엉 즙을 직접 발라주면 효과를 볼 수 있다. 우엉은 대장암을 예방하며 심한 두통에도 탁월한 효과가 있다. 천연의 건위제로서 매일 계속해서 먹으면 위의 쇠약한 상태가 치유되며 식욕이 왕성해진다.

최근에는 식물섬유의 리그닌(lignin) 성분이 세균과 암세포 발생의 억제작용을 하는 것으로 알려져 식물섬유의 중요성이 더욱 높아졌다. 우엉은 비타민 성분은 적지만 섬유질이 많고 당질이 주성분인 알칼리성 식품이다. 당질에는 녹말이 적고 대부분 이눌린 성분으로 구성되어 있다. 이 이눌린은 당뇨병 환자에게 좋으며, 신장에도 좋고, 또 이뇨의 효과가 있어 신장성 고혈압에도 좋다.

6~7월에 나오는 우엉이 보기에도 신선해 보이고 부드럽다. 이 시기에 나오는 우엉은 보통 우엉보다 길이가 짧고 줄기는 좀 긴 것이 특징이다. 우엉을 먹을 때는 얇고 비스듬이 썰어 먹으면 유효 성분이 증가된다. 이 성분은 암예방에 효력이 있는 리그닌 성분으로 칼집을 낸 자리에 발생하는 성질이 있고, 시간이 지날수록 그 성분이 증가된다. 또 칼집 자리의 표면적이 넓을수록 좋고, 비스듬이 자르는 조리법을 사용하면 좋다. 또 우엉의 향기는 껍질에서 나므로 껍질을 많이 벗기는 것보다 수세미로 빡빡 씻어 주기만 해도 좋다.

우엉의 단백질에는 아르기닌(arginine)이라는 아미노산이 많은 것이 특색이다. 아르기닌은 요소(尿素) 사이클의 유일한 아미노산으로 암모니아와 탄산가스에서 합성한 요소를 분리한다. 우엉은 가슴앓이, 위장병, 피부병에 효과가 있고, 인후가 붓고 아플 때, 치통, 해수, 소갈증에도 유효하다.

14. 고구마

감서(甘薯)라고 하는 고구마는 1764년 일본에 통신사로 갔던 조엄(趙嚴)이 쓰시마(對馬島)를 지나면서 고코이모(孝行芋)란 작물의 씨눈을 가져와 부산에서 처음 재배되었다. 그 뒤 실학자 서유거가 재배법을 알려주어 전국에 퍼지게 되었다. 효행감자라는 뜻의 이 고코이모는 기근이 들 때마다 노부모의 목숨을 구했다는 일화가 있다. 고코이모라는 이름이 우리나라에서는 발음이 비슷한 고귀마(古貴麻)로 불리다 차츰 음전되어 고구마로 부르게 된 것이다.

고구마 영양면은 전분의 함유량이 많아 주식 대용으로 가능하며, 단백질을 구성하는 아미노산의 밸런스가 뛰어난 것이 바로 고구마의 특징이다. 비타민 A의 효과를 발휘하는 카로틴, 비타민 B, C, E, 칼륨 등이 많이 함유되어 있으며, 식물섬유도 풍부하다. 고구마는 지방이 적고 전분이 많지만 비타민 A, E가 많이 함유되어 있다. 이것은 고구마의 신기한 특징이라고 할 수 있다.

고구마의 줄기나 잎사귀는 비타민이나 미네랄의 보고이고 단백질의 함량도 고구마의 2배 정도 많다. 특히 철분이 많아 야채로서는 오히려 줄기나 잎사귀 쪽이 영양적으로 뛰어나므로 버리지 말고 잘 조리해서 먹으면 좋다. 이런 줄기나 잎사귀를 포함한 고구마의 영양효과나 생리작용에 대해서 미국 알라바마주의 다스키키대학의 연구팀이 연구를 하였는데, 혈압을 낮추거나 혈액 중의 콜레스테롤을 줄이는 작용이 있다고 확인하였다. 동 대학의 영양그룹은 "심장병을 예방하는 효과가 시금치보다 크다"고 하여 고구마의 새순 먹기를 권하고 있다.

식물섬유가 풍부한 식품을 떠올리면 제일 먼저 고구마가 생각될 것이다. 확실히 고구마에는 식물섬유가 많이 함유되어 있다. 식물섬유 섭취량이 부족하면 대장암, 당뇨병, 담석증, 동맥경화증, 허혈성심장병, 대장의 일부에 둥근 주머니가 생기는 대장계실증 등 성인병 발병 원인이 될 수 있다.

일반적으로 음식물에 함유되어 있는 성분 중에서도 소화를 촉진시키는 물질인 소화효소에 의해 소화되기 어려운 것이 식물섬유이다. 고구마에는 식물섬유 뿐만 아니라 각종 비타민과 미네랄이 풍부하게 함유되어 있어 성인병 예방을 위해 고구마를 권하고 있다.

식물섬유는 셀룰로오스, 팩틴, 리그닌, 헤미셀룰로오스 등으로 나눌 수 있다. 비타민의 경우처럼 각기 특유한 생리작용을 지니고 있으며 다음과 같은 작용을 한다.

① 혈액 중 콜레스테롤의 농도를 정상적으로 유지시켜 준다.
② 혈액 중의 당분 농도를 나타내는 혈당치의 급격한 변동을 완화시켜 주며, 혈당치를 낮추는 호르몬 인슐린 분비를 절약시켜 준다.
③ 장내에 있는 세균 중 몸에 유용한 세균을 늘린다.
④ 비만을 예방한다.
⑤ 대장암을 예방한다.
⑥ 대장계실을 예방한다.
⑦ 변비를 개선한다.

이밖에도 여러 가지 작용을 한다는 것이 연구에 의해 밝혀졌으며, 식물섬유의 생리작용에 대한 새로운 해명도 진행되고 있다. 새로운 작용으로는 헤미셀룰로오스에 급성 알콜성 지방간을 예방해주는 작용이 있다는 사실이다. 알콜성 지방간이란 지나친 음주에 원인이 있으며 간장에 지방이 모이는 질병이다. 또 대장계실을 예방하며 변비를 개선하는 작용도 한다.

식물섬유는 대장에 이르면 장내세균의 작용을 받아 단쇄지방산을 생산한다. 이 단쇄지방산은 대장에서 흡수되어 알러지의 원인이 될 뿐만 아니라 몸에 여러 가지 작용을 미친다는 것도 밝혀졌다. 헤미셀룰로오스의 알콜성 지방간을 막는 작용에 단쇄지방산이 관여하고 있는 것으로 보여진다. 고구마는 칼륨 성분이 많은 알칼리

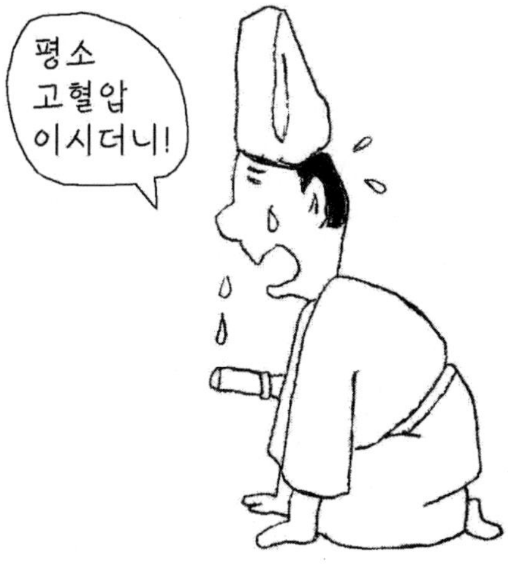

성 식품으로 칼륨 성분을 많이 먹게 되면 나트륨과의 길항작용이 있어 나트륨이 몸 밖으로 배출된다. 나트륨은 소금의 주성분으로 생리적으로 매우 중요하다. 이것은 혈액, 임파액 등에 많으며 세포조직의 삼투압 조절, 체액의 산·알칼리의 평형 유지에 작용하는데, 특히 신경의 흥분성을 억제하는 작용이 있다. 고구마를 먹을 때는 소금기를 적당하게 곁들이는 것이 좋다.

「본초강목」에는 "고구마는 몸을 보하여 기력이 나게 하고, 비위를 건강하게 하며, 신음(腎陰)을 강하게 한다"라고 기재되어 있다. 고구마는 간과 신을 보하며, 섬유질과 수지 성분이 있어 배설을 촉진시켜 통변한다. 목마름을 없애주고 번열감을 제거하여 준다. 야맹증을 치료하며, 피로를 느낄 때에도 좋은 식품이다.

고구마는 여름 감기에 좋으며, 이질을 치료한다. 월경불순에도 유효한 식품이며, 변비로 고생하는 분들에게는 장의 연동을 증가시켜 변비를 없애주며, 변비로 인한 피부 거칠음을 없애주어 피부를 곱게 해준다. 그러나 주성분이 전분이기 때문에 비만증, 고혈압, 당뇨병, 심장질환이 있는 분에게는 좋지 않은 식품이다.

15. 시금치

옛부터 시금치는 자연에서 얻어지는 최상의 약으로 알려졌다. 실제로 시금치를 먹으면 고혈압이나 소화불량, 피부염, 숙취에 효과가 있다. 또한 당뇨병의 치료식으로 시금치가 이용되기도 한다.

시금치에는 비타민 A, B_1, B_2, C, K 등이 다량 들어 있고, 특히 시금치 100 g 중에는 비타민 C 100 mg, 단백질 2 g, 지방 0.2 g, 탄수화물 2 g이 들어 있다. 그밖에 칼슘, 인, 철분, 엽록소, 요오드 등도 들어 있어 발육기의 어린이와 임산부에 좋은 알칼리성 식품이다. 뿌리의 붉은 부분에는 다량의 동, 망간 성분이 들어 있고, 또 양질의 단백질도 들어 있어 옛날부터 영양야채로서 식용으로 많이 애용되었다. 시금치에는 철분과 엽산이 많아 특히 빈혈증에 유효하다. 또한 인체의 유독한 요산을 분리 배설시키므로 류마티즘이나 통풍에도 매우 유효하다.

한자명으로는 파릉채(菠薐菜) 또는 파채(菠菜)라고 한다. 다량의 알파토코페롤(α-tocopherol)과 6-하이드록시메틸유마진(6-hydroxymethyllumazin)이 들어 있으며 엽산, 베타카로틴 등이 함유되어 있다.

최근 학설에는 혈액이 굳어지는 것을 예방하는 물질로 주목받는 EPA와 같은 작용이 있다고 한다. 시금치에는 혈액의 흐름을 돕는 작용이 있고 또한 정혈작용도 있어 고혈압 치료식에 안성맞춤이다. 그 뿐만 아니라 변비를 해소시켜 주고, 변비가 해소되면 혈압도 내려가 고혈압도 개선될 수 있다. 시금치는 성인병 뿐만 아니라 치질, 알러지성 비염, 여드름, 주름방지와 같은 우수한 효과를 나타내는 그야말로 자연의 만능약이라 할 수 있다.

시금치에는 위나 장의 활동을 활발히 하는 요소가 들어 있으므로 위장장애, 변비에도 유효하다. 또 냉증, 거친 피부에도 좋다. 단 알러지 체질의 사람에게는 안 맞을 경우도 있다. 시금치에는 사포닌과 질이 좋은 섬유가 들어 있어 변비에 효과가 있다. 시금치에는 장을 정화 재생하는 데 필요한 유기물질이 함유되어 있어 시금치 생즙을 매일 0.5 ℓ 씩 수일 내지 수주간 계속 마시면 악성 변비 마저도 고쳐진다. 또한 생즙은 이나 잇몸에도 효과가 있어 치조농루를 막는다. 이 병은 괴혈병으로 특히 당근과 시금치에 들어 있는 요소가 결핍되었을 때에 발생한다.

시금치는 본래 사람의 몸을 차게 하는 성질이 있어 장기 섭취시 체온 이상의 우려가 있으므로 따뜻한 샐러드로 만들어 섭취할 것을 권장한다. 노화현상으로 오는 눈의 장애와 만성병에서 오는 눈의 장애 그 어떤 원인으로 생긴 눈의 장애에도 잘 듣는 음식이 바로 시금치이다.

시금치를 영양적으로 보면 체내에서 비타민 A로 변화하는 물질인 카로틴이 많으며 100 g 중 3,000～3,500 mg이나 함유되어 있다. 동량의 피망이나 토마토에 비하면 함유량이 약 10배 가량이나 많다. 카로틴은 눈에 직접 작용하는 것이 아니라 눈이 충분히 기능을 다하도록 만들어 준다. 더구나 철분도 많이 함유되어 있어 빈혈에 우수한 약효를 지니고 있다. 특히 뿌리에 약효를 함축하고 있으므로 버리지 말고 먹도록 한다. 하루 10 g 정도씩 매일 계속해서 먹으면 눈의 기능이 아주 좋아진다. 시금치에는 혈액을 공급하는 효과가 있고, 간장과 내장에 몸의 영양분을 유지시키며, 출혈을 멈추게 하는 지혈효과도 있다.

주의해야 할 점은 시금치에는 많은 수산(蓚酸)이 함유되어 있어 칼슘과 결합하여 수산칼슘을 만듦으로 칼슘의 대부분은 몸에 흡수되지 않는다. 수산이 들어 있어 너무 많이 먹으면 신장이나 방광에 결석이 생기기 쉽다. 그러나 시금치 100 g 중에 수산 함유량은 0.86%이므로 그다지 신경 쓸 필요는 없다. 또 시금치를 끓이면 어느 정도 수산이 제거된다. 시금치를 데칠 때는 끓는 물에 소금이나 식용소다를 조금 넣고 살짝 데쳐야 엽록소와 푸른색이 남아 있게 된다. 이때는 냄비 뚜껑을 덮지 말고 데쳐야 한다. 시금치는 살짝 데치기만 해도 비타민 C의 약 30%가 파괴되므

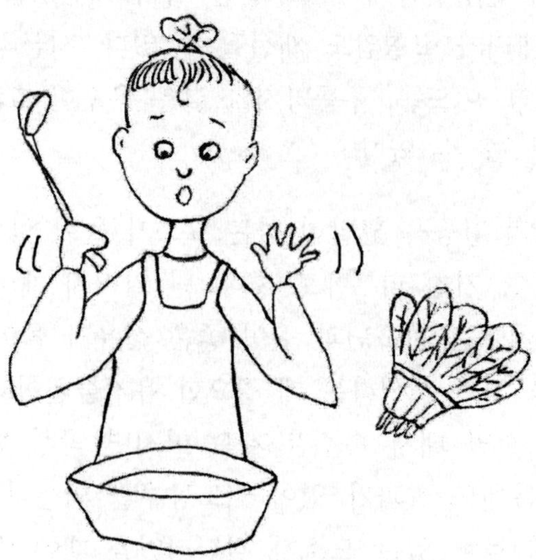

로 주의해야 한다.

「유문사친(儒門事親)」에는 "병이 오래 되고, 대변이 불통하며, 치루가 있는 사람은 마땅히 시금치 생즙을 상복하면 변이 자연적으로 잘 통하게 된다"라고 기재되어 있고, 「경험방(經驗方)」에는 주독을 풀어준다고 기재되어 있다. 또 「진사량(陳士良)」에는 비상독(砒霜毒)을 풀어준다고 기재되어 있다.

16. 당근

당근은 당나라 때 도입되었다고 해서 당근(唐根)이라고 부르게 되었다. 또는 홍당무라고도 부르는데 한자명은 호라복(胡蘿卜)이라고 한다. 당근에는 베타카로틴(β-carotenes), 리코펜(lycopene), 피토플루엔(phytofluene)과 비타민 A, B_1, B_2, D, E, K 등이 들어 있고, 그 외에도 옴벨리페론(umbelliferone)도 함유되어 있다.

최근 녹황색 채소인 당근이 새롭게 주목받고 있다. 당근에 함유되어 있는 베타카로틴이 암에 대해 유효하고 각종 비타민이나 미네랄이 시신경에 특별한 효능을 발휘하는 것으로 밝혀져 식탁에서 인기를 끌고 있다. 또한 토마토, 딸기 등에 들어 있는 적색 카로티노이드 색소인 리코펜(lycopene)도 역할은 베타카로틴과는 다르지만 최근에는 암에 대해 유효하다고 알려져 각광을 받고 있다.

당근은 성질이 달고 독성이 없으며, 소화기계통을 튼튼하게 해준다. 소화불량을 치료하고 이질과 해수에도 유효하다. 「본초강목」에는 "기(氣)를 내리고 중초(中焦)를 보하며, 흉격과 위와 장을 이롭게 하고 오장을 편하게 하며, 사람 몸을 건장하게 한다"고 기재되어 있다. 당근의 붉고 노란 색소는 카로틴인데, 색깔이 짙은 당근에는 6～10 mg%나 들어 있다. 카로틴은 우리 몸속에서 프로비타민 A라고 불리기도 한다. 당근은 채소 중에서 비타민 A의 왕자격이라고 할 수 있다.

야맹증의 원인은 비타민 A의 부족으로 생긴다. 당근에 풍부하게 함유되어 있는 베타카로틴은 체내에서 필요한 양만 비타민 A로 변화된다. 그리고 당근에 함유된 비타민이나 미네랄이 직접 시신경에 작용해서 근시를 개선해 준다. 당근은 믹서로 갈아도 비타민이 염려할 정도로 파괴되지 않는다. 당근주스를 장기 복용하여 시력이 좋아졌다는 사람이 의외로 많다. 또한 비타민 A는 피부를 곱고 매끄럽게 해준다. 이런 사실을 보면 당근은 채소 중에서 비타민 A의 보고라고 할 수 있다. 비타민 A의 공급원으로 당근은 4,000 I.U나 된다.

요즘 당근 생즙이 유행하고 있다. 당근 생즙은 혈을 보하고 조혈(造血)의 효과도 있다. 식욕을 가져오고 변비, 신경쇠약 등에도 유효하다. 여자의 미용식으로도 애용되고 있으며, 영양장애 아이들이나 임산부에도 좋은 건강식품이다. 당근 생즙은 혈액의 알칼리화를 촉진해주고, 대량으로 섭취하더라도 불쾌감 등이 느껴지지 않는 좋은 식품이다.

또한 비타민군이나 미네랄군이 함유되어 있어 혈액을 맑게 하는 데 가장 유효하다. 즉 빈혈, 저혈압, 야맹증, 결석, 혈액의 혼탁, 순환계통의 혼란 및 암 등에 효과가 있다. 비타민 A의 가장 풍부한 공급원이며, 그밖에 비타민 B_1, B_2, C, D, E, K 등도 들어 있다. 이 성분들은 식욕을 늘리고 소화를 촉진시키며, 치아의 골질 개선과 유지에도 귀중한 역할을 하고, 모유의 질을 높이는 효과도 있어 임산부에도 좋으며, 강력한 알칼리도(度) 때문에 병원균에 대한 저항력을 강화시켜 주고, 신경계통의 보호에도 도움이 된다.

알러지성 비염을 위시해서 알러지병의 대부분은 몸의 방위능력인 면역력이 저하되면서 표면화 되기 마련이다. 이런 점에서 볼 때 알러지성 비염이 당근주스로 개선되는 것은 베타카로틴에 의해 면역력이 보강된 결과 알러지 체질이 개선된 결과이다. 최근 체력의 쇠퇴, 즉 면역력이 저하된 노인층에 천식이나 아토피성 피부염 등의 알러지병에도 당근은 유효한 식품이다.

당근의 유효성분은 껍질에 가장 많이 들어 있기 때문에 껍질을 얇게 벗기거나 껍질을 깨끗이 씻어 복용하면 좋다. 또 비타민 C가 함유된 식품과 같이 복용하면 베타카로틴의 변질을 억제시켜 준다. 홍당무를 생식할 때 주의할 점은 생당근에 함유된 '아스콜바나제'라는 효소가 비타민 C를 파괴하는 성질이 있으므로 생당근에

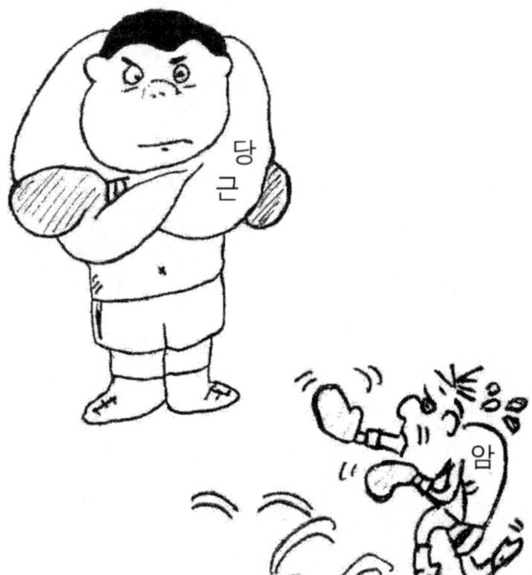

초를 쳐주면 효소의 역할을 억제시킬 수 있다.

당근 생즙은 만든 즉시 마시는 것이 좋다. 만약 몇 시간 후에 마시려면 생즙을 유리병에 넣어 냉장고에 보관해야 한다. 마시고 남은 생즙은 산화(酸化)에 의해 비타민과 미네랄이 파괴되므로 마개로 굳게 막아서 보관했다가 복용하도록 한다. 당근을 지나치게 많이 먹으면 황달에 걸린 것처럼 얼굴색이 노랗게 되는데, 이것은 건강에 직접적인 해를 주지 않으며, 당근 복용을 중지하면 얼굴색이 곧 정상이 된다.

17. 양파

혈액 중의 콜레스테롤 수치가 높아지면 혈관 내에 생기는 혈액의 덩어리인 혈전이 생기기 쉽다. 혈전이 생기는 1단계는 혈소판(혈액을 응고시키는 작용을 하는 혈액성분)의 응고이며, 이것을 양파의 주성분인 사이크로아린이 억제해 준다. 따라서 심장의 혈관이 막힘으로써 발병하는 심근경색이나 뇌혈전을 막아주는 효과가 있다. 영국의 어느 심장병 환자의 조사에 의하면 양파가 보통 심장약보다 훨씬 효력이 있다는 사실을 발견하기도 했다.

양파에는 비타민 A는 없고 비타민 B_1, B_2, C, 나이아신 등이 약간씩 들어 있다. 또 단백질이 적고, 당분은 포도당과 자당(蔗糖)이 약간 들어 있다. 그밖에 향기 성분으로는 황화수소, 메르캅탄, 디설파이드류, 트리설파이드류, 알데히드 등이 있다. 양파의 한자명은 옥총(玉葱)이며, 옥파라고도 부른다.

양파의 성분 중 휘발성이 코를 찌르는데 이것이 불면증에 도움을 주므로 양파를 반쪽으로 쪼개어 베개 밑에 놓고 자면 숙면을 취할 수 있다. 양파는 칼슘과 철분 함량이 많아 강장효과를 돋우는 역할을 하며, 지방함량은 적고 단백질은 많은 편이다. 양파는 동맥경화 예방에 좋은 효과가 있으며, 또 소화불량과 고혈압에도 효과가 있다. 그 외에도 신경통, 불면증, 류머티즘에 유효하다. 양파의 칼슘은 인체 내에서 신경의 진정작용이 있고, 지구력을 길러주는 중요한 무기질이 있어 신경통에 좋다. 양파는 장수식품의 하나이기도 하다.

실험에 의하면 매일 3온스의 지방질을 먹는 14명의 환자가 어느 날 혈액 중에 응고를 막는 요소가 급격이 저하되는 현상을 일으켜 이들 중 6명에게 양파 프라이를 매일 2온스씩 먹인 결과 항응고 작용이 훨씬 높아졌고, 나머지 8명의 환자들에게는 끓여서 조제한 양파를 먹였는데 같은 결과가 나왔다. 양파의 외피에 있는 켈세틴은 루틴의 구조 중에서 당을 빼내고 남은 물질로서 이 두 성분은 혈관을 강화시킨다. 켈세틴은 양적으로 루틴보다 약 40% 강하지만 혈관을 강화하는 즉, 경화된 동맥을 부드럽게 하는 효력은 같고, 또 항알러지 작용을 가지고 있다. 뼈를 삶을 때 양파를 넣으면 뼈가 물러지기에 사골뼈를 고을 때 양파를 넣으면 좋다.

뇌혈전으로 쓰러진 사람의 당시 최대혈압이 200 mmHg, 최소혈압이 120 mmHg 이었는데, 양파를 달여 그 즙을 꾸준히 마신 결과 혈압이 안정되고 체력도 향상되었다. 만드는 방법은 잘 씻은 양파 주먹만한 크기 한 개를 1.8 mℓ의 물에 넣고 끓을 때까지 센 불로 끓이다가 끓고 나서부터는 약한 불로 20분 정도 더 끓인다. 그리고 뜨거울 때 천으로 찌꺼기를 걸러 식힌 다음에 적당한 용기에 옮겨 냉장고에 넣어 두고, 이것을 하루 7~8회에 나누어 차 대신 마신다. 양파를 달인 즙은 불그스름한 땅색이며, 아주 연하게 탄 커피 같은 맛이다. 또한 양파의 독특한 냄새도 전혀 나지 않는다. 양파 달인 즙을 3개월쯤 마시고 나면 두통이 한결 가벼워진 걸 느끼게 되고, 기분도 좋아지며 혈압도 정상이 된다.

양파를 매일 생식하거나 즙을 상용하면 혈압이 내려가고 체중이 감량되는 것으로 밝혀졌다. 혈당치를 낮추고 다이어트에는 확실히 효과적인 방법이다. 양파는 혈액순환을 촉진시켜 주며, 오줌으로 체내의 불필요한 수분을 배출해주어 다이어트에도 유효한 것이다. 일반적으로 비만을 해소하기 위하여 금식이나 설사약 등을 사용하는데 그다지 좋은 방법이 아니다. 금식 혹은 극단적으로 식사량을 줄이는 다이어트는 위장에 부담을 줄 뿐만 아니라 오히려 노화를 촉진하는 결과가 된다.

양파는 소변을 잘 배출해주고, 강정효과가 있을 뿐 아니라 땀을 내는 발한작용이 있어 감기나 피로회복에 좋다. 또 결석증에도 이용되며 항균작용을 한다. 위가 약한사람은 양파를 볶아서 먹거나 약간 익혀서 먹으면 위에 부담을 덜어준다. 양파를 먹어 냄새가 날 때는 우유를 먹으면 좋다.

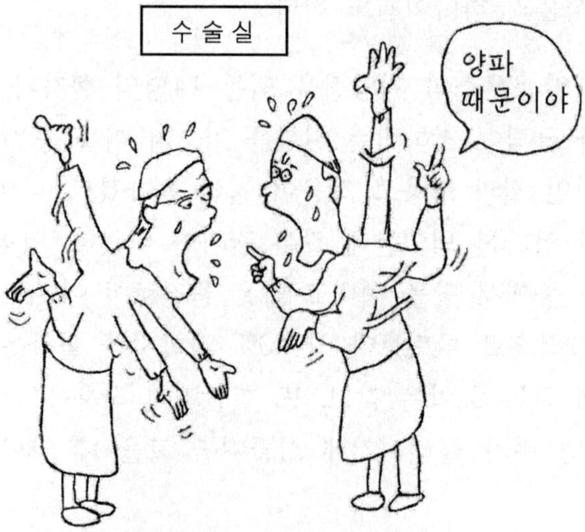

스테미너 식품으로 통하는 양파는 칼슘과 철분이 풍부하여 간장효과가 뛰어나며, 인체의 신진대사 기능을 높여주는 효과도 있다. 휘발성 성분이 위와 장의 점막을 자극하여 소화를 촉진시킨다. 양파 껍질에 있는 '퀘세틴'이라는 성분은 혈관의 확장 수축을 원활하게 하므로 동맥경화, 고혈압 같은 성인병을 예방하는 효능이 있다. 양파는 고지방 식사를 해도 혈전이 생기는 것을 억제하며, 인슐린 분비를 촉진시키는 성분이 있어 당뇨병에 좋다. 또한 간 기능에 도움을 주는 '글루타티온 유도체'가 풍부해 음주 전후에 해독기능을 돕는 것으로 알려져 있다. 감기 초기에 날 양파를 먹으면 효과가 있다.

최근에 양파가 장수식품으로 각광을 받고 있다. 양파는 육류 요리에는 꼭 들어가 나쁜 냄새를 제거해주고, 특히 육류의 콜레스테롤을 제거해주어 좋은 건강식품이다. 양파에는 지방의 함량이 적으며, 채소로서는 단백질이 많은 편이다. 또한 칼슘과 철분의 함량이 많아 강장효과를 돋우는 역할을 한다. 칼슘은 인체 내에서 신경의 진정작용이 있는 중요한 무기질이다.

18. 근대

옛날부터 근대국은 위장을 보익한다고 전해 오고 있다. 근대는 적경종(赤莖種)과 백경종(白莖種)이 있으며 2년생 채소이다. 원산지는 남유럽인데, 현재는 세계 각국에서 널리 재배되고 있다. 근대는 줄기와 잎을 자르면 새순이 곧 돋아나 사철 언제나 식용으로 쓸 수 있는 생명력이 강한 채소이다. 그래서 부단초(不斷草)라고 하며, 한자명은 군달(莙薘)이라 한다. 근대를 고를 때는 잎과 줄기가 신선한 것을 택해야 한다.

성분은 무기질과 비타민의 함유량이 비교적 많다. 단백질의 함량은 적으나 그 구성 아미노산은 로이신, 페닐알라닌, 리신 등 필수아미노산이 많아 질적으로 우수하다. 당분은 대부분이 포도당이다.

근대는 위장을 보하는 데 가장 좋은 식품이다. 또 이질에 근대생즙을 마시면 효과가 있으며, 열독을 푸는 효과가 있다. 성분상으로는 시금치와 비슷하며, 무기질과 비타민 공급원으로 우수한 식품이다. 비타민 A가 많아 피부가 거칠거나 밤눈이 어두울 때, 성장발육이 늦는 어린아이에게 좋은 채소이다.

「당본초(唐本草)」에는 "근대즙은 열을 풀고, 이질의 열독을 다스린다"라고 기재되어 있다. 소아가 열이 심할 때 근대즙을 먹이면 열을 내려준다. 두통이 나는 데는 근대즙을 1홉씩 마시면 낫는다.

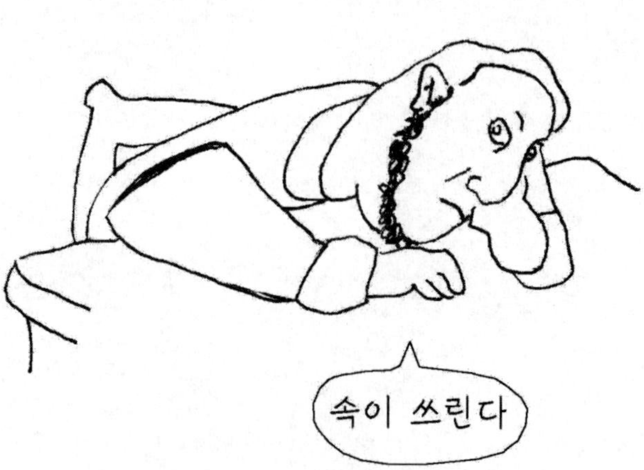

「본초강목」에는 “근대즙은 냉열한 이질을 다스리고 출혈을 그치게 한다. 모든 짐승에 물린 데에 짓이겨 붙이면 즉시 낫는다”라고 기재되어 있고, 「경험방」에는 “두통이 날 때는 근대즙을 1홉씩 마시면 낫는다”라고 기재되어 있다. 「가우본초(嘉祐本草)」에는 “근대즙은 속을 보하고, 기(氣)를 내리며, 비장(脾臟)의 기를 다스리고, 두풍(頭風)을 없앤다”고 기재되어 있다. 근대는 국으로 만들어 먹는데 맛이 좋으며, 조개와 뜨물을 넣고 끓이면 한층 더 구수하다.

근대즙을 만들 때는 신선한 근대를 사용하며, 물에 깨끗이 씻은 다음 적당한 크기로 썰고 주스기에 짜내어 복용한다. 만약 주스기가 없을 때는 잘게 썰어 쇠절구에 넣고 짓찧은 다음 물을 조금씩 가하면서 고루 촉촉히 버무려 삼베헝겊에 짜서 즙을 낸다. 단용보다는 당근, 오이, 순무잎, 사과 등을 배합한 혼용이 좋다. 단용 분량은 1회 약 400～500 g, 혼용 분량은 200 g 이내로 배합한다. 생즙은 아침 식전에 1컵씩 마시면 된다.

19. 가지

가지의 한자명은 가자(茄子)이다. 가지에는 비타민, 단백질 등의 영양이 비교적 적어 영양만을 생각하는 사람들에게는 그다지 주목을 받지 못하는 야채이다. 그러나 맛이 있어 튀겨 먹고, 구워 먹고, 삶아 먹고, 나물로 만들어 먹는다. 가지는 더위로 몸에 열이 있을 때 몸의 열기를 내리기 위해서도 좋다. 가지를 삶아서 냉장고에 넣어 두고 차게 먹어도 맛이 좋고, 몸의 열기도 빼준다.

가지에는 트리고넬린(trigonelline)과 스타키드린(stachydrine)과 물에 잘 녹으며 강한 염기성을 나타내고, 공기 속의 이산화탄소를 흡수한다. 생체조직에 들어 있는 비타민 B 복합체의 하나로 메틸기의 전위에 의해 간의 지방변성을 저지하는 콜린(choline)과 솔라닌(solanine) 등 여러 종류의 식물염기(alkaloid)가 있으며, 시소닌(shisonin), 내수닌(nasunin) 등도 들어 있다.

가지에는 혈액 중의 콜레스테롤을 떨어뜨리며 소변을 이롭게 하는 이뇨작용이 있다. 최우석(崔禹錫)의 「식경(食經)」에는 "가지는 피부를 충만하게 하고, 기력을 돋우며, 각기를 없애 준다"라고 기재되어 있다. 노인의 다리가 짓무를 때 신선하고 자주색 나는 가지의 껍질을 환부에 매일 1~2차례 바르면 낫는다. 피부궤양에는

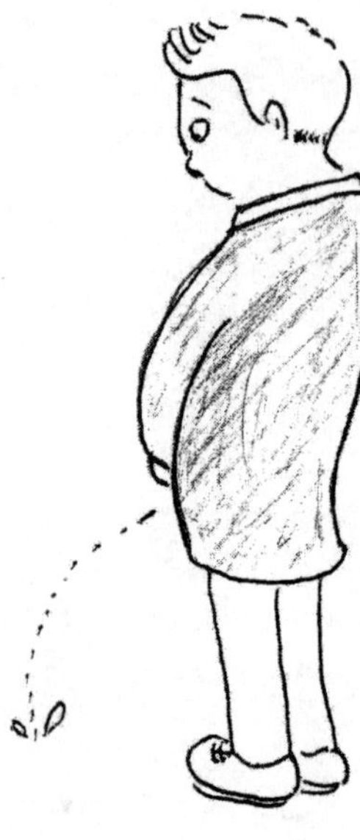

가지를 불에 구워서 가루를 내어 헝겊으로 환부에 싸매면 효과가 있다.

옛부터 가지는 천식이나 기침을 하는 사람에게 유효하며, 입이 마르거나 물을 자주 먹을 때 가지를 먹으면 입마름을 없애주어 좋다. 오줌에 피가 섞여 나올 때 가지 잎을 끓여 먹으면 효과가 있고, 동상이나 이질에도 효과가 있다. 가지 잎은 화농성 질환에도 사용하면 좋다. 유방암에는 가지 잎을 햇볕에 말려서 가루로 만들어 환부에 붙이면 유효하다. 하루에 1～2차례 붙이고, 날마다 새로운 가지 잎으로 바꾸어 사용한다. 가지 꽃을 끓여서 복용하면 치통에도 효과가 있다.

20. 도라지

도라지는 "도라지 도라지 백도라지 심심산천의 백도라지"라 부르는 민요가 있듯이 심심산천에 천연적으로 자라나는 다년초이다. 도라지에는 당분, 섬유질, 칼슘, 철분이 많고, 프래티코도시드(platycodoside), 프래티코게닉산(platycogenic acid), 길경다당이 있으며, 10여 종류의 사포닌(saponin) 등이 함유되어 있다. 프래티코도시드는 위점막을 자극하고, 반사성으로 기관지 점막의 분비를 증가시키며, 가래를 삭히는 거담작용을 한다. 도라지에는 프래티코딘(platycodin) 성분을 함유하고 있는데, 이 물질은 항염(抗炎)·진정(鎭靜)·진통(鎭痛)·해열작용을 하며, 위궤양을 억제하고 면역기능을 높여 준다.

도라지는 한자명으로 길경(桔梗)이다. 호흡기 질환에 효험이 있어 해수, 가래가 많고, 폐가 약해 가슴이 답답한 증상이나 인후통으로 목이 쉴 때 유효하다. 폐에 열이 있을 때에도 좋은 효과가 있다. 도라지는 혈당을 떨어뜨리기에 당뇨병 환자에게도 좋고, 또 혈관의 혈지(血脂)를 떨어뜨리는 작용을 하므로 고혈압 환자에게도 권할 수 있는 식품이다. 도라지에는 강한 용혈(溶血) 작용이 있어 심장병이나 고혈지 환자는 아스피린 대신에 도라지를 복용해도 유효하다. 도라지는 몸이 붓는 것을 막아주고 소변을 잘 통하게 하며, 몸의 화농된 부분을 빨리 아물게 하고, 농을 배출하는 작용이 비교적 좋아 화농성 질환에도 효과가 있다.

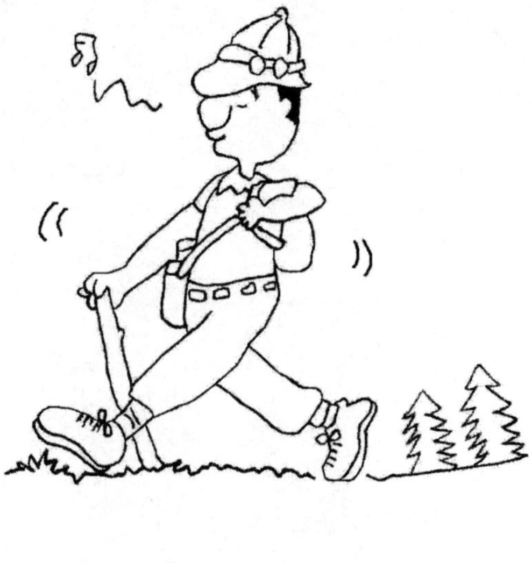

도라지는 특히 폐옹(肺癰)에 치료효과가 뛰어나다. 또한 폐를 튼튼하게 해주기 때문에 노인성 해수에는 하루에 도라지 3～10 g씩을 꾸준히 복용하면 좋다. 도라지는 차로 끓여서 마셔도 좋고 반찬으로 만들어 복용해도 좋다. 갑자기 오한이나 더위로 인한 위복통이 일어났을 때 마른 도라지 40 g(생것이면 10뿌리 정도)과 생강 5조각을 삶아 그 물을 자주 마시면 낫는다.

약한 천식이나 헛배가 불러 답답할 경우 도라지 40 g, 귤껍질 40 g(생것이면 5개 정도), 생강 5조각에다 물 4사발을 부어 이 물이 절반이 되도록 달여서 하루에 3～5회 복용하면 좋다. 폐병과 심한 기침일 때 도라지 40 g과 80 g의 감초를 물 3되에 삶아서 물이 1/3 정도로 줄도록 달여서 식후에 한 번씩 복용한다. 가슴이 답답하고 때때로 잠이 안 올 때는 도라지 40 g, 치자 12 g을 삶아서 차 마시듯 3～5일을 계속해서 마시면 효력이 있다. 주독과 주취를 풀 때는 도라지 40 g(약 1냥)과 칡 40g을 삶아서 설탕을 넣어 자주 마시면 낫는다.

21. 연근

연근은 예부터 정력을 돕는 효과가 있는 것으로 전해지고 있다.

옛날 일화로 사랑하는 남녀가 양가의 반대로 결합할 수 없게 되자 연못으로 투신을 하였다. 이 소식을 들은 양가에서는 연못을 뒤졌지만 결국 시신은 찾지 못하였고, 꼭 1년 후 6월 24일에 연못에서 자란 흰 연꽃이 만개하였다. 이 연꽃을 두 사람의 화신으로 생각하여 그 날을 기념하게 되었다고 한다. 그래서 연꽃이 만개하는 음력 6월을 하월(荷月)이라고 한다.

연근의 주성분은 당질이고 대부분이 녹말이다. 단백질, 지방, 탄수화물, 칼슘, 비타민 C, B_{12}, 인 성분이 있다. 또 아미노산으로 아스파라긴, 아지닌, 티록신이 많으며 레시틴과 펙틴도 많다. 연근의 뿌리를 자를 때 생기는 끈끈한 성분은 단백질과 당분이 결합된 것이다. 폐병, 빈혈증, 하혈, 각혈 등에 연근즙을 마시면 유효하다. 피로를 쉽게 느끼거나 스테미너 부족인 사람이 연근즙을 매일 마시면 좋은 효과를 볼 수 있다. 또한 신경통, 류머티즘에도 유효하다.

연자는 소화기 계통을 보하여 주고, 설사를 막아주고, 원기를 관리하는 신장을

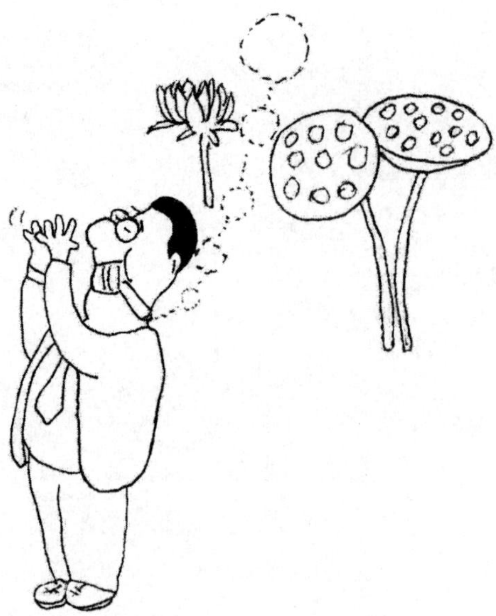

튼튼하게 해준다. 몽정이 심한 사람이나 꿈을 꾸지도 않고 정액이 흘러나오는 유정증에도 사용한다. 특히, 조루증에도 연근이 좋기에 정력제로도 사용한다. 정신을 안정시켜 주므로 불안 증세나 불면증에도 유효하다.

연꽃 잎사귀는 더위를 먹었을 때 사용하면 효과를 보며 지혈제로도 쓴다. 산후에 태반이 나오지 않을 때도 사용하며, 입이 마르거나 설사, 해열에도 쓰인다. 연꽃은 여성을 흥분시키는 강정식품으로 사용되며, 차로 복용해도 좋은 식품이다.

연근은 수삽(收澁)하는 작용이 있으므로 변비 환자는 복용을 조심하여야 한다. 여성들이 냉이 많이 나올 때에도 사용하며 비주기성 출혈인 붕루(崩漏)에도 사용한다. 한의에서는 연근의 성숙된 씨를 연자육(蓮子肉)이라 하는데 많이 사용한다. 연자육은 인후암이나 비암을 억제하는 작용이 있다. 식욕부진으로 몸이 약할 때는 연자육에다 인삼, 백출, 복령, 산약을 같이 먹으면 몸이 건강해진다. 술만 먹으면 설사를 하는 사람 역시 연근이나 연자육을 복용하면 설사도 막아주고 몸도 튼튼하게 하는 좋은 식품이다.

22. 생강

여름에 시원한 물을 많이 마시면 배탈이 난다. 그러나 겨울에 수정과(水正果)는 차갑게 먹는데도 배탈이 안 나는데 그 이유는 바로 생강 때문이다. 수정과는 생강, 계피, 곶감으로 만드는데 생강은 배를 따뜻하게 하는 성미가 있어서 생강물을 차갑게 마셔도 탈이 없다. 여름에는 위장을 차게 만들어 배탈이 잘 나는데 생강차를 마시면 도움이 된다. 생강과 마늘은 고기나 생선의 비린내를 없애주는 양념으로 많이 쓰인다. 또한 구토를 막는 데 생강처럼 좋은 것이 없다. 예부터 생강은 구토의 최고약이라고도 했다.

생강에는 진저롤(gingerol)이 함유되어 있어 위액 분비를 촉진시키고 장 연동운동을 촉진시킨다. 또한 진저롤 중에는 진지베롤(zingiberol)과 진지베렌(zingiberene)이 들어 있어 구토를 없애준다. 비위가 약해서 구토가 쉽게 나오는 분은 생강차를 먹으면 자연히 구토현상이 없어진다.

생강은 혈액 순환을 촉진하여 땀을 내게 함으로써 감기에 걸렸을 때 생강차를 복용하면 효과가 있다. 항염(抗炎) 작용과 진통작용이 있는 좋은 식품이며, 몸이 붓는 것을 막아 주므로 잘 붓는 사람에게 생강차를 권한다. 생강의 진저롤이 마늘보다 강한 혈액응고 억제효과가 있어 혈전을 예방하므로 동맥경화, 고혈압, 심장병과 같은 순환기 질환을 갖고 있는 사람에게도 좋다.

생강은 폐를 따뜻하게 하는 작용이 있어 폐에 한기(寒氣)가 있어 기침을 할 때 생강은 기침을 멎게 하고 가래도 삭혀 준다. 또한 생강에는 해독작용이 있기 때문에 생선이나 게를 먹고 탈이 났을 때 유효한 식품이다.

생강으로 백발이 검어지고 탈모와 비듬을 해결하는 방법이 있다. 백발이나 탈모증 등 모발에 관한 원인은 두피나 모발에만 있는 것이 아니라 전신의 혈행 상태나 내장 상태, 스트레스, 유전적 영향이 크게 좌우한다. 그러나 전신의 건강상태는 양호한데 두피의 혈액 불량이 원인이 되어서 백발이나 탈모로 고민하는 사람도 적지 않다. 이럴 때 생강이 큰 역할을 해준다. 몇 가지 원인이 복잡하게 작용하여 백발이나 탈모증이 일어나는 사람이라 할지라도 내부의 모세혈관의 혈액 순환을 높여

주면 일정한 효과를 기대할 수도 있다.

이때 생강과 소독용 에틸알콜이 필요하다. 생강은 보통 생강이면 된다. 소독용 에틸알콜은 제품에 따라 알콜의 농도가 다소 차이가 있지만 알콜 성분이 70%인 것이 좋다. 물로 생강을 잘 씻은 다음 껍질은 벗기지 말고 1 mm 정도의 두께로 썰어 일광에 1～2일 정도 바싹 마르도록 말린다. 이렇게 준비한 생강을 물 200 ㎖와 함께 불에 얹어 물이 절반으로 줄어들 때까지 약한 불로 달여서 식힌 다음 거즈 등으로 찌꺼기를 거른다. 생강을 달인 이 액체에 다시 100 ㎖ 정도의 소독용 에틸알콜을 섞어서 머리에 발라주면 된다.

알콜성분에는 기름기를 녹이는 작용이 있으므로 에틸알콜을 섞은 생강즙은 기름기 있는 지성두피에 잘 흡수되고 에틸알콜은 피부에 해를 끼치지 않기 때문에 안심하고 사용할 수 있다. 효과를 높이려면 두피 마사지를 해주도록 한다. 마사지 방법은 양손으로 머리를 에워싸듯이 하고 손톱은 닿지 않게 손가락의 피부만으로 두피를 두개골에서 밀어내듯이 살살 문지른다. 앞머리 부분, 머리꼭대기 부분, 뒷머리 부분 등을 손가락의 위치를 바꿔가면서 1분 정도 계속한다.

마사지는 두피의 긴장을 푸는 데 효과가 아주 좋다. 두피가 긴장하고 있으면 두피 속에 흐르고 있는 비교적 굵은 혈관의 혈액순환이 좋지 않은 상태가 되어 모발에 나쁜 영향을 주게 된다. 마사지로 혈액순환을 촉진함으로써 모발의 건전한 육성을 저해하는 요인인 혈액순환 불량을 제거하게 되는 셈이다. 더 나아가 목이나 어

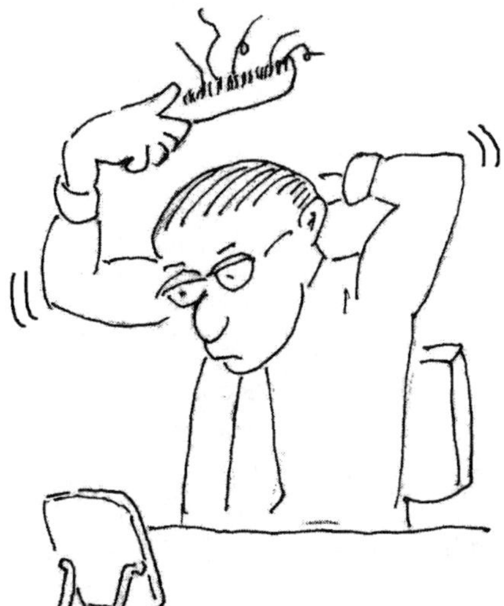

깨 등의 긴장에 의한 혈액순환 불량도 모발 문제와 연결된다. 생강즙을 하루에 2번 사용하면 그 효과가 2개월쯤 후부터 서서히 나타나 검은 머리가 늘어나기 시작하고 탈모예방이 된다.

생강은 류마티즘 관절염이나 신경통에 효과가 있으며, 생강차를 꾸준하게 복용하면 류마티즘 관절염과 신경통에도 유효하다. 또한 회충이 있는 소아에게도 좋은 치료제이다. 회충으로 말미암아 장이 경색이 될 때 생강즙 30 g에 꿀 60 g을 타서 하루에 3번을 복용한 소아 541명 중 87.6%의 효과가 있었다. 이질에도 효과가 있으며, 만성 요통환자 113명에게 생강차를 복용시켰더니 83%의 효과가 있었다. 또한 백납환자에게 생강즙을 환부에 3개월 동안 하루에 3번을 발라서 치료한 예도 있다.

「다산방(茶山方)」에는 "유행성 감기에 생강을 씹어 먹고 땀을 내면 낫는다"라고 기재되어 있고, 「본초습유(本草拾遺)」에는 "생강은 악혈을 없애고, 속을 평하게 하며, 냉기를 없애 준다"라고 기재되어 있다.

23. 민트

옛날 프룻트라는 남자에게 사랑하는 '민데스'라는 아름다운 소녀가 있었다. 그녀는 질투심이 강하여 이미 결혼한 프룻트를 독차지하려고 프룻트의 처에게 마법을 걸어 약초가 되었다는 이야기가 있다.

요즘 월남국수집에서 민트를 사용하여 입맛을 상쾌하게 만든다. 민트는 소화를 촉진시켜 식사 때 같이 먹으면 소화액을 원활히 분비시켜 소화를 도와 소화불량에도 유효한 식품이다. 소화불량에 좋기에 위가 약하여 소화를 제대로 못하는 사람에게 좋고, 식욕부진에도 효과가 있다. 위경련에도 효과가 있다.

여름에 더위를 먹었을 때도 민트는 효과가 있다. 동남아에는 민트를 향료로 쓰는데 이것은 더위에 좋기 때문이다. 민트 향의 멘톨(menthol)은 진정시키는 작용과 소화작용을 하며, 또한 살균하는 작용도 있다. 더구나 중추신경 계통의 기능을 활성화하며, 두통을 치료하는 작용을 한다. 특히 편두통에 유효하다.

민트는 임신 초기에 오는 입덧이나 구토증, 식욕부진에도 효과가 있다. 임신 때에 심한 구토로 식사를 못하는 경우가 있는데, 이때 민트를 복용하면 속이 편해지고 입맛을 돋우는 작용을 한다. 민트는 피로를 해소하는 작용도 하여 과로로 피곤할 때도 효과를 볼 수 있다.

민트는 자극을 주는 흥분제이며 위장내의 가스를 배출하는 작용도 있다. 감기 초기에 땀을 내게 하여 민트를 복용하면 감기에 유효하다. 소변을 잘 배출하는 이뇨작용이 있어 소변이 시원치 않게 나오는 사람에게 좋다. 민트는 월경 촉진제로 월경불순에도 사용할 수 있는 좋은 식품이다.

24. 파

흔히 백년해로를 뜻하는 말로 "검은 머리가 파뿌리가 될 때까지"라는 말로 표현하기도 한다. 파의 원산지는 중국의 서북부에서 시베리아까지이다. 파에는 하얀 부분과 파란 부분이 있는데, 파의 하얀 부분은 담색야채(淡色野菜)이고, 파란 부분은 녹황색야채(綠黃色野菜)이다. 녹색부분은 비타민 A와 C가 함유되어 있다.

파의 특유의 매운맛은 유화(硫化) 알린의 일종인 아리신이라는 성분이 혈액 순환을 도와 몸을 덥게 해주는 작용이 있다. 피로회복 효과가 있는 비타민 B_1의 흡수를 높이는 작용도 있다. 그리고 땀을 내게 하고 열을 내리는 작용이 있어 감기에 효과가 있고, 가래와 목의 통증도 없애준다. 파 100 g 중 비타민 C는 33 mg이 들어 있고, 칼슘은 80 mg이 들어 있다. 또 비타민 A는 480 I.U, 칼리움 200 mg, 철 1mg가 함유되어 있다.

파는 감기, 피로회복, 식욕부진 등에 도움을 준다. 여름을 타는 것을 막아주며 이질에도 유효하다. 감기로 인해 피로해진 몸을 숙면시키는 작용이 있어 잠이 안 올

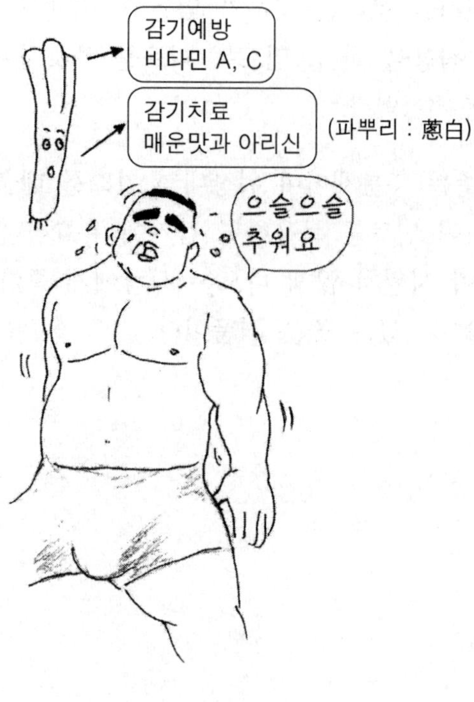

때 파를 고아 먹으면 몸을 따뜻하게 하여 숙면할 수 있다. 감기에 걸렸을 때는 콩나물국에 파뿌리(하얀 부분) 8쪽, 생강, 고춧가루를 넣어 복용하면 몸이 따뜻해지고, 하룻밤 사이에 땀을 내어 몸이 가뿐해지고 감기 기운을 없앨 수 있다. 파는 천연 해열제이며, 발한, 소염작용이 우수하고, 뇌세포 발달이나 백내장 예방에도 도움이 된다.

「본초강목」에는 "파는 어혈(瘀血)을 없애고, 코피를 멈추게 하고, 통증을 멎게 한다. 두통과 귀가 먹는 것을 다스리고 치루(痔漏)를 없앤다"라고 기재되어 있다. 또 「약용식물사전」에는 "파에는 휘발성 물질이 들어 있어 신경을 자극하여 소화액의 분비를 촉진시키고, 또 소화기의 기생충 발생을 예방한다"라고 기재되어 있다.

파의 휘발성분에는 결핵간균, 이질간균, 금황색포도구균을 억제한다. 급성 피부화농성 염증에는 파의 하얀 부분을 꿀로 버무려서 환부에다 붙이면 2~3일이면 치료된다. 배가 차서 복통이 있으며 소변 배출이 잘 안 될 때는 파의 하얀 부분을 갈아서 배꼽에 붙이면 신기할 정도로 배가 따뜻해지고 통증이 없어지며, 소변이 잘 통하게 된다. 회충으로 복통이 생기면 파의 하얀 부분을 약 1냥 정도 즙을 내어 참기름 1냥과 같이 공복에 복용하면 구충하는 작용도 있다.

25. 토란

원산지는 열대 아시아 지방이며, 마치 땅에서 나는 달걀 같다고 하여 토란(土卵)이라고 부르게 되었다. 옛부터 토란의 약효가 높아 '토란약'이라고 부르기도 했다. 토란의 영양 성분은 수분이 75~80%, 탄수화물 15~17%로 대부분을 차지한다. 녹말 이외의 탄수화물로는 펜토산, 갈락탄, 텍스트린, 당분 등이 있어 토란 고유의 맛을 낸다. 무기질로는 칼륨이 많은 알칼리성 식품이며, 비타민은 적다.

토란 특유의 아린맛은 호모겐티신산과 옥살산칼륨 때문이다. 아린맛과 미끄러운 것을 없애려면 소금물에 조금 삶은 후 요리를 하면 된다. 특히 수산칼슘이 많아 껍질은 조금 두껍게 벗기면 좋다. 우리나라 풍습에 한가위에 토란국을 끓여 먹는데, 이는 추석에 과식으로 배탈이 나기가 쉬워 토란국을 끓여 먹으면 과식으로 인한 배탈을 방지해주기 때문이다. 이 점으로 선인들의 지혜를 엿볼 수가 있다.

토란은 염증을 없애 주며, 특히 기관지염으로 고생하는 분이 먹으면 좋은 치료제가 된다. 알러지에도 유효한 좋은 식품이다. 토란의 독특한 점은 미끈미끈한 것인데, 이것은 무친 성분 때문이다. 이 성분이 체내에 들어오면 해독작용을 하는 성분으로 변화된다.

칼리윰, 비타민 B_1, C, 덱스트린

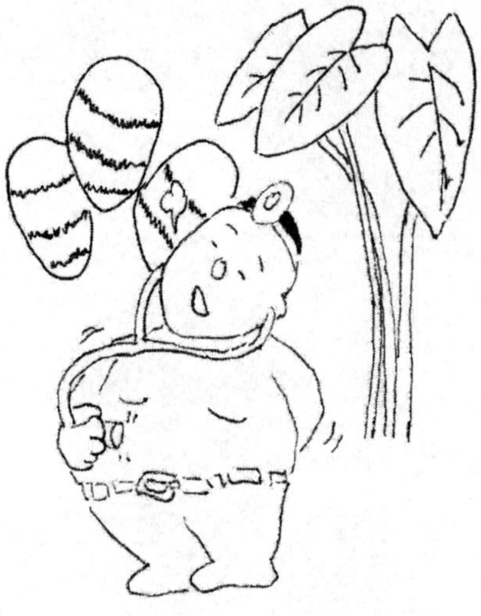

토란은 영양적으로도 좋고, 또한 간장병, 신장병에도 효과가 있다. 독충에 쏘였을 때 토란 줄기를 짠 즙을 바르면 효과가 있으며, 치통으로 볼이 부었을 때 토란과 생강을 갈아서 붙이면 신기하게도 잘 낫는다. 토란은 위와 장의 운동을 원활하게 해주므로 변비의 치료와 예방에 유효하다.

토란은 쉽게 부패되는 성질이 있다. 특히 추운 지방에서는 보존에 주의하여야 하는데 5℃ 이하가 되면 부패된다. 토란에는 칼리윰, 비타민 B_1, C가 함유되어 있다. 가장 많은 당질은 녹말이 대부분이고, 덱스트린과 설탕 성분도 들어 있어 토란 고유의 단맛을 낸다.

토란은 천남성과이며 다년생으로 지대가 낮고 습한 곳에서 자라며, 높이는 80~120 cm 가량이다. 들판에서 소나기를 만났을 때 우산 대용으로 토란 잎을 곧 잘 쓴다. 수확은 7월 중순부터 하지만 수확의 적기는 10월 중・하순이다. 토란의 생육 적온은 30℃이다. 겨울에 5℃ 이하가 되면 지상부는 물론 지하부까지 상하게 되므로 캐서 저장하였다가 봄에 다시 심어야 한다.

26. 버섯

버섯에는 식용버섯과 독버섯이 있다. 버섯이 너무 핀 것은 벌레가 있으므로 덜 핀 것으로 채취하는 것이 좋다. 솔나무에서 나는 송이버섯, 밤나무나 떡갈나무에서 나는 표고버섯, 활엽수의 마른나무에서 나는 느타리버섯, 바닷가의 솔밭 속에서 나는 송로버섯, 그 외 싸리버섯, 뽕나무버섯 등이 식용으로 많이 애용된다.

버섯에는 혈액 속의 콜레스테롤을 낮춰 주고 혈행을 촉진하는 작용이 있어 고혈압, 동맥경화, 심근경색 등에 효과가 있다. 또 성인병 예방의 효과가 있으며, 최근에는 항암작용으로 크게 각광을 받고 있다. 폭군 네로황제는 버섯을 즐겨 먹었는데 버섯을 따오는 사람에게 버섯무게 만큼의 금을 주어 '버섯황제'라는 별명까지 얻었다는 일화가 있다. 남양 지방에는 환각을 일으키는 버섯이 있고, 또 멕시코에도 원주민이 먹는 환각버섯이 있다. 버섯은 식물학상으로 곰팡이나 효모와 같은 무리의 식물인데, 그 종류는 수천 종에 달한다.

본경에는 버섯의 색깔로 그 효용을 말한다고 기재되어 있는데, 즉 "푸른 버섯은 청지(青芝) 또는 용지(龍芝)라고 하며, 눈을 밝게 하고 간기(肝氣)를 보하며, 신경을 안정시키고, 오래 먹으면 장생한다. 붉은 버섯은 적지(赤芝) 또는 단지(丹芝)

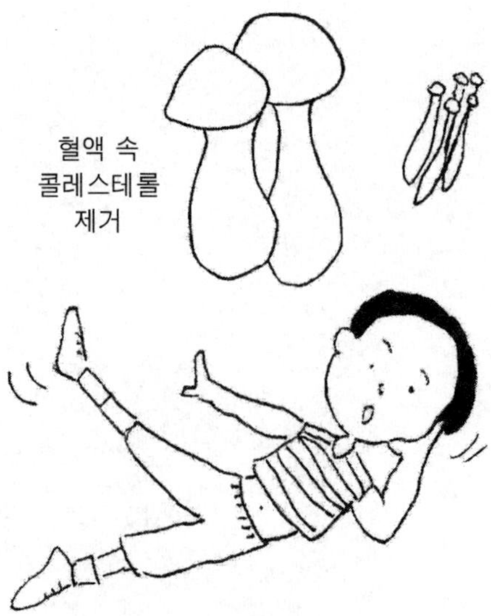

라고 하며, 오래 먹으면 건강 장수한다. 누런 버섯은 황지(黃芝) 또는 금지(金芝)라고 하며, 비기(脾氣)를 늘리고 정신을 안정시키며, 오래 먹으면 장수한다. 흰 버섯은 백지(白芝) 또는 옥지(玉芝)라고 하며, 천식을 다스리고 폐기(肺氣)를 늘리며, 오래 먹으면 장수한다. 검은 버섯은 흑지(黑芝) 또는 현지(玄芝)라고 하며, 오래 먹으면 장수한다. 자지(紫芝)는 목지(木芝)이며 정기를 늘리고 근골이 굳어지며, 안색이 좋아지고, 오래 먹으면 건강 장수한다"고 기재되어 있다.

표고버섯은 오래 먹으면 기를 내리고, 풍을 다스리며 악혈을 없애 준다. 송이버섯은 탈항증과 목이 불편할 때 좋은 효과를 낸다. 또 설사가 그치지 않을 때는 송이버섯을 달여 그 즙을 마시면 유효하다. 버섯을 차로 장기 복용하면 혈액을 맑게 해주고 항암효과가 있다. 차 만드는 방법은 물 500 cc에 버섯 15~20 g을 넣고 뭉근한 불에 천천히 달여 하루 3회로 마시되 분량은 구미에 맞게 가감하면 좋다. 또한 꿀을 타서 먹으면 먹기에 좋다.

27. 마

마의 한의학명은 산약(山藥)이다. 예부터 마는 강정식품으로 널리 알려져 왔다. 마를 생것 그대로 갈아서 즙을 만든 다음 복용하거나 끓여서 복용해도 좋다. 마는 비장을 튼튼하게 해주기 때문에 내장을 튼튼하게 해주고 기억력을 증진시켜 준다. 허약한 사람과 여윈 사람에게 좋을 뿐 아니라 수술 후나 병치레 후에 몸을 회복시키는 데도 좋은 식품이다.

마는 감자나 고구마와 마찬가지로 녹말질이고 끈끈한 성분의 글로불린이 있는 알칼리성 식품이다. 이외에도 사포닌(saponin), 점액질, 콜린(choline), 전분, 비타민 C, 만난(mannan), 무친(mucin), 글리신(glycine), 세린(serine), 피틴산(phytic acid) 등의 아미노산이 함유되어 있다.

마는 폐를 보하고 신장을 튼튼하게 한다. 한방에서는 신장은 비뇨 생식을 포함한 내분비 기능을 주관하며 호흡기계통, 소화기계통, 신체의 수액대사, 성장발육과 밀접한 관계를 갖고 있으며, 청각기관의 기능까지도 관계한다. 비장이 약해서 설사를 일으킬 때나 오랜 설사로 고생하는 사람에게 유효하다. 소갈증으로 입이 마르거나

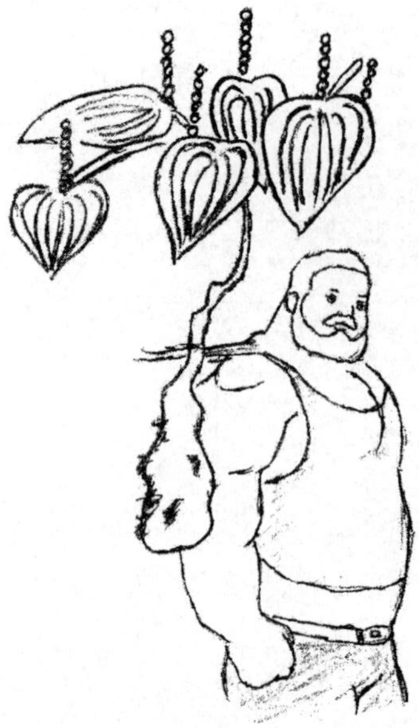

입이 건조하여 물을 많이 마시는 증세에도 좋은 효과가 있다. 또 중년남자의 경우 정액이 흘러내리거나 조루증이 있는 분에게 좋은 약재이며, 대하증이나 소변을 자주 보는 증상에도 좋은 효과가 있다.

「본초강목」에는 "신장을 보하고 비위를 튼튼하게 하며, 설사를 멎게 하고 담을 없애주며, 피부를 윤택하게 한다"고 기재되어 있다. 또 「일화자본초」에는 "오장을 튼튼하게 하고 뼈와 근육을 강하게 하며, 정신을 안정되게 하고, 정액이 흘러내리거나 건망증을 치료한다. 또한 땀을 많이 흘린다든가 남성들의 정력을 높이는 데도 좋다"고 기재되어 있다.

단순성 소화불량에 걸린 어린아이 101명에게 마를 복용시켰더니 그 중에 96명은 완전히 치료되었고, 5명은 효과가 좋았다는 보고도 있다.

28. 미나리

미나리는 습기를 좋아해서 습지 또는 냇가나 밭, 들에서 자라는 다년초이다. 야생 미나리는 독성이 있으므로 주의하도록 한다. 이 독성은 치쿠톡신이라는 물질로 구토, 현기증, 경련 등을 일으킨다. 미나리는 비타민이 풍부한 알칼리성 식품이다. 다른 채소에서는 맛보지 못하는 독특한 향미가 있어 식욕을 돋우는 데 효과가 있다. 미나리는 습지를 좋아하기 때문에 미나리를 심는 논은 대개 마을 근처의 텃물이나 우물물의 기름진 물이 괴거나 흐르는 곳에 미나리꽝에서 가꾼다. 밑에서 가지가 갈라져 옆으로 퍼지고 원줄기에 능각이 있으며, 가을철에 기다란 가지의 마디에서 뿌리가 내려 번식한다.

미나리의 성분은 수분이 94.9%, 단백질 2.1 g, 칼슘 32 mg, 인 18mg, 철 4.1 mg, 비타민 A, B_1, B_2, C가 들어 있고, 정유 성분이 0.066% 있으며, 그 외에 α-Pinene, β-Pinene, Myrcene, Terpinolene 등의 성분이 있다. 미나리의 연한 부분은 채소로 먹고, 잎은 생용하여 폐렴에 사용한다.

미나리 100 g 중에는 비타민 C가 19 mg이나 함유되어 있다. 창자의 연동운동을 원활하게 해주어 변비를 없애며, 식물성 섬유가 창자의 내벽을 자극해서 연동운동을 촉진시키고, 수분이 많아 변비 환자에게 좋은 식품이다.

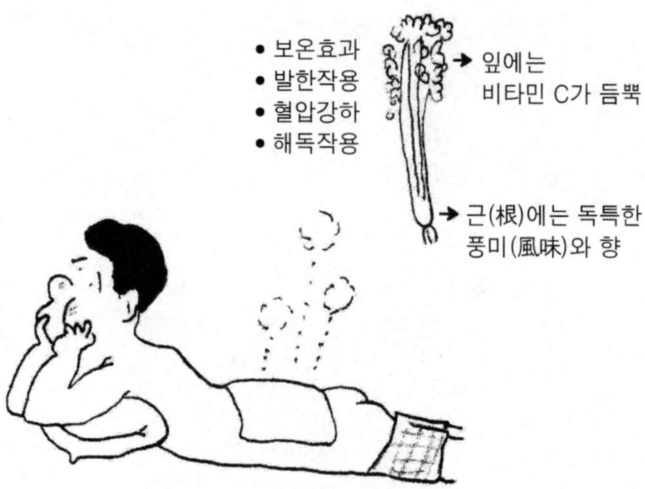

미나리에는 혈압을 내려주고 몸의 열을 없애주는 해열작용이 있으며, 황달과 설사에도 효과가 있다. 미나리 100 g에 비타민 A가 720 I.U가 함유되어 있어 눈을 튼튼하게 하고, 야맹증이나 암도 예방한다. 미나리 100 g에 철분은 1.6 mg이 함유되어 있어 빈혈에도 좋은 효과를 본다. 미나리 100 g에 칼리움이 400 mg이 함유되어 있어 체액의 침투압을 유지하여 근육의 수축작용을 원활하게 하며, 식욕부진을 막아주고 탈력감을 가져온다. 또 칼슘도 함유되어 골다공증에도 좋고 뼈를 튼튼하게 한다.

어린아이가 급체하여 토하고 설사할 때 물 120 ㎖ 가량에 미나리 5～7개를 넣고 15분간 약한 불로 달여 먹으면 효과가 좋다. 피를 잘 돌게 하기에 고혈압 환자에게도 좋은 식품이다. 목이 아플 때 미나리 1,200 g을 찧어 즙을 낸 다음 꿀을 조금 넣어 고약처럼 진하게 달여 먹으면 잘 낫는다. 미나리는 정신을 맑게 하고 혈액을 깨끗하게 한다. 변비로 항문이 파열된 경우나 치질로 인한 하혈, 황달, 설사 등에는 생즙을 짜서 하루 2～3회 마시면 좋으며, 황달인 경우에는 삶아 먹어도 효과가 있다.

월경불순에는 물 두 공기에 미나리 4 g을 넣고 물이 절반 가량 될 때까지 달여서 마시면 좋다. 여성의 냉증에는 미나리 16 g을 달여 마시면 유효하다. 소변시 출혈이 있을 때는 미나리즙을 하루 6～7차례 마시면 좋다. 여름철의 땀띠가 심할 때에도 미나리 즙을 바르면 잘 낫는다. 어린아이 토사곽란에도 사용하는데, 이때 미나리 잎을 잘게 자른 다음 쪄서 즙을 마시게 하면 진정된다.

냉장고에 보관할 때는 신문지에 싸서 넣어두면 신선도가 오래간다. 비타민 A가 듬뿍 들어 있어 야맹증에도 유효하며, 신경쇠약이나 정력이 약한 사람, 술을 마시고 열이 날 때에도 사용하면 좋은 식품이다.

29. 숙주나물

한국 사람들이 즐겨 먹는 숙주나물은 무쳐서 먹거나 만두 속에 넣어 먹기도 한다. 숙주나물의 원료는 녹두라서 본래의 이름은 녹두나물이다. 숙주나물을 전라도·경상도 등의 남쪽에서는 그저 '녹두나물'이라고 하는데, 경기도·충청도 같은 중부지방에서 '숙주나물'이라 한다. 녹두에다 물을 주어서 싹이 나게 한 다음 삶아 먹는 것은 콩나물과 다를 것이 없다.

이 숙주나물의 '숙주'는 신숙주(申叔舟)에서 유래되었다고 한다. 신숙주는 성상문(成三問), 박팽년(朴彭年) 등과 같이 세종(世宗) 때 집현전 학사였으며, 다 함께 고명(顧命)을 받듦으로써 세조(世祖)의 공신이 된 사람이었다. 고령군(高靈君)은 후일 남이(南怡) 장군을 죽이는 일에도 관계가 있었던 사람으로, 정난공신(靖難功臣)으로서의 부귀와 영화가 따른 몸이었다. 이를 세상 사람들이 미워하는 마음이 은근히 작용하여 제삿장에 오르는 녹두나물을 '숙주나물'이라 갖다 붙여 놓고선 질근질근 씹으면서 말 못하는 어떤 한맺힌 마음을 풀었다고 한다.

숙주나물은 불포화지방산인 리놀산과 리놀렌산이 주성분을 이루고 있고, 효소 성

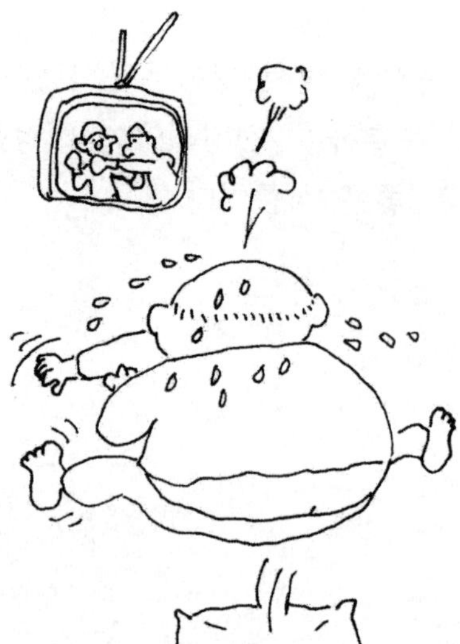

분인 뉴클레아제, 우레아제, 인벨타아제, 아밀라아제 등이 있어 소화성도 좋은 식품이다. 칼로리가 낮고 소화를 도와주며, 피를 맑게 하는 식품이다.

또한 녹두나물은 녹두보다 비타민 C가 40배 이상 증가되어 많이 들어 있으므로 감기예방에 좋으며, 세포를 활성화하여 산화를 막아 주기 때문에 성인병 예방에도 기대해 볼만한 식품이다.

머리가 충혈되어 열이 오르는 증세나 고혈압을 진정시켜 주므로 고혈압 환자에게 각광을 받고 있다. 몸이 뚱뚱하고 혈압이 높은 사람은 숙주나물을 먹으면 유효하지만 혈압이 낮은 사람은 피하는 것이 좋다. 몸을 차게 하는 성질이 있어 열이 많은 사람은 효과가 있으나 몸이 차거나 쉽게 한기를 느끼는 사람은 많이 먹는 것은 좋지 않다.

숙주나물 무치는 방법은 우선 숙주나물을 잘 씻어 다듬어 놓은 다음 우묵한 중국식 프라이팬을 달군다. 숙주나물 한 봉지에 대한 기름 비율은 큰스푼 3개 정도를 달구어진 프라이팬에 친다. 기름이 끓으면 숙주나물의 물기를 잘 뺀 다음 프라이팬에 넣고 재빨리 저어 고루 익히면서 소금, 후추, 마늘, 생강 등으로 양념을 한다. 익히는 요령은 숙주나물이 덜 익어도 안 되고 너무 익어도 안 되므로 알맞은 때를 보아 불에서 내려놓도록 한다. 중국집 요리사의 채용 시험이 숙주나물 익히기라는 점으로 보아 이것이 얼마나 어려운가를 짐작할 수가 있다. 이렇게 만들면 숙주나물을 싫어하는 사람도 이것만은 더 먹으려 들만큼 맛이 좋다.

30. 아스파라거스

아스파라거스는 줄기와 입이 매우 가늘게 구별된다는 의미이다. 아미노산의 일종인 아스파라긴산이 다량으로 함유되어 있다. 잎이 퇴화해서 갈색의 인편(鱗片)처럼 되어 있고, 가는 가지가 잎의 대용으로 되어 있다.

백합과에 속하는 다년초인 아스파라거스에 함유되어 있는 카로틴은 병에 대한 저항력을 키워주고 감염을 막아준다. 아스파라긴산은 단백질 합성을 높여 주어 피로회복과 자양강장의 역할을 한다. 아스파라긴산은 신진대사에서 중요한 구실을 하므로 신경통을 앓고 있는 사람에게도 유효하다.

아스파라거스의 끝부분에는 혈관을 튼튼하게 하며 고혈압과 동맥경화를 예방하는 효과가 있는 루틴이 함유되어 있다. 루틴에는 이뇨효과가 있어 소변을 원활히 나가게 해주어 신장에 좋은 식품이다. 밑부분에는 사포닌 성분이 있어 쓴맛이 난다. 칼슘에 비하여 인이 많으나 칼륨의 함량이 높아 알칼리성 식품에 속한다.

그 외에도 카로틴, 비타민 C, E가 들어 있어 항종양작용에도 기대해 볼 만하다. 또 적혈구를 만드는 데 필요한 엽산을 포함하여 빈혈에도 유효하다. 아스파라거스는 고혈압, 이뇨, 피로회복, 감기예방, 자양강장을 해준다. 아스파라거스 100 g 중에 비타민 C는 12 mg, 비타민 A가 190 I.U의 효과가 있으며, 비타민 B_1는 0.13mg, 비타민 B_2는 0.16 mg, 비타민 E는 1.4 mg이 들어 있다.

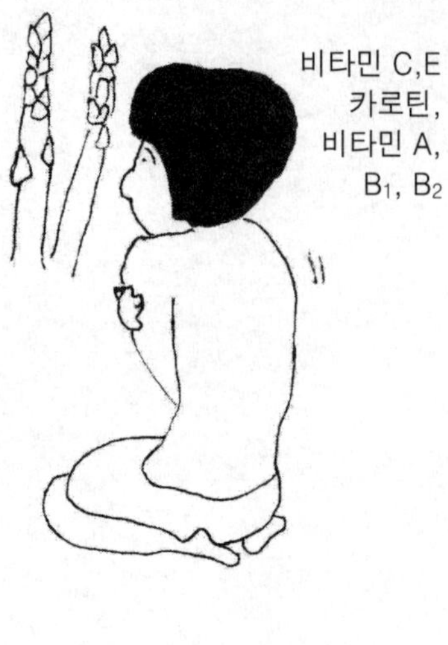

31. 컬리플라워

컬리플라워는 양배추를 품종 개량한 야채로 꽃봉오리의 부분을 식용으로 쓰기에 화야채(花野菜)라고도 한다. 원산지는 유럽 서해안 지역으로 2000년 전부터 재배해왔다. 컬리플라워는 비타민 C가 많은 것이 특징이다. 바이러스(virus)에 대한 저항력이 있어 감기의 치료와 예방에 좋다. 또 세포끼리 연결하여 굳게 만드는 역할로서 콜라겐과 관계를 하여 세포를 튼튼하게 하며 피부를 아름답게 한다.

컬리플라워 100 g 중 비타민 C가 65 mg이나 들어 있다. 식물섬유도 많이 들어 있어 장 내에 노폐물을 배출하여 변비에 좋다. 암예방에도 좋고, 특히 대장암을 예방하는 좋은 식품이다. 열을 가하면 비타민 C가 손실되므로 보관할 때 신경을 써야 한다. 비타민 B_1도 함유되어 있어 좋은 식품이다.

비타민 C가 많은 컬리플라워는 근육의 긴장을 유지해주고, 작은 주름을 방지하며, 스트레스 예방에도 효과가 있다. 혈액 중의 콜레스테롤 수치를 떨어뜨려서 혈관을 튼튼하게 한다. 발암물질의 생성을 억제하여 항암하는 효과도 있으며, 철분의 흡수를 도와주어 빈혈에도 좋다.

그밖에 중요한 것은 콜라겐을 생성하는 것이다. 콜라겐은 단백질의 일종인데, 인체의 단백질 중 ⅓을 차지하고 있어 피부의 긴장을 유지한다. 상처의 지혈과 회복을 빠르게 하고 뼈와 치아를 강화하며, 암예방에도 유효하다. 비타민 C가 부족하면 치아에서 출혈이 나는데, 이 때도 컬리플라워를 복용하면 좋은 효과를 얻을 수 있다.

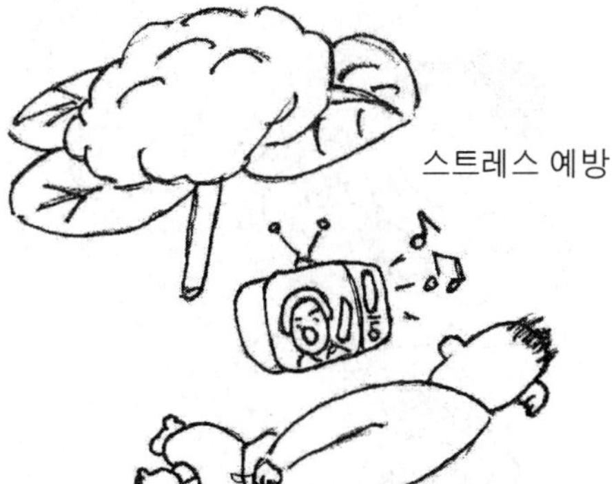

32. 피망

피망은 나스과의 야채이다. 원산지는 중남미인데 불란서어로 고추를 의미하는 말이다. 피망은 여름 채소 중의 왕자라고도 부른다. 피망에는 비타민 A가 풍부하여 비타민 A의 부족으로 생기는 야맹증을 예방하고, 어린아이의 성장을 도와주는 식품이다. 피망의 모양이 종과 같다 하여 '벨페퍼'라고도 한다. 피망 가운데는 살이 두꺼운 다육종도 있다. 과육이 단단하고 익으면 선홍색이 된다.

피망은 다른 야채에 비해 비타민 C가 많은데 익을수록 그 성분이 늘어난다. 특히 피망에 함유되어 있는 비타민 C는 가열해도 쉽게 파괴되지 않는 것이 특징이다. 비타민 C의 항산화작용도 훌륭하다. 비타민 E나 A의 효력과 상응하고, 체내 활성산소를 제거하는 힘이 월등하다고 밝혀져 화제를 불러 모으고 있다. 활성화 산소란 체내에서 만들어지는 불안정한 산소로 노화나 암의 원인이 될 수도 있는 매우 위험한 물질이다. 이런 물질을 제거하고 산화반응을 억제·방어하기 위해선 빨간 피망에 많이 함유된 항산화물질을 적극적으로 섭취하면 좋다.

피망에는 카로틴이 들어 있는데 지방질과 곁들여 먹으면 흡수를 도와준다. 아침마다 기름에 살짝 데친 피망을 먹으면 여름을 거뜬히 넘길 수 있다고 한다. 피망은 신진대사를 활발하게 도와주고 몸 안을 깨끗하게 해주는 좋은 알칼리성 강장식품

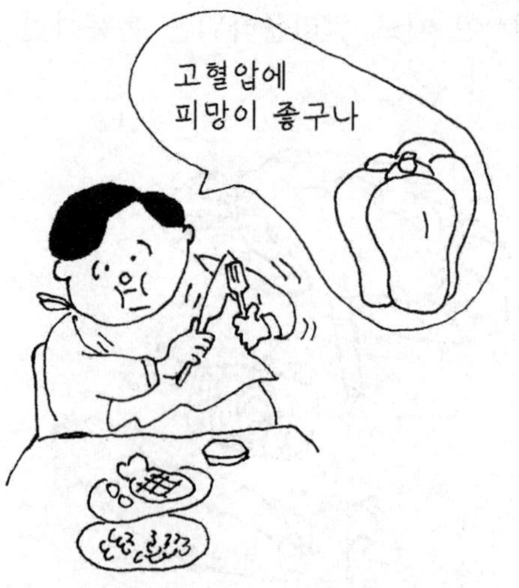

이다. 더위에 저항력이 없거나 몸이 약한 경우에 계속 먹으면 체력이 늘어난다.

피망의 녹색은 엽록소의 색이다. 엽록소는 장에서 여분의 콜레스테롤이 흡수되는 것을 방해하여 체내로 적극적으로 배출시켜 준다. 이런 작용으로 혈액을 정화시킨다. 피망에 풍부한 비타민 P는 모세혈관을 튼튼하게 하여 동맥경화를 예방하고, 비타민 C는 지방의 대사를 촉진시켜 주는 좋은 식품이다. 피망은 콜레스테롤 흡수를 방지하므로 육류 식품을 먹을 때 같이 먹는 것이 좋다.

고추의 매운 물질인 캡사이신은 지방의 대사를 촉진시켜 몸 안의 불필요한 지방이 고이지 않게 하는 작용을 한다는 사실이 밝혀졌다. 그래서 매운 것을 잘 먹는 민족들이 비만이 적다. 더 나아가 성인병 예방이나 다이어트를 위해 고추를 식생활에 잘 이용하면 유효하다. 그리고 캡사이신에는 항산화작용이 있다는 것도 실증되어 김치에 고춧가루를 넣는다는 것이 배추를 보존하는 데 유익하다는 것이 밝혀진 셈이다. 피망에는 캡사이신이 거의 함유되어 있지 않아 매운맛이 없지만 캡사이신과 분자구조가 흡사한 물질이 함유되어 있어 항산화작용과 지방대사를 촉진하는 작용을 하는 것으로 생각된다.

빨간 피망에는 카로틴, 비타민 C, E, P가 풍부하다. 비타민 A는 토마토보다 2배가 넘고, 비타민 C는 7배 이상이 함유되어 있다. 피망은 항산화식품으로 꼽을 수 있다. 또한 피망은 피부를 아름답게 가꾸며 성인병, 고혈압을 예방하여 노화의 진행을 낮춰준다. 빨간 피망을 주스로 만들어 꾸준히 복용하면 피로회복, 변비해소뿐만 아니라 미용효과에도 위력을 발휘한다. 그리고 암예방이 되는 카로틴이 풍부하여 건강식으로도 좋다.

피망은 장을 튼튼하게 하며, 피로를 없애주고, 감기예방에도 좋다. 또한 혈압과 콜레스테롤을 떨어뜨리므로 혈압이 높은 사람에게 권하면 좋은 식품이다. 근육을 튼튼하게 하며, 당뇨병에도 효과를 보는 식품이다. 샐러드로 먹거나 기름에 볶은 잡채에도 피망을 넣으면 흡수가 좋으며, 비타민 C는 시금치와 함량이 같아 채소 중에서는 비타민 함량이 높은 편이다.

33. 냉이

냉이는 봄철 들판에서 볼 수 있는 봄 냄새를 흠씬 맛볼 수 있는 봄나물이다. 봄을 탄다고 하며 봄이 되면 노곤하게 피로감을 느끼는 사람이 많다. 이때 들에 나가 냉이를 나물로 만들어 먹던 정겨운 시절을 갖게 해준 추억의 나물이다. 냉이의 쌉싸름한 맛이 식욕을 돋우어 준다. 봄철에 들판이나 양지 바른 곳에서 흔히 볼 수 있는 생명력이 강한 식물이다. 겨자과에 속하는 냉이를 초봄에 구수하게 냉이국으로 끓여 먹으면 봄 냄새를 흠씬 맛볼 수 있는 서민적인 음식으로도 으뜸이다.

냉이의 성분에는 단백질 8%, 탄수화물 7.4%, 미네랄 3%, 지방 0.7% 등이 있다. 미네랄 성분은 요오드, 망간, 철, 칼슘, 칼리움 등이 있다. 특히 마른 잎 100 g 중에 망간은 17.6 mg이 들어 있다. 이 망간은 체내에서는 코발트와 함께 비타민 B_{12}의 구성 성분으로 되어 있어 나물 전체를 복용하면 미네랄류를 가장 많이 섭취하게 된다. 대개 전초의 10～15%가 미네랄류로서, 그 중 40%는 칼리움이다.

칼리움은 세포 내에서 세포의 침투압을 장악하고 있는 물질로서, 이뇨제 등에 잘 이용된다. 냉이의 특징은 콜린이나 아세틸콜린이 미량의 성분으로 들어 있다. 이것은 부교감신경을 자극하여 소화액의 분비 촉진, 혈압 저하, 소화관 운동의 촉진 등의 작용을 가져오는 성분이다. 냉이에 비타민 A가 많이 함유되어 있어 눈을 튼튼

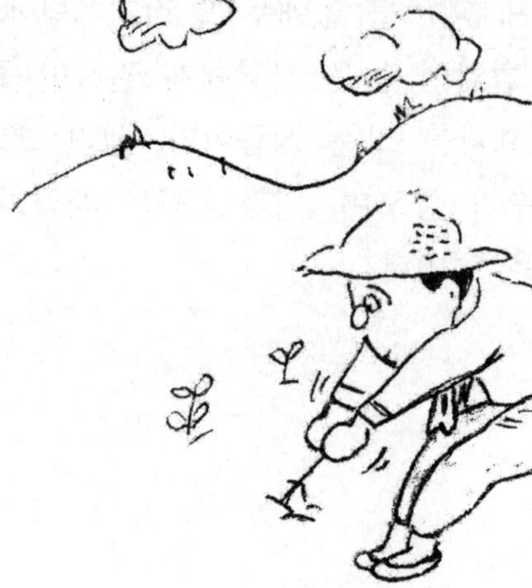

하게 하고, 채소 중에서 단백질의 함량이 가장 높아 소화가 어렵고 몸이 허약한 사람이 먹으면 약이 되는 식품이다. 질병을 앓고 있는 환자가 입맛이 없고 쇠약해졌을 때 냉이국을 끓여 먹으면 입맛을 촉진하는 것은 물론이고 단백질 공급원이 되어 질병의 회복에도 많은 도움을 준다.

냉이는 혈압을 내리는 효과도 있어 고혈압 환자에게 좋은 나물이다. 설사, 하혈 등에 유효하고, 해독의 효과도 있으며, 빈혈방지의 효과도 있다. 「명의별록(名醫別錄)」에는 "냉이는 간을 이롭게 하고, 속을 편하게 한다"고 기재되어 있다. 또 「본초강목(本草綱目)」에는 "냉이를 달여 마시면 눈을 맑게 하고, 위를 보한다"라고 기재되어 있다.

냉이에는 칼슘과 철분 등의 무기질이 풍부한데, 열에 파괴되지 않고 일부 녹아 나온 것이라도 국으로 먹으면 국물에 성분이 남아 있기 때문에 손실이 거의 없다. 최근에 냉이의 이런 특징을 이용한 추출물이 강력한 지혈작용을 하는 것으로 밝혀져 자궁출현, 생리불순, 코리, 산후출혈, 폐출혈 등에도 큰 도움을 주고 있다. 민간요법에서는 냉이뿌리와 잎을 불에 태운 재를 물에 타서 마시면 정신이 총명하게 맑아지고, 눈이 밝아지며, 이질, 복통, 설사에도 효과적이라고 한다.

냉이에는 비타민 A, B_1, B_2, C 등도 풍부하게 함유되어 있다. 특히 냉이의 잎에는 비타민 A가 많아서 냉이 100 g을 먹으면 비타민 A의 하루 필요량 ⅓ 정도를 공급할 수 있어 옛날에는 밤눈이 어두운 야맹증 환자들의 민간약으로도 많이 먹었다. 이밖에도 눈에 충혈이 잘 생기고 피로감을 자주 호소하는 경우, 피부가 거칠고 입술이 잘 갈라지는 경우, 입안이 잘 헐거나 혀에 가시가 돋아나는 경우에도 일정한 효능이 있는 것으로 알려지고 있다.

냉이가 간 기능을 도와 피로가 심한 사람이나 노인에게 좋은 식품이 된다. 또 해독작용도 있어 숙취에도 좋다. 우수한 알칼리성 식품인 냉이는 매운맛과 쓴맛이 특징인데, 소화기관을 강하게 만들고 소변을 잘 나오게 하는 작용도 한다.

냉이는 독특한 방향이 구미를 돋운다. 강력한 지혈작용을 지니고 있어 자궁출혈, 각혈 등의 지혈약으로도 쓰인다. 신약의 지혈제인 위스티블틴은 냉이를 원료로 한 제제(製劑)이다. 또한 달여서 마시면 눈병을 다스리고, 안구의 동통에는 뿌리를 달인 즙으로 눈을 씻으면 유효하다.

34. 호박

호박에는 비타민류가 풍부하여 피부를 윤기 나게 하고 현대인의 적인 비만을 다스리는 특별한 효능이 있는 것으로 알려져 있다. 호박의 영양 성분을 살펴보면 카로틴이 풍부하고 비타민 B_2, B_6, B_{12}, C 등이 골고루 함유되어 있다. 야채 중에서도 당질이 많은 편이며, 껍질째 먹을 수 있어 섬유질을 많이 섭취할 수가 있다.

호박에는 암의 발생을 억제하는 β(베타)-카로틴, α(알파)-카로틴, 루틴 등이 풍부하게 함유되어 있기 때문에 암의 예방은 물론 현대병에 놀라운 효과가 있는 것으로 밝혀졌다. 비타민 B_2, B_6, B_{12}는 근육조직을 만드는 데 필수요소로 혈액을 만드는 조혈작용도 있다. 특히 비타민 B_{12}는 항빈혈제로도 유명하여 빈혈이 있는 분에게 권한다.

새로운 피가 늘어나고 혈액 순환이 왕성해지면 피부는 당연히 고와지기 마련이다. 카로틴은 몸 안에서 '성장과 피부의 영양비타민'인 비타민 A로 변한다. 그리고 호박에는 피부를 아름답게 해주는 비타민 C가 다량 함유되어 있다. 다이어트에도 적절한 저칼로리식품이며, 변비를 막아주는 섬유식품이어서 미용식으로 안성맞춤인 식품이다.

카로틴이란 카로티노이드라 부르는 6백 종류 이상이나 되는 색소 중의 한 가지이며, β-카로틴 외에도 α-카로틴이나 γ-카로틴이 있다. 이 중에서도 β-카로틴이 암예방 작용이 있다는 사실이 밝혀지면서부터 유명해졌다. 그런데 새로운 연구결과에 따르면 β-카로틴보다 오히려 α-카로틴이나 루틴 혹은 토마토에 많이 함유되어 있는 리코핀 쪽이 암예방에는 더 뛰어난 작용을 하고 있다고 밝혀졌다.

여러 가지로 실험을 해본 결과는 뜻밖의 것이었다. 예를 들면 발암촉진 물질에 의해 화학적 반응이 생겨나기 쉬운 활성 상태의 오르니틴탈탄산 효소를 갖가지 카로틴이 어떻게 억제하는지를 살펴본 결과 β-카로틴보다 α-칼로틴 쪽이 억제 효과가 강력하다고 판명되었다. 오르니틴탈탄산 효소는 세포증식에 빠질 수 없는 효소로 이 활성이 높아지면 암세포의 증식으로도 연결된다. 이 결과로 β-카로틴보다 α-카로틴 효과가 약 10배 정도 뛰어나다고 판명되었다. 카로틴과 같은 종류인 루틴도 β-카로틴보다 암예방 효과가 훨씬 뛰어나다.

호박에는 페크틴이라 불리우는 식물섬유가 많이 함유되어 있다. 페크틴은 '늘어붙는다'는 뜻이 있어 여기에 당질이나 효소가 섞이면 당질의 소화 흡수가 늦추어져 혈당치의 급상승이 억제되고, 그 결과로 비만도 막을 수가 있다. 당뇨병에 걸리면 콜레스테롤 등이 동맥벽에 축적되어 일어나는 동맥경화가 진행되고, 심장 등의 성인병에 걸리기 쉬어진다. 페크틴은 이런 동맥경화의 진행을 예방한다. 비만을 억제해주고 대장내 세균의 움직임으로 페크틴이 분해되면 낙산이라는 유기산이 생성되어 간장에서 콜레스테롤의 합성을 억제해주기 때문에 동맥경화를 예방해준다.

호박에는 루틴 등이 풍부하게 함유되어 있어 암예방에도 좋은 식품이다. 또 비타민 C, E, 식물섬유가 많이 함유되어 있어 암을 막아주는 작용이 있다. 호박은 혈압을 내리기에 고혈압 환자에게 유효하며, 몸이 나른하거나 목이 마르는 현상도 없애준다.

고혈압은 나트륨(식염의 주성분)의 과다섭취에 의한 것인데, 호박에는 이런 나트륨의 해를 없애주는 칼륨이 많이 함유되어 있다. 그래서 이태리사람들은 호박 등의 야채를 많이 먹어서 미국사람에 비해 고혈압에 걸리는 확률이 적다고 한다.

전쟁 중이나 전쟁 후에 동양인들이 식량난을 극복하며 살아남은 것도 바로 이 호박이 있었기 때문이 아닌가 생각된다. 호박에는 당질이 많다고는 하지만 곡물이나 고구마, 감자에 비하면 절반 이하의 수준이다. 그래서 높은 포만감에 비해 저칼

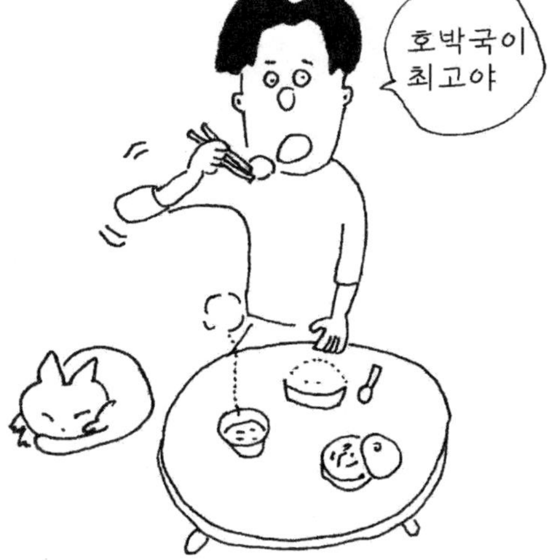

로리성인 호박을 다이어트 식품으로 많이들 이용한다. 그 뿐만 아니라 섬유질이 많아서 변비를 해소시켜 주고, 최근 관심사로 떠오르고 있는 암을 위시해서 성인병 예방에 아주 탁월한 효과를 기대할 수 있다.

일본에서는 겨울철에 호박을 먹으면 중풍, 감기, 동상에 걸리지 않는다고 옛부터 전해지고 있다. 호박의 칼로리는 쌀의 약 1/10, 서양호박의 약 1/5 정도 밖에 함유되어 있지 않다. 또한 카로틴, 비타민 B_1, C 그리고 섬유질이 배설작용을 활발히 해주어 변비를 해소할 뿐만 아니라 몸 안의 불필요한 여분의 수분을 제거시켜 주고 오줌으로 내보내는 이뇨작용도 있다. 중년 이후엔 신장의 기능이 저하되어 배설이 충분치 않아 비만으로 연결되는 경우가 많은데, 호박에는 필수아미노산이 알맞게 함유되어 몸 안에서 각 기관, 장기의 움직임을 도와주게 된다. 이런 작용이 다이어트에 중요한 요인이 된다.

호박은 산후 부기에 좋고 당뇨병이나 비만인 사람에게도 좋은 식품이다. 호박의 당분은 소화 흡수가 잘 되며, 위장이 약한 사람이나 허약한 사람에게도 좋다. 평소에 부기가 있는 사람은 늙은 호박이 더 효과가 있다.

35. 부추

특이한 냄새를 풍기는 것이 부추의 특징이다. 부추에는 비타민 A, B, C와 조금의 단백질이 들어 있다. 그 밖에 유황 함량이 많으며, 철분도 다른 야채에 비해 많이 들어 있다. 부추는 몸을 보온하는 데 특효가 있어 냉병이 있는 사람은 좋은 효과를 얻고, 부인병, 설사, 기침 등에도 유효하다. 잎의 당질은 대부분이 포도당 또는 과당으로 구성되는 단당류이다. 부추의 냄새는 유황화합물이 주체이며, 마늘과 비슷해서 강장효과가 인정되고 소화작용을 돕는 채소이다.

부추는 봄에 나는 신선한 것을 골라서 복용하면 좋다. 봄에 부추를 먹으면 향긋하지만 여름에 먹으면 냄새가 난다. 부추는 너무 많이 먹으면 정신을 흐리게 하고 눈이 어두워진다고 한다. 부추는 술을 마신 후에 좋고, 보온의 성질이 있어 냉성의 사람이 조금씩 상식하면 체온을 유지하는 효과가 있는 우량식품이다.

「본초습유(本草拾遺)」에는 "부추즙은 냉통(冷痛)에 마시면 그치고, 또 뱀, 독충에 물린 데 생즙을 바른다"라고 기재되어 있다. 천식에는 부추생즙 1되를 마시면 효과가 있다. 부추에는 설파이드(sulfide)와 복합탄수화물인 글리코시드(glycoside)가 함유되어 있고, 몸을 보하는 작용이 있으며, 오줌에 피가 섞여 나올 때에도 효과가 있다. 치루와 탈항, 소갈, 이질에도 유효하다. 부추의 유화(硫化)아릴은 비타민 B_1 흡수를 높이고, 에너지원이 되는 당질의 분해 속도를 높여 준다.

가슴이 답답할 때는 부추 5근을 즙을 내서 먹으면 가슴의 나쁜 피를 토해내며 가슴이 편해진다. 모든 출혈증에 유효하고, 소갈증에는 부추즙을 3~5량을 매일 먹으면 좋다. 또 귀에서 고름이 날 때 부추즙을 하루에 세 번 귀에 떨어뜨리면 치료가 되고, 타박상이나 교통사고로 인한 통증에도 좋다.

자궁하수로 고생할 때는 부추 반근을 끓여 외음부를 씻어내면 유효하고, 하계절에 여름을 타서 혼미상태일 때 부추즙을 코에다 떨어뜨리면 효과가 있다. 구토가 날 때는 부추즙에 생강즙을 조금 타서 마시면 효과가 있다.

36. 수세미

아토피성 피부염 환자는 오랫동안 알러지 치료제인 항히스타민제를 복용하고 외용약으로 스테로이드제를 발라서 부작용으로 피부가 얇아지고 누더기처럼 된다. 아토피성 피부염은 참을 수 없는 가려움증으로 피부를 긁기 때문에 증상이 악화되고 그 부위가 새빨개진다. 이러한 아토피성 피부염 부위에 수세미 액체로 치료를 하였더니 효능이 있었다고 알려져 왔다.

수세미는 여름의 풍물로 정원에 한가로이 늘어진 모습을 연상하게 된다. 일반적으로 재배되는 수세미는 식용, 가공용, 원예용 세 종류이다. 수세미의 외관은 각각 다르지만 수세미의 액체가 지닌 효능은 모두 같다. 수세미의 액체는 옛부터 피부를 아름답게 가꿔준다 하여 '미인수'라고 부르기도 했다. 고서(古書)에 의하면 수세미의 액체를 채취하는 시기는 음력 8월 보름달이 가장 좋다고 적혀 있다.

수세미의 액체를 채취하는 방법은 수세미의 줄기를 지면에서 60 cm 정도의 높이에서 잘라 입구가 좁은 용기 속에 그 줄기를 꽂아 넣는다. 먼지가 들어 가지 않게 용기의 입구를 솜 등으로 틀어막고 비닐에 싸서 묶어 두면 수세미의 깨끗한 액체를 얻을 수 있다. 하룻밤 사이에 대강 1 ℓ 정도의 수세미 액체를 채취할 수 있다. 채취한 수세미 액체는 신선할 때 마시면 좋다. 중국에서는 거의 내복용으로 사용하

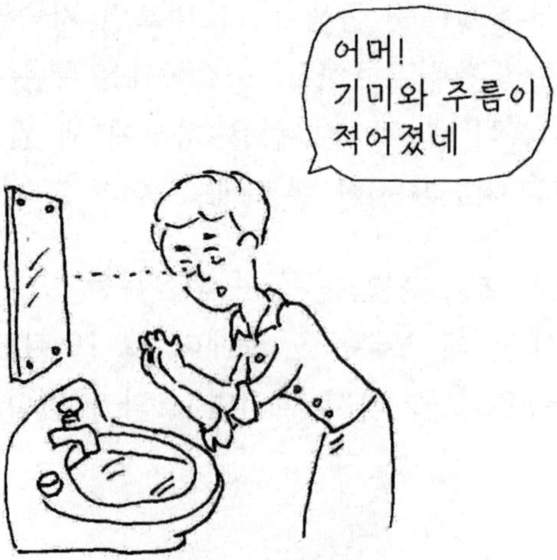

고 있다. 수세미 액체를 '천몽수(天夢水)'라 부르며, 폐의 질병에 치료약으로 가래를 나오게 하고, 기침을 없애는 효과가 있으며, 천식이나 결핵 등에 사용해 왔다.

수세미 액체를 마시면 열을 내리게 하는 효과가 있으며 숙취, 여름감기, 두통에도 효과가 있다. 외용으로는 피부가 달아오르는 것을 진정시켜 주고, 여드름 등의 염증, 땀띠에도 효과가 있다. 수세미 액체를 피부에 바르면 피지의 과잉된 분비를 막아주고, 털구멍에 피지가 막히는 것도 방지해 준다. 수세미 액체를 바르면 피부의 상태가 안정되어 기미나 주름이 눈에 띄지 않게 되고, 피부가 매끄러워지며, 피부색이 좋아지고, 윤기가 돌게 된다.

수세미는 화장수를 만들어도 좋다. 만드는 방법은 병에 수세미 액체 1 ℓ 에 붕산 약 5% 비율로 넣고 잘 흔들어 고루 섞은 다음 어둡고 찬 곳에 보관한다. 흰 물체가 생기면 종이필터로 걸러 주면 투명한 수세미 화장수를 만들 수 있다. 이렇게 만든 수세미 화장수는 눈밑 기미와 피부를 아름답게 만들어 준다.

37. 케일

케일은 원산지가 지중해의 케일섬이다. 양배추가 원종인 채소로 기원전 200년경 그리스에서 최초로 재배되었다. 케일은 담배잎처럼 잎사귀가 넓고 길며, 두꺼우면서 태양빛을 듬뿍 받은 짙은 녹색잎으로 엽록소가 풍부하다.

케일에는 철분이 많이 들어 있으며 산소류, 후라보이드류, SOD 등 유익한 성분이 풍부해 맛과 영양 모두 좋다. 일본 중앙병원 원장이자 의학박사인 엔도지로오 선생이 케일로 난치병을 많이 치료하여 인기를 끌기 시작하였다. 케일의 여러 가지 효능이 밝혀졌고, 특히 피부미용과 변비, 다이어트, 간 보호 등에 탁월한 효과가 있는 것으로 알려졌다.

케일은 신진대사를 촉진시키는 비타민 C 등의 성분이 풍부하여 피로회복과 피부미용에 좋다. 또 케일에 들어 있는 비타민 M은 산성화된 체질을 알칼리성으로 중화하여 세포의 노화를 방지해 준다. 케일에 함유된 풍부한 섬유질과 효소성분은 장속의 노폐물을 제거해 주고 음식물을 완전히 소화시켜 배설시키므로 다이어트에도 도움을 준다. 알칼리의 연소 부진으로 생기는 중성지방의 축적도 막아주어 비만 방지에도 좋다.

케일은 간 기능을 보호하고 숙취를 해독하는 효과가 있어 음주를 자주하는 사람에게 좋은 식품이며, 간장에 신진대사를 촉진시키기 때문에 독성물질의 생성을 줄여 간 기능을 보호하고 숙취로 인한 간장 해독을 돕는다. 또 산후 조리와 조혈작용

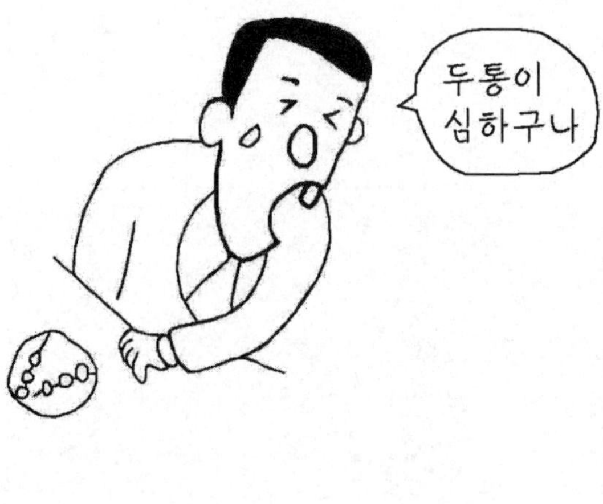

을 돕기에 산모에게 부족하기 쉬운 칼슘, 철분 등 조혈성분을 보충하여 빈혈을 예방하고 혈액순환을 원활하게 해준다.

또한 케일에는 글루타민산, 비타민 B_1, B_2, 칼슘, 아미노산 등이 함유되어 있어 추리력, 판단력, 집중력을 증가시키며, 두통을 없애주고 짧은 수면으로도 피로감을 느끼지 않게 해준다. 케일은 체질 개선에 효과가 있어 혈액을 약알칼리로 바꾸어 관절염, 류머티즘, 견비통, 요통 등에 작용하여 통증을 완화시키는 데 도움을 준다.

케일에 함유된 β-카로틴, 섬유질, 엽록소, 칼슘, 비타민 C 등이 발암물질의 생성을 억제할 뿐만 아니라 암세포 발육 증식을 저지하는 데 기여하는 것으로 최근에 밝혀졌다. 케일은 비타민 A, B_1, B_2, C, K 등이 함유되어 있고, 엽록소, 섬유질, 여러 가지 효소류, 멜라토닌 등도 많이 함유되어 있다.

제 2장 가공식품

1. 콩비지

비지는 두부나 두유를 만들 때 생기는 찌꺼기이다. 여기에는 양질의 단백질, 칼슘, 철분, 칼륨 등의 미네랄이 풍부하고 식물섬유도 풍부하게 함유되어 있다. 뚱뚱하다고 구박받는 사람에게 자신 있게 권하는 식품이다. 요즘은 여성들에게 날씬하다는 말이 제일 좋은 칭찬이라고 한다. 비지는 칼로리가 없어 비만을 방지해주고 살이 찐 사람에게 다이어트 식품으로 좋은 영양식이다.

비지는 혈액 중에 콜레스테롤을 낮추는 항콜레스테롤 작용이 있어 콜레스테롤로 인한 동맥경화와 뇌졸중 등을 막아주는 건강식이다. 또한 혈관을 맑게 하는 식품이다. 콩의 지방은 리놀산이 53%, 리놀렌산이 8% 정도 함유되어 있어, 이런 불포화지방산이 동물성 지방의 과잉 섭취에서 오는 콜레스테롤을 씻어내는 역할을 하기 때문이다. 또한 세균성 설사를 막아주며, 질병에 대한 저항력을 키워주고, 발암물질을 배설시키는 효과도 있어 암예방에도 좋은 식품이다.

비지는 쉽게 변하므로 끓여서 냉장고에 보관하면 1～2주간은 보존할 수 있다. 비지의 식물섬유는 변비나 대장암을 예방하며, 비만 해소 등에 효과가 있는 식품이다. 또 고혈압이나 동맥경화를 막아주는 건강식이다. 비지는 대두로 만들어지는데, 대두에는 혈중 콜레스테롤를 떨어뜨리는 리놀산, 혈관 강화에 작용하는 레시틴, 혈액 순환을 원활히 하는 다이제인, 소화를 촉진하는 지아스타제, 우레아제 등의 소

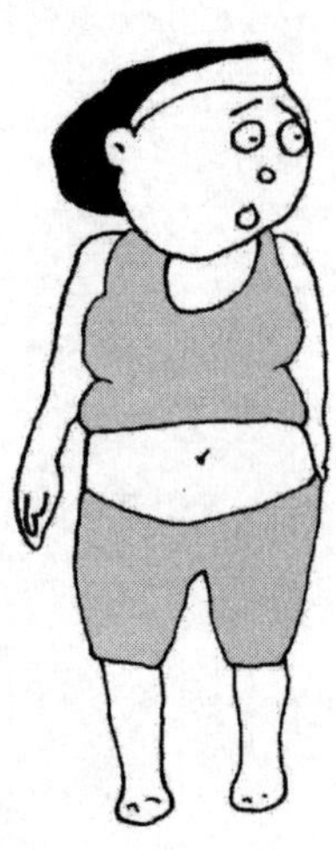

화효소도 많이 함유되어 있다. 혈관을 청소하고 장을 편하게 해주는 식품으로 각광을 받고 있다. 또한 정력 강화에 필요한 단백질이 있고, 정자의 생성을 촉진시키는 라이신과 알기닌, 글루타민산 등이 풍부하다.

「본초강목(本草綱目)」에는 "대두는 통증과 저린 것을 고쳐 주고, 변비를 고치며, 마음을 진정시켜 주고, 혈액순환을 원활히 해주며, 소화를 촉진시키는 역할을 한다"고 기재되어 있다. 대두 중에는 췌장의 기능을 높여 주며, 인슐린의 분비량을 증가시켜 주는 미량성분이 함유되어 있어 인슐린의 분비장애로 인한 당뇨병의 예방효과를 기대할 수 있다.

당뇨병 환자들도 안심하고 영양식으로 들 수 있고, 특히 콜레스테롤이 많은 고혈압 환자는 혈액을 깨끗하게 해주므로 장복을 권장할 만한 식품이다. 두부 찌꺼기라 크게 관심을 두지 않게 되지만 우리 고유의 음식으로 자신 있게 권할 수 있는 건강을 지켜주는 음식이다.

콩기름은 비타민 E가 들어 있어 미용과 노화방지에 효과가 있고, 심장병, 동맥경화, 고혈압 등을 일으키지 않는 식품이다. 날콩은 비린내가 나고, 특수 성분으로 혈구 응집작용이 있는 소이인과 소화효소 트립신의 작용을 방해하는 트립신 저해제(trypsin inhibitor)가 있다. 이런 유해물질은 열에 약하기 때문에 익혀 먹거나 콩비지로 만들어 먹으면 트립신 저해제 성분이 없어진다. 콩에는 배당체(配糖體)로 사포닌이 소량 들어 있어 용혈작용이 거의 없다.

2. 두부

두부(豆腐)는 약 2천년 전 중국에서 최초로 만든 식품이다. 전한(前漢)시대에 회남(淮南) 왕인 유안(劉安)의 발명품이다. 중국에는 두부의 종류도 많고 요리기술도 발달되어 지방마다 노(老)두부, 북(北)두부, 연(軟)두부, 남(南)두부 등으로 전파되어 있다. 남두부와 연두부는 연한 두부를 말하며, 북두부와 노두부는 딱딱한 두부를 말한다. 연한 두부는 남쪽 사람들이 좋아하며, 딱딱한 두부는 북쪽에서 많이 먹는다. 중국 사람들은 두부 외에도 두유(豆乳), 도우장(豆漿)을 즐겨 먹는다. 운남성(雲南省)에서는 콩 가공식품을 많이 먹어서 장수하는 사람이 많다고 한다.

초당두부는 동해의 맑은 바닷물로 간을 맞춘 강릉의 특산물이다. 16세기 중엽 초당(草堂) 허엽(1517～1980년)이 강릉 부사(정3품, 오늘날의 시장)로 있을 때 당시 관청 앞마당에 물맛 좋은 샘물이 있었는데, 샘물로 두부를 만들고 바닷물로 간을 맞추어 만든 두부를 자신의 호를 붙여 '초당두부'라 이름 지었고, 두부를 팔아 큰돈을 벌었다. 지금도 샘물이 있던 자리인 강릉시 초당동에 허엽을 기리는 비석이 있다. 허엽은 바로 「홍길동전」을 쓴 허균의 아버지이다.

두부(豆腐)는 콩(豆)을 부식한다는 뜻이다. 콩을 물에 불린 다음 갈아서 끓인

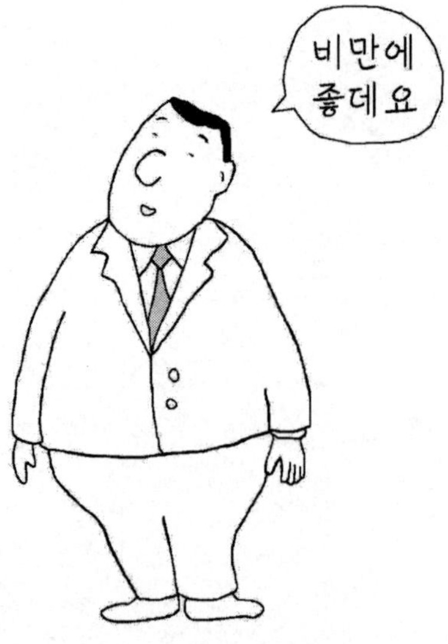

후 황산칼슘이나 염화칼슘 또는 글루코노 델타 락톤이라는 응고제를 넣어 응고시킨 뒤 목판에 헝겊을 깔고 무거운 것으로 눌러 놓아 굳히면 된다. 전에는 소금에서 흘러내리는 간수를 응고제로 써왔으나 간수 속에는 인체에 해로운 납이나 비소 등의 성분이 많아 사용하지 않고 있다.

콩은 밭에서 나는 고기라 할 정도로 고단백, 고지방 식품이다. 콩에는 당분이 많지 않고 대신 지방이 풍부하다. 말린 콩에는 단백질이 33~35% 들어 있고, 지방도 20% 정도 들어 있다. 이 중에는 필수지방산도 있으며, 혈중 콜레스테롤을 떨어뜨리는 리놀산도 많이 들어 있다. 칼륨 같은 광물질, 비타민 B_1과 B_2는 물론 비타민 E도 있어 노화를 방지하며, 사포닌이나 레시틴 같은 항산화 물질도 들어 있다.

두부는 달고(甘) 차가운(涼) 성질이 있으며, 기를 돋우고 소화기능을 보호한다. 몸의 진액을 만들고 열을 없애준다. 이질을 치료하고 눈이 빨갛게 충혈되었을 때도 유효하며, 소주(燒酒)의 독을 풀어준다. 또 식물성 식품 중에서도 단백질, 지방이 가장 풍부한 편이고, 소화 흡수율도 높고 변비 예방에도 효과가 있다. 동물성 단백질 섭취를 줄여야 하는 만성 심장병 환자나 고혈압 환자, 관절 류머티즘이 있는 사람에게 좋은 식품이다. 또 쉽게 만복감을 느끼게 하여 비만증이 있는 사람들에게 다이어트 식품으로도 좋다.

두부는 성질이 냉하기 때문에 몸에 열이 심하게 날 때 두부찜질로 열을 치료하기도 하고, 배가 차거나 설사가 있을 때는 먹는 것을 피하는 것이 좋다. 소변이 잘 나오지 않을 때 두부를 먹으면 이뇨작용이 촉진되어 도움을 주고, 소변 색깔이 혼탁할 때도 좋은 효과를 볼 수 있다. 몸이 허약해서 과로로 인한 해수 기침에도 좋은 식품이다.

3. 우유

우유는 하루에 세 병 이상 마시면 위암 예방이 된다고 한다. 케네디 대통령은 하루에 1 ℓ 의 우유를 꼭 마셔 정력을 유지했다. 우유는 일반화된 영양식품으로 단백질, 당류, 지방, 칼슘, 인, 철분, 마그네슘, 칼륨, 나트륨, 비타민 A, B_1, B_2, 니코틴산, 판토텐산 등 사람에게 꼭 필요한 8가지 필수 아미노산이 함유되어 있는 매우 우수한 건강식품이다. 우유의 탄수화물은 주로 유당으로 되어 있다. 유당은 뇌조직의 발육에 없어서는 안 되는 갈락토오스와 포도당으로 구성되어 있어 두뇌 개발이 필요한 수험생에게는 좋은 식품이다.

한의학서인 「일화자본초(日華子本草)」에는 "우유는 피부를 윤택하게 하며, 심장과 폐를 좋게 해주고, 열독을 풀어준다"고 기재되어 있다. 「본초경소(本草經疏)」에는 "우유는 소의 혈액에서 만들어진 것으로 맛이 달고, 약간 차고, 독이 없다. 달고 찬 성미로 혈액을 왕성하게 해주고, 오장을 자양하여 주기에 허약체질을 보하고, 갈증을 그치게 할 수 있다"고 기재되어 있다. 「고려사열전(高麗史列傳)」에는 이미 우유를 마셨다는 기록이 있고, 또 「동의보감(東醫寶鑑)」에는 영양식품으로 우유죽이 좋다고 기재되어 있다. 이미 기원전 2천년부터 바빌로니아, 그리스 등지에서 우유를 마셨다는 기록도 있다.

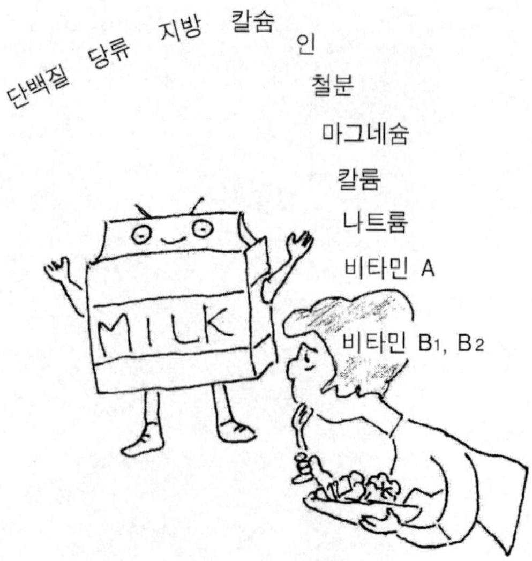

우유를 쌀과 함께 죽을 쑤어 먹으면 비장과 위를 튼튼하게 해주고, 소화 흡수시간을 늘려 주며, 보익작용을 더욱 강화해준다. 우유는 가슴에 열이 나고 답답한 증상을 해소시키고, 피부를 윤택하게 하며, 심장과 폐를 튼튼하게 해준다. 유목민들이 장수하는 것은 평소 우유를 자주 먹기 때문이다. 특히 우유를 먹고 설사하시는 분은 조금씩 천천히 씹어 먹듯이 마시는 습관을 들이면 우유를 소화시키는 효소가 생겨서 괜찮아진다. 우유를 자주 마시는 사람일지라도 천천히 마시는 것이 소화에 좋으며 위궤양, 위산과다증 등에도 효과가 있다. 아랍국가에서는 우유, 양유(羊乳)로 목욕하여 피부미용과 피부를 튼튼하게 한다.

「광리방(廣利方)」에는 "우유는 소갈증을 치료하고, 심장과 비장의 열을 없애주며, 하초가 허냉하고 소변을 많이 보고 몸이 점점 마를 때에 유효하다"라고 소개되어 있다. 우유는 몸의 허약한 것을 보해주고, 폐장과 위를 튼튼하게 하며, 장을 잘 통하게 하고, 소갈증과 변비를 없애주는 좋은 식품이다.

4. 김치

우리나라의 대표적인 식품인 김치가 세계적인 식품으로 널리 알려지게 되어 일본에서는 김치의 종류를 개발하고 일본 식탁에서도 등장하게 되었다. 김치의 종류는 재료와 담그는 시기, 지방에 따라 다르기 때문에 백여 가지가 된다. 서울에서 열린 월드컵 축구 예선전을 응원하러 왔던 '울트라 닛폰'이 면세점마다 몰려다니며 김치를 싹쓸이 쇼핑했던 일이 있다.

일본은 그동안 한국 김치를 과학적으로 면밀히 연구해 온 결과 '기무치'가 탄생하여 국제화에 나섰다. 1993년 일본을 방문한 미국 빌 클린턴 대통령 부부에게 기무치를 대접한 일은 유명하다. 국제식품규격위원회(CAC)에서 김치의 맛, 규격, 명칭을 놓고 한국과 경쟁했었다. 이같은 노력의 결과로 세계 김치시장의 78%를 기무치가 장악하게 되었다. 최근 일본의 한 조미료회사는 고추장 제조에도 나섰다.

고추가 우리나라에 들어온 것은 1615년부터였으며, 아라비아 상인을 통해서 들어왔다. 김치는 이전에는 백김치였다. 고추는 이제 우리 음식에서 빼놓을 수 없는 식품으로 자리잡았다. 고추의 매운 성분인 '캡사이신'은 위를 튼튼하게 하고, 해열, 살균, 진통작용을 하여 감기나 두통, 치통이 있을 때 먹으면 도움이 된다. 감기에 걸렸을 때 고추에서 매운맛이 발산되어 땀을 내게 하고 감기기운을 뽑아내는 작용을 하기에 도움이 된다.

실제로 한방에서는 식욕촉진, 건위제, 구충효과를 위해 사용하며, 양방에서도 이

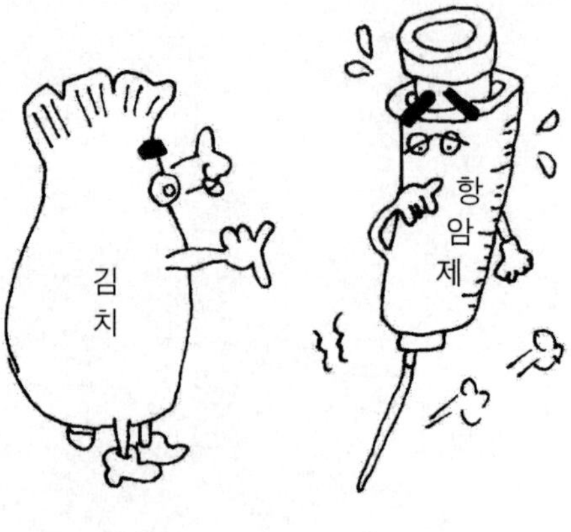

성분을 신경통, 류마티스, 기관지염에 이용한다. 미국의 유명한 윈프라 토크쇼(talk show)의 MC는 고추로 다이어트하였다 하여 많은 인기를 끌었다. 고추의 캡사이신이 체지방을 연소시켜 비만을 예방 치료하는 효과가 있다는 연구보고서는 국내에서도 나온 바 있다. 고추는 성욕과도 관계가 있는 스테미너 식품으로 남미인과 터키인들은 고춧가루에 포도주, 다른 향신료를 섞어 사랑의 묘약을 만들었다고 한다.

김치의 종류는 백여 가지나 되어 지방마다 다르고, 재료마다 다르며, 담그는 시기에 따라 통배추김치, 막김치, 열무김치, 오이김치, 식혜김치, 미나리김치, 파김치, 총각김치, 미나리김치 나막김치 등 여러 종류가 있다. 주원료는 배추와 무이며, 양념으로는 고추, 생강, 젓갈류, 마늘, 파 등이 들어간다. 가정마다 잣, 배, 밤, 생태 등을 넣기도 한다. 이런 여러 가지 종류 때문에 한국의 부녀자를 일본으로 초청하여 김치 담그는 과정을 일일이 기록하고, 일본인 유학생들로 하여금 김치 담그는 법을 배우도록 하고 있다.

김치는 배추를 소금물에 절인 다음 물로 씻고, 무는 조그맣게 조각을 내어 김치를 발효시킨다. 발효의 주역은 유산균이며, 잘 익으면 유산이 1% 가량 만들어진다. 잘 익은 김치는 비타민 C가 많고, 무기질과 비타민 외에도 발효에 의해 생긴 유산에 의하여 정장효과가 크다. 식욕증진과 피로회복에 효과가 있으며, 유산균 등 미생물의 합성으로 비타민 B군이 원료 중의 함량보다 증가하여 각종 효소와 섬유질이 풍부해진다. 음식물의 소화와 배설을 도와준다. 김장김치는 입동이 지나 땅에 묻어 온도가 5～10℃에서 숙성을 시킨다.

건국대학교 미생물공학과 최태부 교수팀은 신 김치 속에 다량 함유된 락토바실러스 젖산균 추출물을 실험용 쥐에 먹인 결과 폐로 전이된 종양의 무게가 63% 감소했다고 발표했다. 또한 락토바실러스 젖산균 추출물을 먹인 쥐는 평균 34.2일을 생존하는데 비해 먹이지 않은 쥐는 21.4일 밖에 생존하지 못하는 것으로 나타났다. 최 교수팀은 암세포 전이 억제효과는 유산균 추출물이 동물의 면역력을 증가시키기 때문이라고 분석하였다. 실험결과 젖산균 추출물을 먹인 쥐의 작은창자 속의 면역세포는 2배가 넘게 늘었으며, 장내분비 항체도 최고 46%까지 증가했다. 신 김치를 김치찌개나 김치볶음으로 요리해서 먹어도 항암효과는 지속된다.

5. 모밀국수

중국 운남성(雲南省) 주변이 원산지인 메밀은 조선시대에 중국에서 건너와 나라(奈良)시대 때 일본으로 건너갔다. 당시는 국수 만드는 방법이 지금과 다르지만 면을 뽑는 것은 중국 음식집에서 간혹 볼 수 있다. 면에다 백반가루를 넣어 손으로 반죽하여 수탁하면 쫄깃쫄깃한 수탁국수가 된다. 보통은 면을 기계로 뽑아 사용한다. 한국음식에는 빼놓을 수 없는 국수가 여러 가지 있다.

모밀국수는 동맥경화를 개선시키는 좋은 건강식품으로 주목받고 있다. 국수에는 콜레스테롤을 배출시키는 식물섬유가 풍부하고 모세혈관을 튼튼하게 하는 루친(lutin)이 함유되어 있다. 몸에 지방 축적을 억제하는 물질도 함유되어 있다는 보고가 있다. 이 물질은 다른 곡물류에도 함유되어 있지만, 특히 모밀국수에는 여러 가지 작용을 강하게 한다고 한다. 메밀국수 100 g 중에 인(燐)이 170 mg 들어 있으며 비타민 B_1, 식물섬유와 단백질 등이 함유되어 있다.

국수가 콜레스테롤을 감소시키고 혈관을 튼튼하게 하여 고혈압 환자들이 먹으면 좋다. 특히 변을 부드럽게 하여 변비에도 유효하다. 국수를 만들 때는 첨가되는 조미료나 재료는 맛을 더욱 좋게 하고, 영양가도 한층 높일 수 있다. 국물을 멸치로 내면 칼슘 성분이 있어 골다공증에도 좋으며, 다시마를 넣으면 요오드 물질이 있어

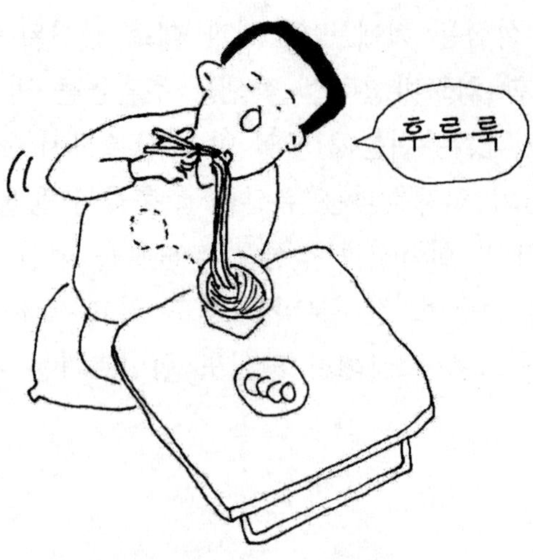

갑상선이나 고혈압에 효과가 있다. 감자나 파를 첨가해도 좋고 고춧가루를 넣으면 몸의 기(氣) 순환을 원활하게 한다.

재료로 버섯을 첨가하면 항암작용이 있어 치료제로 변하기도 한다. 옛말에 식사를 잘 하여 몸을 튼튼하게 하는 것을 식즉보(食則補)라고 하는데, 영양가가 없을 것 같던 국수도 좋은 영양식과 보양식이 될 수 있다.

6. 막걸리

조선 「조선왕조실록」에 막걸리가 등장한다. 「세종실록」에도 변방으로 나간 군인들이 조밥에 막걸리만 먹었다고 불평하는 내용이 있다. 소년 시절 강화도에서 농사를 짓다가 왕이 된 철종도 산해진미의 수라상에도 만족하지 않고 "궁중엔 왜 막걸리가 없냐"고 물어 왕비가 친정집 노비로부터 구해 바쳤다는 이야기가 있다. 막걸리는 서민의 술이며 약으로 쓰인 기록도 있다.

선조 33년(1600) 6월 26일 왕비의 병을 고치기 위해 지어 올린 약 처방에는 다음과 같은 내용이 들어 있다.

"내전의 증후가 오래도록 낫지 않으므로 신들은 민망스럽고 염려됨을 견딜 수 없습니다. 의관들과 상의했더니 양혈지황탕에 시호, 지모 각 1돈, 조금말, 복신 각 5푼, 생강즙에 볶은 황련, 막걸리에 씻은 원입 생지황과 감초 각 3푼, 막걸리에 달인 원입 건지황, 물에 탄 강즙 한 숟갈, 죽력 세 숟가락을 함께 넣어서 약을 지음이 마땅하다고 합니다. 이 약을 네 차례 드시도록 지어 올리게 하는 것이 어떠하겠습니까?"

연산군은 1504년 1월 「연산군 일기」에 막걸리 찬가를 지었다.

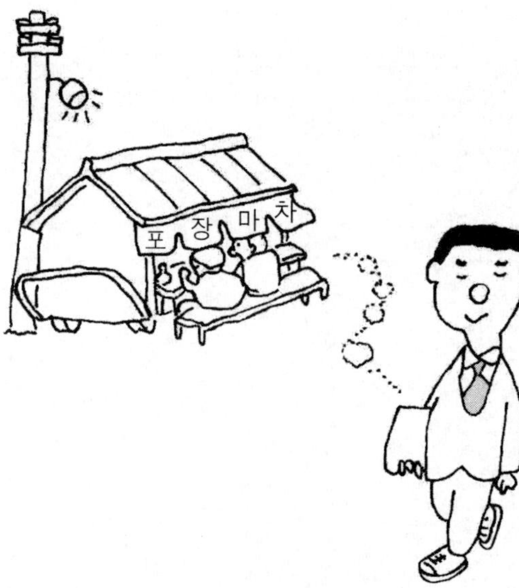

“참새는 가지를 다투다가 떨어지고
나는 벌레도 정원에 가득히 노니고 있네
막걸리야 너를 누가 만들었더냐
한 잔으로 천 가지 근심을 잊어버리네.”

또한 연산군이 1506년에 막걸리에 취해 지은 시(詩)가 있다.

“초록 돋는 막걸리 빛과 맛이 어울려
잔 안엔 언제나 풍성한 봄
은혜를 생각해 실컷 마시렴
올바르고 삼가매 후대하는 거니.”

막걸리는 원래 고두밥에다 누룩을 섞어 빚은 술을 오지그릇 위에 우물 정(井)자 모양의 체를 놓고 걸러 뿌옇고 텁텁하게 만든 술이다. 발효가 진행되는 동안 효모에 의한 항생물질이 만들어진다. 따라서 막걸리의 시금털털한 맛이 살균작용이 있어 괴질이 유행할 때 막걸리를 마시는 풍습이 전해졌다. 막걸리에는 다른 술에는 없는 콜린, 메티오닌, 엽산, 비타민 B_2, B_{12}, 단백질이 들어 있어 술을 마셔서 생기는 지방간의 생성을 억제하는 효과가 있다. 보통 술을 마시면 혈당치가 떨어져 생리에 이상이 생겨 건강에 무리를 주는데, 막걸리는 혈당량이 떨어지지 않는다. 갈증을 풀어주며, 피로를 푸는 데 서민들이 애용하는 술이다.

7. 된장

콩과 누룩으로 만든 된장은 오랜 역사를 통하여 우리 민족이 즐겨 먹는 음식이다. 된장은 "밭에서 나는 고기"라고 부르기도 하는 콩으로 만드는 데 콩에 들어 있는 단백질의 양은 농작물 중의 최고이며, 구성 아미노산의 종류도 육류에 비해 뒤지지 않는다. 콩에는 단백질이 약 40%, 지방은 20%가 있으며, 아미노산도 비교적 많이 들어 있다. 지방에는 리놀산(linolic acid)이 약 50%, 리놀렌산(linolenic acid)이 6%나 들어 있다. 이런 불포화지방산은 동물성 지방의 과잉 섭취에서 오는 콜레스테롤을 씻어내는 역할을 한다. 체내의 콜레스테롤 수치를 낮추어 주는 역할을 하므로 비만증, 고혈압을 비롯한 각종 성인병의 예방 및 치료에 도움을 주며, 노화방지 효과를 가지는 건강 장수식품이다.

된장은 콩을 원료로 발효시킨 것으로 우리 식생활에 아주 중요한 역할을 해온 발효조미료이다. 즉, 단순한 조미료가 아니라 식물성 단백질이 풍부한 콩을 미생물로 발효시켜 맛과 영양, 약효를 높인 전통적인 건강식품이다. 된장이 건강에 좋다는 것은 경험을 통해 알려져 왔으나 최근에는 과학적으로도 밝혀지고 있다. 된장은 노화와 암 발생에 크게 관여하는 활성산소의 활동을 제거하는 작용을 한다. 된장에는 활성산소로 인한 산화작용에 의해 세포나 유전자가 파괴 또는 변형되는 일을 방지하는 효과가 있다는 사실이 알려지고 있다.

된장이 있으면 의사들이 할 일이 없어진다는 뜻으로 "된장은 의사들을 죽인다"라는 말이 있다. 즉 된장의 효능이 크다는 뜻이다. 된장을 만드는 콩에는 단백질이 들어 있어 소화가 잘 되게 하고, 콜레스테롤도 씻어내며, 리놀산 등이 들어 있는 영양이 풍부한 식품이다. 술에 취해 숙취로 고생하는 분들은 다음 날 된장찌개나 된장국으로 숙취를 풀어도 좋다. 이유는 콩에 들어 있는 콜린이란 성분이 간장에 들어간 알콜이 지방으로 변하지 못하게 하는 작용을 하기 때문이다. 된장을 먹을 때 염분에 신경 쓰는 사람은 미역이나 칼륨이 많이 들어간 야채 또는 감자 종류를 넣어 된장찌개로 끓이면 좋은 식품이 된다.

식물섬유가 나트륨 흡수를 방지하고, 칼륨이 나트륨의 배설을 돕기도 한다. 콩에는 비타민 B군이 많고, A와 D도 들어 있다. 콩은 날것으로 먹으면 소화가 거의 안

되지만 가공한 된장은 80% 이상 소화가 된다. 콩에는 정력을 강하게 만드는 데 필요한 단백질이 들어 있다. 라이신, 알기닌, 글루타민산 등이 남성의 정자생성을 촉진시키므로 스테미너를 튼튼하게 한다.

발효식품인 된장으로 만든 된장찌게는 낯선 음식이나 기름진 음식을 먹어 속이 불편할 때 속을 가라앉히고 편안하게 한다. 된장은 콩을 삶아서 미생물에 의해 발효시켜 만들기 때문에 소화 흡수력이 좋다. 가열과 발효를 통해 비린내도 가시고 유해물질도 모두 없어지며 또한 단백질이 분해되어 아미노산으로 변하는 것이다.

우리는 밥상을 받으면 국이나 된장국을 먼저 떠 마시게 되는데 이렇게 섭취하기 쉬운 단백질을 입에 넣으면 단백질 소화효소가 잘 분비되어 영양효율이 매우 높아진다. 그러나 탄수화물을 먼저 먹으면 혈당치가 올라가기 때문에 췌장에서 많은 양의 인슐린이 분비되어 혈당치가 충분히 올라가지 못하게 된다. 정상인의 경우 혈당치가 적당히 높고 포도당이 뇌나 신경계에 충분히 공급되면 각성수준이 높아 기분이 상쾌해지므로 탄수화물인 밥보다 맑은 장국이나 된장국을 먼저 먹어 적당한 양의 단백질을 섭취하는 것이 좋은 식습관이다.

된장을 발효시킬 때는 복잡한 반응이 진행되어 '멜라노이진'이라는 갈색의 고분자화합물이 만들어진다. 이 물질은 당뇨병 예방에 효과가 있는 것으로 밝혀졌다. 콩의 약 20%를 구성하는 콩기름에 함유된 성분 중 반을 차지하는 리놀산은 불포화지방산으로 혈중의 콜레스테롤을 담즙으로 만들어 그대로 변으로 체외로 내보내는 작용이 있다. 이렇게 혈중 콜레스테롤 수치를 내리는 리놀산의 효과는 많은 실

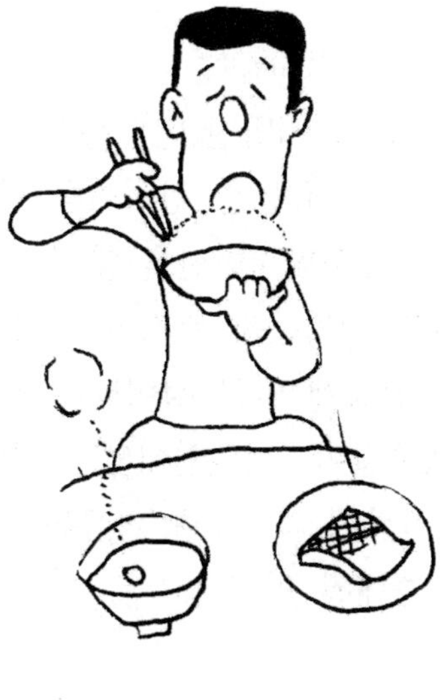

험을 통해서도 증명되고 있다. 된장에는 뇌경색이나 심근경색을 예방하는 비결이 숨어 있다. 된장 자체는 염분이 많지만 야채나 해조류와 같이 많이 먹으면 염분이 칼륨과 함께 체외로 배출되기 때문에 안심할 수 있다. 뇌출혈형, 뇌경색형의 뇌졸중을 예방하려면 식사때 된장을 먹으면 좋다. 된장에는 치매를 예방하는 성분인 레시틴이라는 지방성분이 풍부하다. 레시틴은 뇌를 구성하는 중요한 물질 중의 하나로 신경전달에 관여하는 아세틸콜린이라는 물질의 원료가 된다. 이 성분은 집중력이나 기억력을 높여 두뇌를 강화시키는 작용과 동맥경화를 예방하는 역할도 한다.

동맥경화를 예방하는 된장의 또 하나의 성분인 사포닌과 사포닌의 거품을 만드는 성분이 혈액 순환을 도와주는 작용이 있다. 혈관의 동맥경화와 노화를 촉진하는 것에는 콜레스테롤 외에 과산화지질이라는 물질이 있는데, 사포닌은 체내의 과산화지질을 분해하고 혈액순환을 도와준다. 또 체내의 지질이 산소와 연결되어 과산화지질이 되는 것도 예방한다. 즉 뇌 뿐만 아니라 전신을 젊게 해주는 역할을 하는 것이다. 된장에는 양질의 아미노산과 노화를 예방하는 비타민 E도 풍부하기 때문에 혈관 자체를 튼튼한 상태로 유지하고 온몸 구석구석까지 골고루 혈액이 미치는 젊은 몸을 만드는 데 도움이 된다.

골다공증은 칼슘의 부족으로 생기는데, 콩은 칼슘 뿐만 아니라 단백질, 지방질 등을 많이 함유한 우리의 건강 먹거리이다. 특히 콩을 가공한 된장은 조미료로서 맛을 더해줄 뿐만 아니라 영양면에서도 아주 뛰어난 우리 식탁에서 빼놓을 수 없는 음식이다. 된장 자체에도 칼슘이 풍부하지만 된장국의 국물 맛을 내는 멸치에 더욱 풍부한 칼슘이 함유되어 있다. 칼슘을 섭취해도 그것을 충분히 흡수하기 위해서는 비타민 D가 필요하다. 비타민 D가 많이 들어 있는 말린 버섯을 된장에 같이 넣어서 먹으면 좋다.

된장이 발효되면서 나오는 불포화지방산의 일종인 리놀산이 항암작용을 하는 것으로 알려지고 있다. 된장의 이런 효능은 정어리를 사용한 실험에서도 밝혀진 바 있다. 정어리는 산화되기 쉬운 불포화지방산을 많이 함유하고 있는데, 시간의 경과에 따라서 산화물이 어느 정도 생기는지 측정한 결과 소금에 담근 정어리는 산화가 빨리 진행되는 것에 반해 된장에 담근 정어리는 전혀 산화되지 않았다. 된장이 숙성됨에 따라 증가하는 갈색물질이 그 원인이었던 것이다. 된장은 그 자체로서 항산화작용을 할 뿐만 아니라 된장에 약 3%나 함유된 식물성 섬유의 작용이 더해져 암을 예방하는 효과가 더욱 증대된 것이다.

암을 예방하기 위해서는 체내의 암 유전자를 일깨워서 암을 일으키는 화학물질이나 방사선, 자외선 등을 피하고 인공감미료인 사카린, 농약의 DDT나 BHC, 단열재인 PCB 등의 발암촉진물질을 피하는 것이 중요하다. 동시에 그 작용을 억제하기 위해서 발암억제 작용이 있는 식품을 적극적으로 섭취하는 것이 매우 중요하다. 특히 된장에는 유방암을 억제하는 효과가 있다. 된장을 먹인 쥐에서 유방암이 분명히 억제된 것을 알 수 있었다. 된장을 상식하면 암세포에 대한 면역력이 커지고, 암세포가 성장하는 것을 막을 수 있다. 뿐만 아니라 된장은 간암, 대장암, 고혈압 등을 예방하는 효과가 있다는 사실도 알려져 있으며, 각종 암을 격퇴하고 젊음을 유지시켜 주는 '불로장수의 약'이라고 할 수 있다.

일반적으로 식물성 섬유가 부족하기 쉬운 현대인들은 기름을 분해하는 소화액인 담즙산의 기능이 저하되어 인체에 해로운 화학물질이 생성된다. 이러한 유해물질이 장벽을 자극해 암을 불러일으킨다. 이러한 위험성을 약하게 만드는 것이 바로 된장이다. 된장에는 콜레스테롤의 상승을 억제하고 위궤양을 예방하며, 방사선 물질을 흡착해 그 영향을 약하게 하는 효과도 있다. 이런 점에서 된장은 우리에게 없어서는 안 될 식품이라고 할 수 있다.

된장국에는 수용성 단백질과 아미노산이 풍부해서 필수아미노산인 라이신이 부족한 쌀밥의 결점을 보안하는 효과가 있다. 된장 발효시에 생성되는 메티오닌이라는 단백질 분해물질은 간장의 기능을 강화하고 해독작용을 하는 등의 역할을 하게 된다. 일본에서의 한 조사로 암을 예방할 수 있는 식품으로 된장이 주목받게 되었다. 일본인 남녀를 대상으로 매일 된장국을 한 그릇씩 먹는 사람은 그렇지 않은 사람에 비해 위암에 걸릴 위험이 30%나 낮았고, 가끔씩 된장국을 마시는 것만으로도 위암 발생 위험이 남성은 17%, 여성은 19% 줄었다고 한다.

우리나라의 장수마을의 주 식사 메뉴는 된장찌개이다. 그러나 된장을 먹을 때 너무 짜게 먹으면 소금 함량이 많아 나트륨을 과잉 섭취하게 되어 혈압이 올라갈 염려가 있으므로 주의해야 한다. 된장은 공기 중에 산화가 되어 맛이 떨어지므로 꼭 항아리나 랩에 싸서 보관하는 것이 좋다.

8. 치즈

옛날 어느 아라비아 상인이 낙타를 타고 수통에다 양젖을 넣고 여행을 떠났다. 여행을 마치고 갈증을 풀려고 수통 안에 양젖을 먹으려고 하니 투명한 물과 하얀 덩어리가 섞여 나왔다. 맑은 물을 마셨더니 심한 갈증을 없애주었고, 하얀 덩어리는 나무 밑에 놓고 길을 떠난 뒤 몇 달 후 그 나무 밑을 지나다 이상한 냄새가 나서 보니 하얀 덩어리가 발효치즈가 되어 있었다고 한다. 또 양젖을 양의 위에다 넣고 낙타를 타고 사막을 건너가던 중 치즈가 만들어졌다고도 한다.

치즈는 우유의 가공식품으로 역사가 오래 되었다. 치즈는 크게 유산균과 효소로 우유를 발효시켜 만든 내추럴치즈와 그것을 가열처리하여 만든 프로세스치즈로 나눈다. 치즈는 강장, 강정식품으로 주성분은 단백질과 지질(脂質)이다. 함유율은 치즈의 종류에 따라 다소 차이가 있으나 프로세스치즈 100 g당 칼슘이 630 mg 함유되어 골다공증에 좋은 식품이다.

특히 시각장애를 정상으로 보호하며, 피부와 점막을 튼튼하게 하는 비타민 A가 100 g당 1,200 I.U로 듬뿍 들어 있다. 세포의 성장과 재생을 촉진하고 점막을 보호하는 데 필요한 비타민 B_2가 함유되어 있어서 건강한 피부, 머리칼, 손톱과 발톱을 만든다. 윤기 있는 머리카락을 원하면 치즈를 권한다. 또 구내염을 방지해준다.

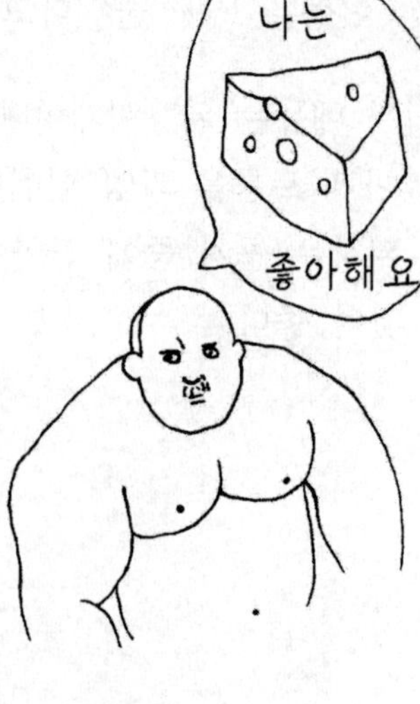

칼슘이 듬뿍 들어 있어 뼈를 튼튼하게 하여 골다공증에도 좋고 혈관의 노화를 방지하며 동맥경화 예방을 해준다. 치즈는 장내의 비피더스(Bifidus)균을 증가시켜 정장(整腸)작용을 한다. 장에 살고 있는 미생물 중 우리 몸에 이로운 균의 발육을 돕고 반면에 해를 끼치는 균의 생육을 억제해주어 요구르트와 같이 장을 튼튼하게 한다.

치즈는 변비를 치료하며 소화흡수가 잘 되는 건강식품으로 변비환자에게 권한다. 치즈는 열량이 높은 식품이지만 소화가 잘 되고, 여러 가지 스트레스를 치료하는 식품이다. 또한 애주가들에게 고단백식품으로 훌륭한 안줏감이 되고, 치즈의 단백질 질이 우수하여 발육기 어린이에게도 좋은 식품이다.

치즈의 최저 보존온도는 2～3℃이다. 온도가 낮은 곳에서 보관하면 섬유가 거칠어지므로 주의해야 한다.

9. 콩나물

콩나물은 우리나라에서는 흔히 먹는 식품으로 독특한 맛이 있고, 소화가 잘 되고, 비타민이나 미네랄이 풍부하여 다이어트 식품으로 이용하면 좋다. 또한 콩나물에는 체내에서 합성되기 어려운 필수아미노산을 함유한 양질의 단백질이 함유되어 있다. 콩나물은 여름을 타서 식욕이 없을 때도 도움을 주는 좋은 식품이다. 또한 류마티즘 관절염에도 효과가 있어 무릎이 아프거나 관절이 아프거나 부을 때도 효과가 있다.

콩나물은 콩을 불려서 배수구가 있는 그릇에 담고 27～30℃의 온도로 발아시키며, 미지근한 물을 하루에 2번씩 주어 키운다. 콩나물에는 뉴클레아제, 우레아제, 아미다아제, 인벨타아제, 아밀라아제 등의 효소가 많이 함유되어 있다. 콩나물 100g에 비타민 C 8 mg, 비타민 B_1 0.13 mg, 비타민 B_2 0.1 mg, 칼륨 240 mg이 함유되어 있다.

콩나물에는 비타민 C와 식물섬유가 풍부하여 동맥경화 등 성인병 예방에 유효하다. 콩의 높은 영양가와 발아하는 동안 성분의 변화로 비타민 C가 풍부하게 되고, 소화효소인 아밀라아제가 발생된다. 아밀라아제는 위장의 기능을 조정하며 식욕부진을 해소해준다. 단백질의 함유량도 야채보다도 풍부하고, 콩과 발아의 부분에는 식물섬유가 많이 함유되어 변비와 비만 예방에 좋다. 동맥경화, 당뇨병 예방에도 효과가 있다.

콩나물에 함유되어 있는 비타민 B_2나 나이신이라는 비타민에도 피부를 아름답게 가꿔주는 효과가 있다. 이들이 부족하면 여드름이나 구각염이 생기기 쉽다. 피로회복이나 초조감의 해소에 역할을 하는 비타민 B_1, 스트레스의 저항력을 길러주는 칼슘, 칼륨, 인 등의 미네랄도 콩나물에 함유되어 있다. 그리고 철분도 풍부하게 함유되어 있어 특히 젊은 여성들에게 많은 빈혈의 예방이나 치료에 효과가 있다.

콩나물은 각종 성인병 예방의 최고 식품으로 떠오르고 있다. 식물성 식품이면서도 뛰어난 양질의 단백질을 함유하고 있어 아토피성 피부염은 물론 고혈압, 간장병 등 각종 성인병 예방, 개선식품으로 급부상하고 있다.

최근에 급증하고 있는 질병으로 아토피성 피부염을 들 수 있다. 이 병은 몸이 어떠한 물질에 과잉반응을 일으켜 생기는 알러지병의 일종이며, 주로 어린 아이에게 많이 나타나는 질병이지만 그 증상이 성인이 된 후에도 그대로 지니게 되는 경우가 많아 문제의 심각성을 더해준다.

그리고 아토피성 피부염이 나으면 연달아 천식발작이 시작되거나, 반대로 아동천식의 증상이 사라지면 피부염이 나타나는 예가 적지 않다. 이를 '요람현상'이라 한다. 피부는 단순히 호흡을 할 뿐만 아니라 체내의 노폐물인 땀이나 피지를 몸 밖으로 배출하는 작용도 지니고 있다.

노폐물을 배출하는 기관 중 대표적인 장기는 대장이지만 코나 목 등의 호흡기도 탄산가스를 토해내기 때문에 배출기관이라 할 수 있다. 피부나 대장도 체내의 불필요한 것을 몸 밖으로 배출하는 기관이며, 서로 연관이 있다고 한방에서는 보고 있다. 몸 안의 불필요한 물질이라면 바꿔 말해 불필요한 에너지이다.

우리의 몸은 영양을 섭취해서 우리 몸에 필요한 에너지를 만들지만 불필요한 에너지도 만들어 낸다. 그리고 필요한 에너지도 미처 사용하지 못한 부분은 체내에 그대로 남아 있게 된다. 이처럼 사용하지 못한 에너지나 에너지로서 사용한 후 움직임이 역전된 에너지를 엔돌핀이라고 한다. 그러나 대장의 움직임이 약해 엔돌핀을 몸 밖으로 잘 배출하지 못할 경우 대장은 더욱 과민해져 몸은 대장과 연관된 피부나 호흡기로 문제를 해결하려고 한다.

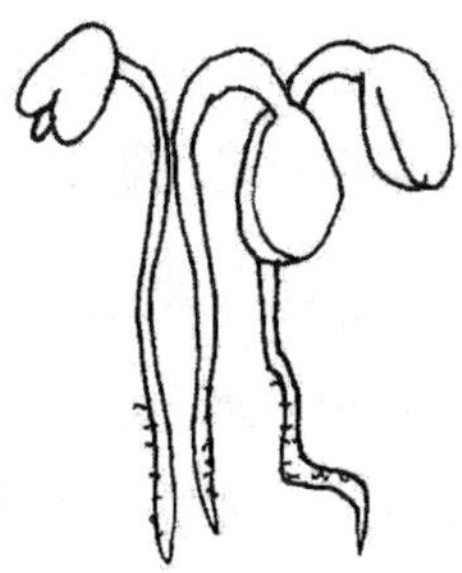

비타민 B_1, B_2, C
아밀라아제,
칼슘, 칼륨, 철

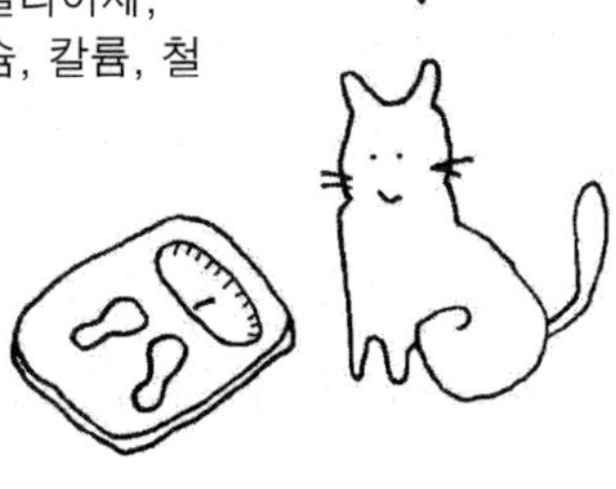

그 결과 피부에 습진이나 염증이 나타나거나 천식발작이 일어나곤 한다. 대장을 튼튼히 하는 콩나물은 대장을 위시하여 소화기 전반을 튼튼히 하는 작용을 한다. 그리고 체내의 수분 순환을 원활히 하는 움직임도 있다. 체내의 수분 순환이 나쁘면 엔돌핀을 몸 밖으로 배출하는 능력이 저하될 뿐만 아니라 피부나 호흡기의 점막에 수분이 없어진다.

아토피성 피부염이나 천식이 있는 사람의 피부가 까실까실하고 열을 띠고 있는 것은 체내의 수분 순환이 나쁘기 때문이다. 콩나물은 이러한 증상을 해소한다. 콩나물을 1~2회만 대량으로 섭취하고 그만 두는 것이 아니라 매일매일 식사에 적절하게 활용하여 자연치유력을 서서히 높여 주는 것도 좋은 방법이다.

콩나물에는 회춘의 비타민이라 일컬어지고 있는 비타민 E도 풍부하게 함유되어 있다. 생식기능을 정상적으로 유지하며, 혈액 순환을 활발히 해주어 몸이 차거나 생리불순 같은 여성병을 개선해준다. 콩나물에 함유되어 있는 지질에는 뇌의 젊음을 유지해주며, 혈액 순환을 돕는 리놀산이 많이 들어 있다. 그 뿐만 아니라 양질의 식물성 단백질을 많이 함유하고 있으며, 저칼로리인 콩나물은 다이어트에 최적인 음식이라 할 수 있다. 이같은 콩나물에 있는 비타민 B, C는 열에 약해서 생으로 먹는 것이 이상적이지만 식성에 맞지 않아 어려울 것이다.

요즘은 다이어트가 유행인데, 콩나물로 다이어트를 할 때에는 영양의 균형을 위해 하루에 계란 1개 정도를 섭취해 동물성 단백질을 보급하도록 하면 좋다. 콩나물을 미역, 버섯 등 칼로리가 적은 것을 같이 섞어 볶아서 식초로 양념하여 식사 대신 복용하면 훌륭한 다이어트 식품이 된다. 콩나물은 성인병 예방에 효과가 있으며, 특히 비만 환자에게는 자신 있게 권하는 식품이다. 특히 식물섬유소가 장의 연동운동을 도와주어 장의 노폐물을 제거하며 변비에도 유효하다.

가정에서 요리하는 것을 보면 콩나물의 머리를 따서 버리거나 콩나물의 뿌리를 잘라버리는 경우가 많은데 뿌리째 먹는 것이 좋다. 콩나물에는 비타민 C가 있어 피부를 곱게 하는 작용이 있다. 일광을 많이 쪼이면 기미의 원인이 되는 멜라닌 색소의 증가와 침착을 막아 주기도 하며, 그 밖에도 세포의 노화를 막아 주며, 감기나 암의 예방에도 효과가 있다는 사실이 밝혀졌다.

감기에 걸렸을 때는 비타민 C가 함유된 콩나물국에 파의 흰 부분을 많이 넣고 고춧가루를 넣어 마시면 땀이 나면서 몸이 가벼워지고 감기가 치료된다. 라면에도 콩나물을 넣어서 먹으면 라면의 맛이 담백해진다. 콩나물국은 피로 회복에도 효과가 있고, 특히 술 먹고 난 다음 날 숙취를 푸는 작용을 한다.

한의에서는 콩나물 말린 것을 한약재로 쓰는데, 한약명으로는 대두황권(大豆黃卷)이라고 한다. 약재는 흔하지만 효과가 좋기에 우리가 많이 사용하는 우황청심환에도 꼭 들어가는 약재이다.

10. 식초

식초는 인류가 최초로 만들기 시작한 조미료로서 술이 우연히 변화되어 만들어졌다고 한다. 문헌상에 식초라는 말은 아랍어인 '시에히게누스'인데, 이스라엘의 지도자 모세에 의해 처음으로 쓰여졌다. 이것은 BC 13~14세기에 식초가 이미 존재했음을 짐작할 수 있다. 콜럼버스가 활약하던 시대에는 항해 중에 접할 수 있는 신선한 식량이라고는 초절임 양배추뿐이었다. 부족한 의약품 대용으로도 식초가 지닌 살균력이 대단한 공헌을 하여 신대륙을 발견할 수 있었다고 할 수 있다.

식초는 살균력이 강해 대부분의 병원균은 약 30분 이내로 사멸시킨다. 식초는 식욕을 돋우고 소화액 분비를 촉진하는 건강상 유리한 작용을 한다. 정신적 피로가 심할 때 식초를 넣은 식품이나 음식을 먹으면 안정되는 것도 이 때문이다. 옛날 이집트의 클레오파트라도 미용을 위해 식초를 즐겨 마셨다. 식초는 피부나 근육에 남은 유산을 분해하여 혈액 순환을 원활하게 해주는 초산이나 구연산 등이 주성분이다. 혈액 순환이 잘 안 되면 노폐물이 근육이나 피부의 세포에 남게 되므로 피부의 노화가 시작되는데, 식초를 매일 섭취하면 주름살도 생기지 않고 싱싱하고 건강한 피부를 오래 간직할 수 있다.

식초의 신맛은 침의 분비를 촉진시킨다. 침이 분비되면 위산의 분비가 많아져서 음식의 소화 흡수가 좋아지게 마련이다. 또 식초는 혈액 순환을 도와주기 때문에 피로 회복에도 효과가 있다. 성인병을 이기고 건강을 지켜줄 수 있는 이로운 면이 식초 속에 숨어 있다. 식초는 천연식초를 쓰는 것이 좋다.

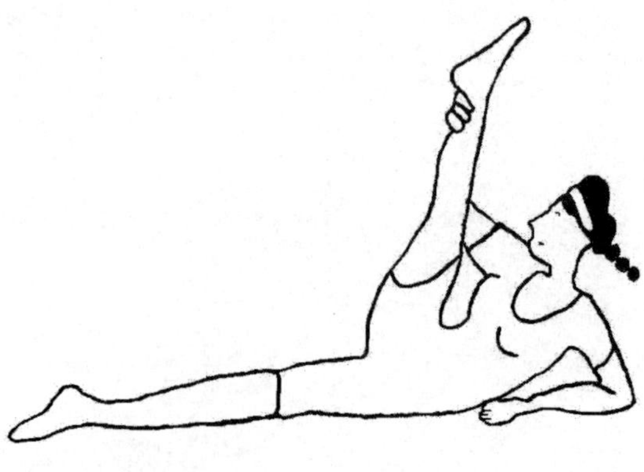

초콩은 갖가지 공해의 해독과 소화촉진, 변비 해소에 효과가 있다. 검은콩이나 노란콩 1컵에 천연식초 3컵을 부어 냉장고에 일 주일 가량 넣어두면 콩이 불어난다. 식초를 빼낸 다음에 밀폐용기에 담아 두어 매일 식후 5~7개를 먹는다. 또한 초란은 생달걀을 넣어 두었다가 일 주일 후에 껍데기를 건져내고 고루 저은 다음 꿀에 타서 마시면 피로 회복과 정력증진에 좋다.

식초를 끓여서 사용하거나 따뜻할 때 마시는 끓인 식초요법이 최근 관심을 모으고 있다. 실제로 끓인 식초요법을 실시해 만성피로, 변비에 놀라운 효과를 보았다는 경험자들이 많다. 식초에는 휘발성 성분이 함유되어 있지만 살짝 데워서 이용하면 성분이 크게 변화되지 않고 냄새에 신경을 쓰지 않으면서 식초를 맛있게 마시는 방법이라 할 수 있다. 양질의 현미식초를 섭취하게 되면 동맥경화, 고혈압, 당뇨병 등의 성인병, 스트레스나 피로 축적에 의한 위장장애, 신경통, 어깨결림 등 여러 가지 증상에 유효하다.

원재료나 제조방법에 따라 맛, 향, 효력 등에 차이가 있기 때문에 끓인 식초요법은 식초 선택이 중요하다. 합성초는 피하고 양조초를 선택하여야 하고, 원재료의 영양 성분이 풍부하게 함유되어 있는 양조기간이 긴 것을 선택해야만 한다. 쌀식초, 현미식초에는 알콜을 첨가하지 않았고, 과실초에는 당분을 남기기 위해서 알콜을 첨가하였다.

따뜻한 '끓인 식초'의 이상적인 섭취방법은 여러 가지 요리를 통하여 먹는 것이 기본이지만, 마시는 경우라면 식초를 3~5배 연하게 희석하여 복용해야 한다. 소화흡수를 높여 주기 때문에 식후나 식사 중이 좋으며, 공복시는 피해야 한다. 양은 약 30 ㎖의 식초를 하루에 두 번 정도 마시는 것이 보통이며, 벌꿀 등을 섞어도 괜찮다.

외용으로 식초목욕이나 환부에 바르는 무좀요법 등이 있으며, 세수할 때 사용하는 사람도 있다. 피부에 대한 식초의 효용은 초산의 살균력 외에도 식초에 함유되어 있는 아미노산의 작용으로 이루어진다. 동물실험에서는 피부의 상처를 재생하는 역할까지 확인되고 있다. 현미식초 등에 함유되어 있는 아미노산인 메티오닌, 시스틴 등이 단백질을 합성하여 피부를 재생시키는 작용을 지니고 있다. 식초는 손발이 차가운 경우에 뜨거운 물에 식초를 타서 그 따뜻한 식초물에 손발을 담궈 부분욕을 해보는 것도 한 방법이다.

11. 요구르트

1908년경 불란서의 메치니코프 박사는 불가리아에서 장수하는 사람이 많은 이유가 바로 요구르트라는 것을 발견하였다. 그는 '요구르트를 상복하기 때문'이라는 연구발표를 하여 노벨상을 받았다. 그는 유산균이 사람을 건강하게 하는 효과가 있다는 사실을 밝혔다. 옛부터 흑해 연안의 발칸 지방에서 만들었던 요구르트가 장수식품으로 세계 여러 나라의 애호를 받게 되었다.

장수의 요인으로는 요구르트의 정장(整腸) 작용이 있기 때문이며, 사람을 건강하게 하는 효과가 있다. 요구르트는 우유를 비피더스균과 불가리아균 등의 유산균으로 발효하여 만든다. 우유의 칼슘과 단백질을 소화 흡수하도록 돕는 장내의 비피더스균 등의 이로운 균을 증가시켜서 발육을 돕고 아민, 황화수소 등 독성물질을 만드는 나쁜 균을 억제하게 한다. 이들 유해균이 만들어내는 독성물질들은 인체에 자가중독을 일으키게 하여 건강을 해치게 하는 것이다. 이 연구로 각국의 유산균 음료가 각광을 받게 되었다. 또 정장작용은 장에 남아있는 물질을 배출시켜 장을 건강한 상태로 하고, 변을 잘 통하게 하며 신진대사도 활발하게 한다. 이런 이유로 노화방지를 하는 좋은 식품이다.

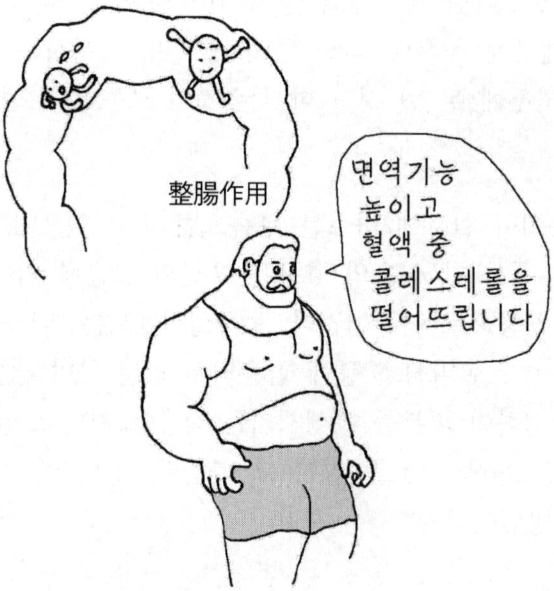
整腸作用
면역기능 높이고 혈액 중 콜레스테롤을 떨어뜨립니다

비피더스균은 식물섬유와 유사하게 장을 청소하는 작용이 있어 변비와 설사에 유효하다. 그 외에 혈액 중의 콜레스테롤을 없애주고, 몸의 면역기능을 높여 주며, 병을 예방하고 치료하는 작용이 있다. 이런 작용으로 암 예방도 기대되며, 변비가 해소되므로 신진대사가 활발해지는 것이다. 칼슘은 100 g 중 110 mg 들어 있어 골다공증 예방에도 유효하다. 비타민 A의 효력은 100 I.U나 된다.

요구르트는 우유나 산양유를 농축하여 유산균으로 발효시켜서 만든 것인데, 유럽과 미국에서는 1940년대에 이르러서 크게 보급되었다. 스칸디나비아 지방에서는 테테라고 하는 특수한 발효유를 식품으로 이용하고 있다. 우리나라 사람들이 일본 사람들보다 설사나 이질에 덜 걸리는 이유는 발효식품인 김치에 있다.

12. 초란

옛부터 많이 알려진 민간요법 가운데 초란을 만들 때 가장 중요한 것은 식초의 선택이다. 우선 합성 식초를 써서는 안 된다. 초란의 우수한 효과 중에는 아미노산이 많은 작용을 하고 있기 때문에 그것이 함유되어 있지 않는 합성식초의 경우는 효과를 기대할 수 없다. 천연양조의 식초에는 많은 아미노산이 함유되어 있어 혈액을 깨끗이 하는 작용이 있다. 또한 혈압을 낮추는 적혈구의 세포막을 안정시키고 혈관을 구성하는 세포를 유연하게 하는 등의 효과가 동물실험에서 확인되고 있다. 고대 희랍의 의사 히포크라테스는 인간이라면 아무나 지니고 있는 자연치유력의 강화법으로 초란의 효력을 역설하였다.

만드는 방법은 식초와 계란의 비율은 계란 한 개에 대해 식초 180 ㎖ 정도이다. 우선 신선한 계란을 깨끗이 씻고 마른 행주로 물기를 닦아낸 다음 입구가 큰 병에 식초를 넣고 생계란을 껍질째 그대로 살짝 집어넣는다. 그리고 뚜껑을 닫아 밀폐시킨 후 20~25℃ 정도의 실내온도로 약간 어두운 곳에 놓고 일 주일 정도면 계란껍질이 식초에 녹아버린다. 계란껍질 속에 부착된 얇은 껍질은 식초에도 녹지 않으므로 젓가락으로 건어내고 나머지 계란과 식초를 잘 뒤섞어 냉장고에 보존한다. 식초에 계란을 넣고 곧바로 냉장고에 집어넣으면 계란껍질이 여간해서는 녹지 않으므로 처음에는 밖에 놓아 두어야 한다.

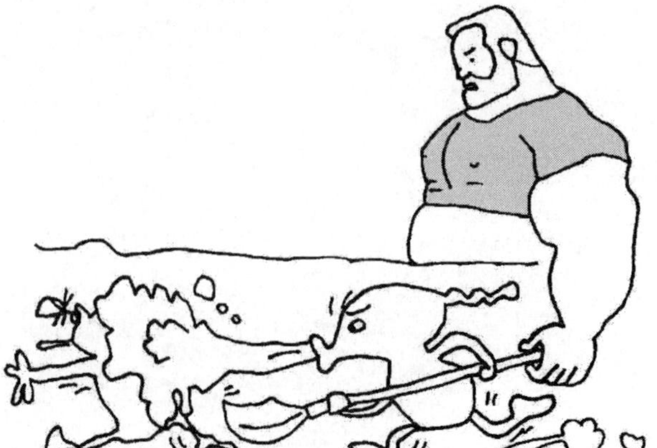

초란의 복용방법은 하루에 작은 술잔으로 한 잔이면 된다. 적당히 양을 가감해도 괜찮다. 그러나 위가 약한 사람은 식후에 마시는 편이 낫다. 처음 초란을 마실 경우는 물이나 벌꿀을 섞어서 마시면 좋다.

천연양조의 식초에는 10종류 이상의 아미노산이 내포되어 있고, 계란도 단백질이 많아 아미노산의 보고라 할 수 있다. 이 풍부한 아미노산이나 계란껍질의 칼슘 등의 작용으로 고혈압, 당뇨병 등과 여러 가지 병들에 효과를 발휘하게 한다.

초란은 피부가 희어져 피부미용에 좋고, 피부에 윤기가 생기고, 얼굴이나 손의 피부가 매끈해져 화장을 안 해도 될 정도이다. 초란은 변비가 사라지고, 오래 된 두통에도 좋으며, 혈압도 내려가고 무릎의 아픈 증상도 사라진다. 초란은 구연산을 중심으로 하는 유기산이 피로의 원흉인 유산 등의 산성물질을 태워 제거하므로 피로할 때 좋으며, 수험생이나 장기간 두뇌를 쓰는 사람에게는 뇌 안에 유산이 고여 뇌세포의 움직임이 감퇴해서 사고능력이 떨어지는데, 이럴 때 혈액 순환이 좋아지고 유산을 제거하며, 계란 노란자위에 함유되어 있는 레시틴이 사고능력이나 창작의욕을 되살아나게 하고 기억력을 증진시키는 민간요법 중의 하나이다.

13. 식혜

식혜는 우리나라의 전통 음료수로 효모균을 위시해서 유산균 등의 균을 갖고 있는 건강음료이다. 쌀 엿기름가루의 종균은 엿기름균이라 불리는 곰팡이의 일종으로 요구르트와 같은 발효식품이며, 엿기름균이 번식하는 과정에서 자연계에 있는 유산균도 조금 들어가게 된다. 쌀 엿기름가루, 즉 식혜는 넓은 의미에서 한국형 요구르트라고 할 수 있다. 감주(甘酒)라는 식혜는 요구르트와 마찬가지로 갖가지의 질병이나 증상을 막아주는 효과를 기대할 수 있다.

우선 유산균을 알아보면 자연계에는 수많은 세균이 존재하고 있다. 공기 속이나 물 속, 혹은 우리들의 손이나 체내에도 여러 가지 세균이 살아 있다. 특히 유산균은 탄수화물 등의 당을 사용해서 유산 등의 산을 만들어 내는 세균의 총칭이지만 균에 따라서 작용이나 살고 있는 장소가 다르다. 유산균이 당으로부터 산을 만들어 내는 것을 유산발효라고 한다. 유산균은 유산발효에 의해서 요구르트를 위시한 발효식품을 만든다.

요구르트나 식혜 등 유산균을 함유한 식품을 섭취하게 되면 인체에 대한 여러 가지의 효과가 있지만 기본적인 최대 효용은 장내 환경을 정비하는 데에 있다. 우리들의 장 속에는 좋고 유익한 균 뿐만이 아니라 해롭고 나쁜 균들도 여러 가지가 함께 살고 있다. 장내 환경에서 해로운 균이 지배적으로 우세할 때에는 장내에 부패산물이 고이게 되어 몸에 악영향을 끼치게 된다.

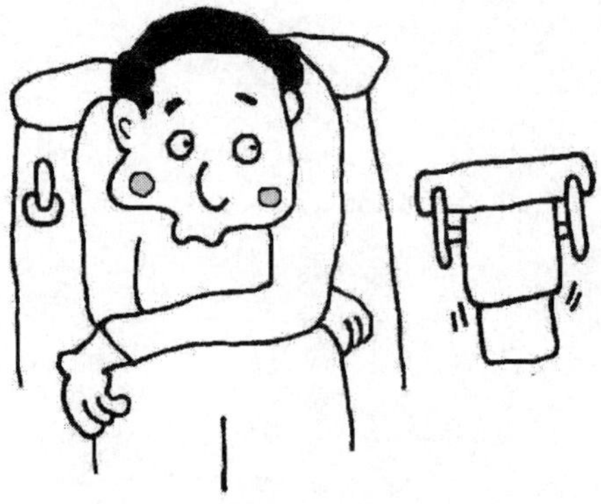

유산균은 장내환경을 정비하며 더 나아가서는 발암물질을 무독화시키는 작용을 가지고 있다. 장내에는 발암물질을 만드는 해롭고 나쁜 균이 살고 있어 강력한 발암작용을 지닌 물질을 만들어 내는 것이다.

지금까지의 연구로 밝혀지고 있는 것은 장내 환경이 잘 정비되어 있으면 감기는 물론 다른 병원균에도 감염되는 확률이 적어진다. 뿐만 아니라 유산균은 면역력을 높이는 인터페론이라는 물질을 늘리기도 하고 암세포를 죽이는 NK세포(킬러세포)를 활성화시키는 작용이 있다는 것도 밝혀져 있다. 장수촌의 예를 보더라도 발효식품이면서 식물섬유도 듬뿍 함유하고 있는 식혜는 장내 환경을 정상으로 유지시킨다. 식혜는 혈압을 낮추고 변비를 개선시키며, 소화를 돕는 천연 건강식이다.

14. 벌꿀

가장 오래 된 인류의 기록인 고대 동굴 벽화로 스페인의 아리니아 동굴에 벌꿀 채취의 모습이 그려져 있다. 이 동굴 벽화는 기원전 약 6천년 전으로 추정이 된다. 1913년 미국의 고고학자가 이집트의 피라미드를 발굴했을 때 약 3천년 전의 꿀단지를 찾아낸 일이 있다. 뚜껑을 열어보니 믿을 수 없는 좋은 향기가 나고 변질이 안 된 것이었다고 한다. 구약성서에 '젖과 꿀이 흐르는 가나안'이라는 말이 있는 것으로 보아 사람들에게 사랑을 받아온 식품이다.

옛날에는 귀중한 감미료일 뿐만 아니라 귀중품이기 때문에 의약으로서의 효과도 주목되어 왔다. 주로 피부의 상처 등에 외용약으로 이용되었다. 현대에도 벌꿀은 천연건강식품으로서의 가치는 여러 가지 형태로 주목받고 있다.

미국의 벌꿀 연구가 하이덕 박사는 벌꿀과 우유를 섞은 드링크만으로 3개월간 생활하는 실험을 했었다. 엄밀한 실험은 아니지만 벌꿀의 에너지원으로서의 가치를 밝힌 예라 할 수 있다. 미국의 의사 쟈비스는 벌꿀을 사용한 건강법을 연구하고 있다. 이는 벌꿀과 사과초로 만드는 음료가 피로회복, 내구력의 강화, 미용 등에 연결된다는 내용이었다.

벌꿀에 있는 미량성분을 합치면 180종류 이상의 성분이 함유되어 있는 것으로

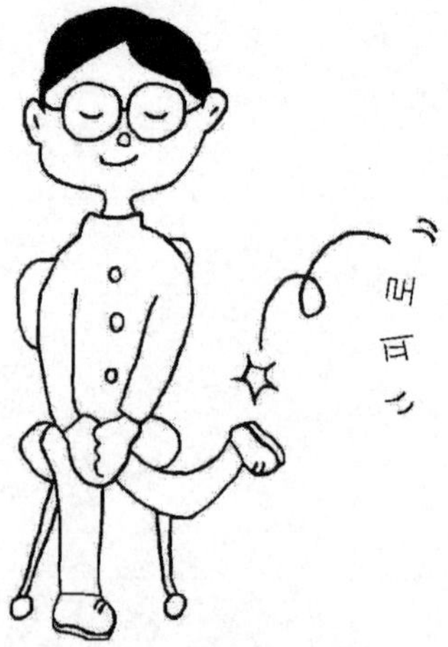

보고되어 있다. 그러나 기본적으로는 당질에너지 그 자체라 할 수 있겠다. 단, 설탕이 서당인데 비해 벌꿀은 대부분이 과당과 포도당으로 되어 있다. 과당은 단맛이 아주 강할 뿐만 아니라 신맛과도 아주 잘 어울리는 감미가 특징이다. 설탕과 비교하면 벌꿀은 1.2～1.3배 정도 더 달다. 실제로 같은 단맛을 얻는 데에는 섭취 칼로리가 설탕보다 20～30%나 적다. 벌꿀은 천연의 식품일 뿐만 아니라 당분의 섭취량 조정에도 요긴한 역할을 하는 측면이 있는 셈이다. 비만이 많은 현대인에게는 이것도 하나의 가치라 할 수 있겠다.

벌꿀은 벌들이 꿀을 모은 꽃의 종류에 따라 분류할 수 있다. 벌들은 본능적으로 같은 종류의 꽃에서 꿀을 모으며 그것을 동료들에게 알리는 성질이 있다. 또한 모은 꽃의 종류에 따라 각각 맛이나 향의 특징이 다른 벌꿀이 만들어진다. 동양 사람들은 담백한 맛을 즐기는 경향이 있어 아카시아나 크로바 꿀 등의 종류를 즐겨 찾는다.

옛부터 꿀은 강장, 강정식품으로 체력을 왕성하게 하고, 위장을 튼튼하게 하며, 정력을 강화하고, 얼굴에 윤기가 돌며, 오래 복용하면 백발이 검어지고 젊어지는 효과가 있다고 전래되어 왔다. 위장이 약한 사람에게 꿀이 특히 좋고, 피로회복에 유효하며, 노인성 변비에도 효과가 있다. 겨울에 입술이 트는 일이 많은데 그럴 때 꿀을 바르거나 먹으면 효과를 본다.

15. 흑설탕

현대인의 골치거리인 콜레스테롤치나 혈압을 낮추는 데 흑설탕의 작용이 크게 기대되면서 동맥경화나 협심증 예방, 개선책으로 급부상 중이다. 비타민과 미네랄의 보고로 알려진 흑설탕은 자당(蔗糖)이 89%이다. 나머지 11%에는 칼슘이나 철분의 미네랄분, 사탕수수 줄기의 왁스분, 효소나 후라보노이드 등 미지의 성분까지 포함된 유효성분이 함유되어 있는 것이다.

흑설탕의 산지에서는 사탕수수에서 흑설탕을 만든 후 찌꺼기를 소의 사료로 사용하고 있다. 흑설탕의 제조과정에서 제거한 불순 부분을 소의 사료로 섞어 주면 소는 원기가 왕성해지며 털이 많아지고 매끄러워진다고 한다. 흑설탕이란 보통 검은 덩어리 설탕이나 비교적 곱게 빻아 가루로 만든 설탕을 말하지만, 여기서 말하는 흑설탕은 그보다 더 검고 원당에 가까운 덩어리 흑설탕을 말한다.

최근에는 콜레스테롤치나 혈압을 낮추고 혈액 순환을 원활히 하며, 혈당치가 오르는 것을 막아주는 효과가 있다는 것이 밝혀지고 있다. 특히 동맥경화 환자나 협심증이 있는 사람은 일상생활에서 백설탕 대신 흑설탕을 활용하면 좋을 듯 싶다. 설탕은 과당과 포도당으로 만들어져 있다.

운동 후 설탕을 섭취하면 피로가 빨리 풀린다. 설탕은 전분과 달리 소화기에서 과당과 포도당으로 간단히 분해되어 아주 빠르게 체내에 흡수되어 에너지로 변하

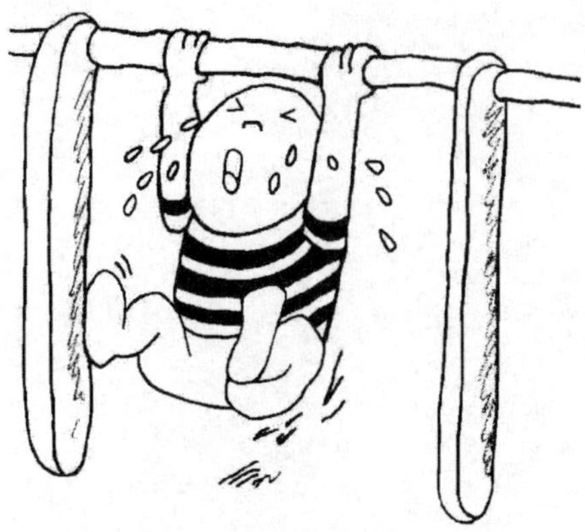

기 때문이다. 흑설탕에 함유되어 있는 흑당올리고에는 설탕을 과다 섭취했을 때에 분해된 포도당이 과잉으로 흡수되는 것을 막아주는 역할을 한다. 그러나 당뇨병에는 칼로리 제한도 필요하다.

당뇨병 환자는 흑설탕도 섭취 칼로리의 한도 내에서 사용하도록 주의해야 한다. 그리고 다른 질환에도 흑설탕을 어느 정도 섭취해야 되는지 의사의 지시에 따라야 하며 과다 섭취는 특히 주의해야 한다. 설탕의 과다 섭취는 당뇨병으로 연결되지만 흑설탕에는 흑당올리고의 작용으로 포도당이 어느 일정량에 도달하면 장관에서의 흡수를 억제하는 효과가 있다는 것을 확인할 수 있었다.

백설탕의 결점은 체내의 칼슘을 감소시킨다는 점이지만, 흑설탕은 오히려 칼슘의 섭취를 증가시킨다는 것이다. 흑설탕의 흑당올리고가 중성지방의 축적을 억압해주므로 동맥경화나 당뇨병, 그리고 더 나아가선 심장병, 간장병 등의 성인병 전반의 예방과 개선으로 연결된다.

16. 참기름

찬바람이 부는 계절이 오면 거친 피부와 머리카락이 버석거리는 것에 신경이 쓰여진다. 이러한 피부나 머리카락에는 기름기를 보급해 줄 필요가 있다. 피부나 머리의 손질에 권유하고 싶은 것은 어느 집에나 있는 참기름이다.

참기름이 피부에 좋다는 것은 잘 알려져 있다. 외용약이나 미용오일로서도 옛날부터 이용되어 왔다. 게다가 요리에 사용되는 기름이기 때문에 가격도 싸고 손쉬운 것이다. 참기름은 지방의 산화를 막는 비타민 E를 많이 함유하고 있어 동맥경화를 예방하는 건강식품으로도 잘 알려져 있다. 깨를 짜서 만든 참기름은 상처난 부위나 얼굴에 난 종기, 뜨거운 것에 데였을 때에 약으로 사용되어 왔다.

이런 참기름은 미용에도 효과가 높다. 미용에 대한 옛 서적을 조사해 보면 1590년 중국의 이시진(李時珍)이라는 학자가 저술한 「본초강목(本草綱目)」에는 피부병이나 종기에 효력이 있고, 피부에 윤기가 돌게 하며, 거친 피부에도 효과가 있다고 기술되어 있다. 참기름을 사용한 미용법 중에서도 특히 권하고 싶은 것은 참기름에다 벌꿀을 섞은 팩이다.

중국의 당나라 시대에 저술된 「천금요방(千金要方)」에는 허약체질을 개선하고 피로를 회복하며, 흰 피부의 건강미인을 만드는 방법으로 다음과 같이 기술하고 있다. 벌꿀 2되, 돼지기름 1되, 지화 1되, 그리고 참기름 반되를 잘 섞어 끓여서 오동

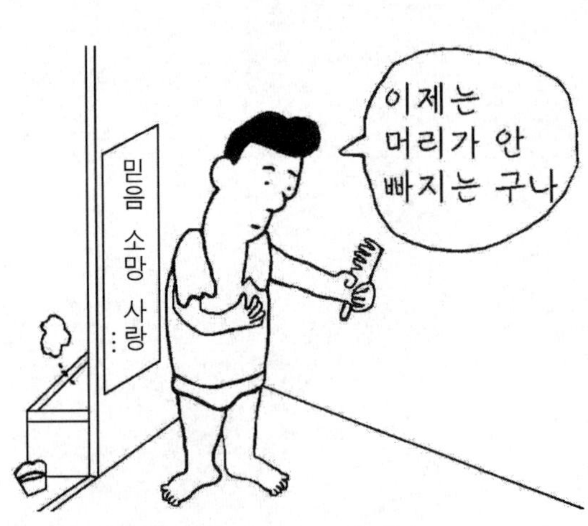

열매만한 환약으로 만들어 1일에 3회 복용하면 좋다고 기재되어 있다.

가정에서 손쉽게 할 수 있는 참기름을 사용한 팩을 소개한다. 우선 벌꿀과 참기름을 2 : 1로 섞는다. 이 팩의 효과는 참기름이 모혈 속까지 파고들어 노폐물을 떠오르게 하고, 피부에 필요한 유효성분을 모혈 속으로 침투시켜 피부의 신진대사를 활발하게 하기 때문이다. 먼저 소개한 「본초강목」에는 대머리나 머리카락에 대한 고민에 아주 훌륭한 효과가 있어 윤기가 돌며 풍부한 흑발을 만들어 준다고 기록되어 있다.

우선 잘 빠지는 머리카락 대머리에는 참기름을 두피에 바르거나 참기름에 물을 잘 섞어 크림 상태로 해서 문지르듯이 바르면 좋다고 한다. 참기름은 머리피부로 침투해서 때나 기름으로 막혀진 모혈을 잘 청소해 주고, 모근의 신진대사를 활발하게 해서 발모를 촉진시킨다. 참기름에 뽕잎사귀를 달여 찌꺼기를 제거한 액체를 잘 섞어 머리에 바르면 머리카락이 검어지고 윤기가 돈다고 한다.

17. 한천

한천은 우뭇가사리라 불리는 해초의 끈끈한 점장을 얼려서 말린 것으로 이 한천을 활용하면 비만을 예방할 수 있다. 한천(寒天)이란 '추운 하늘'이란 뜻인데, 옛날에는 한천을 만들 때 겨울철 추운 하늘 밑에서 얼려 만든다고 해서 붙여진 이름이다. 그러나 지금은 여름철에도 냉동기가 있어 계절의 구애를 받지 않는다.

당질이 주성분인데 대부분이 갈락틴으로 구성되어 있어 소화흡수가 안 된다. 또한 한천은 장의 연동운동을 도와주어 완화제로도 쓰이며, 칼로리가 낮은 저칼로리 식품으로 비만증인 사람에게는 좋은 식품이 된다. 근래 들어 비만으로 고민하는 사람들이 급증하고 있다. 전반적으로 풍부해진 생활환경으로 말미암아 먹을 것이 많아진 시대이다 보니 당연한 이치다. 비만은 수명에도 영향을 미치며, 갖가지 성인병을 유발하는 주범으로 건강의 적이라 할 수 있다. 그래서 현대인들은 너도나도 다이어트를 도전하지만 성공은 쉽지가 않다.

한천은 고혈압이나 당뇨병 등의 성인병이나 변비 해소에도 높은 효과를 발휘하는 식품이지만 의외로 그 효과는 널리 알려져 있지 않다. 한천으로 다이어트 하는 방법은 다음과 같은 장점이 있다. 첫째 한천은 노칼로리이기 때문에 제 아무리 먹어도 살찔 염려가 없다. 둘째 다이어트에 필수적으로 따라 다니는 변비에 시달릴 염려가 없다. 한천은 변비의 해소에 필요한 식물섬유의 함유율이 높은 식품이다.

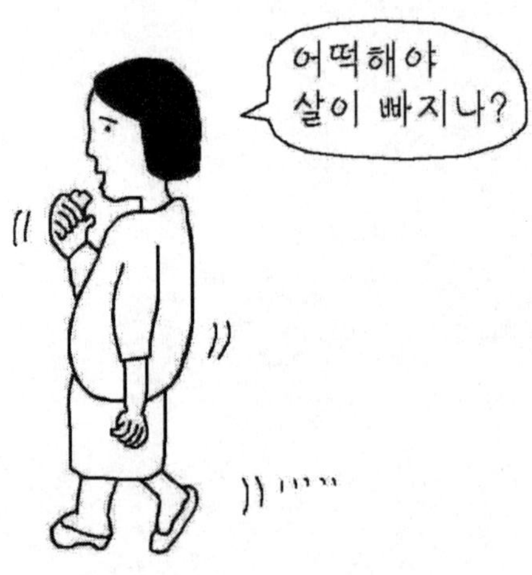

한천의 식물섬유는 장내에서 그 양의 250배나 되는 수분을 흡수해 체내의 불필요하고 남아도는 물질을 배출시켜 준다. 그렇기 때문에 변비가 사라지고 변통이 아주 좋아진다. 셋째 한천 다이어트는 체중이 다시 불어나는 리바운드 현상의 염려가 없다. 넷째 다이어트에 따르기 마련인 고통과 스트레스가 한천 다이어트에는 전혀 없다. 왜냐하면 공복감에 시달리지 않으면서 감량할 수 있기 때문이다.

한천에서 주목할 만한 점은 풍부한 식물섬유이다. 주요 식품 중에 식물섬유 함유량이 81.29%로 당당히 최고를 자랑하고 있다. 한천으로 다이어트하는 방법은 일상생활에서 과잉 섭취하고 있는 주식(탄수화물)의 양을 줄이고, 그 대신 칼로리가 낮은 한천을 먹어 배를 불리는 방법이다. 이때 부식은 줄이지 않기 때문에 비타민이나 미네랄 등의 영향 균형이 깨질 염려가 없다. 줄이는 주식의 양은 각자 나름대로의 양을 줄이면 된다. 예를 들면 세 끼 식사가 두 공기씩 먹던 것을 한 공기로 줄인다면 하루에 약 600 kcal의 감소가 되며, 이를 1～2개월 계속한다면 확실히 다이어트의 효과는 나타날 것이다. 식사때 먼저 한천으로 배를 불린 다음 주식을 줄인 식사를 한다.

18. 카레

인도 사람은 치매병이 없다는 말이 있는데 그것은 바로 인도음식의 카레 때문이다. 카레는 계피, 월계수잎, 세이지, 정향, 회향, 후추, 생강, 고추 등 12가지 이상의 양념이 들어가는 혼합 향신료이다. 카레의 색과 맛은 원료의 배합에 따라 달라진다.

2001년 영국의 파이토팜사는 카레의 주재료인 인도생강의 성분을 연구한 결과 결장암 예방과 치료에 효과가 있다고 발표했다. 미국 캘리포니아 대학의 샐리 프라우츠키 박사는 "카레의 노란 색깔을 내는 성분인 강황이 알츠하이머병의 진행을 지연시키는 데 효과가 있다"고 밝혔다.

카레에 함유된 성분이 혈액암을 억제하는 데 도움이 된다는 연구 발표가 택사스 앤더슨 암 연구소의 바랏 박사(Bharat B. Aggarwal) 연구에 의해 발표되었다. 카레의 함유된 심황(Turmeric)의 활성 성분인 커쿠민(curcumin)이 다발성 골수증 환자의 골수종 세포 복제를 멈추게 하고 사멸시키는 것을 발견하였다. 커쿠민은 전립선암 발생과 전이를 막는 데도 효과가 있다.

인도 등 열대와 아열대 지방에서 재배되는 다년생 식물인 커리에 함유되어 있는 커쿠민이 대장암, 유방암, 식도암, 피부암에 효과가 있는 것으로 밝혀져 의학계의 관심이 높아지고 있다. 커쿠민은 항암효과 외에도 항염(antiinflammatory) 작용에도 뛰어나다. 또한 항산화(antioxidant)에도 효과가 있다고 한다. 커쿠민은 암 외에도 알츠하이머인 치매병과 다이어트에도 도움이 되고, 관절염이나 당뇨, 고혈압 등의 예방에도 탁월한 효과가 있다.

카레의 노란색을 만드는 성분인 강황(Turmeric)이 류마티스 관절염에도 효과적이라는 것이다. 애리조나 대학의 연구팀이 쥐를 대상으로 실험한 결과 강황 추출물이 류마티즘 염증과 파괴를 막는 효과를 가지고 있는 것을 확인하였다.

제 3장 바다식품

1. 미역

곤포(昆布)과에 속하는 해초인 미역은 칼슘이 뛰어나며, 피를 맑게 하는 미네랄이 풍부하고, 미역에 있는 알긴산이 동맥경화에 좋다. 첫째는 식물섬유의 활동으로 장에 있는 필요 없는 콜레스테롤을 배출해준다. 두 번째는 칼륨의 활동으로 알긴산이 위에 들어가면 위산작용으로 칼륨을 방출한다. 칼륨은 혈액에 있는 불필요한 염분을 배출하기 때문에 고혈압으로 생기는 동맥경화의 악화를 방지해준다.

미역은 칼슘이 많이 들어 있어 골다공증 환자에게도 좋은 식품이며 뼈와 치아를 튼튼하게 한다. 당뇨병에도 유효하다. 바다에서 나는 해초들은 요오드가 들어 있는데, 특히 미역은 요오드가 많이 함유되어 갑상선 질환 환자에게는 꼭 필요한 식품으로 효과가 좋다. 요오드는 갑상선 호르몬을 만드는 데 필요한 성분이다. 갑상선 호르몬인 티록신은 심장과 혈관의 활동, 체온과 땀의 조절, 신진대사를 증진시키는 작용을 한다. 미역은 강한 알칼리성 식품으로 고기 종류의 산성식품을 먹을 때 산도를 중화시키는 좋은 식품이다.

미역과 식초는 맛도 서로 잘 맞지만 성분적으로도 효과가 좋다. 미역과 식초를 같이 먹으면 미역이 가지고 있는 콜레스테롤이나 혈압을 낮춰주는 성분을 한층 더 높여줄 뿐 아니라 알긴산에 식초가 있으면 부드러워진다. 미역은 장수식품으로 미

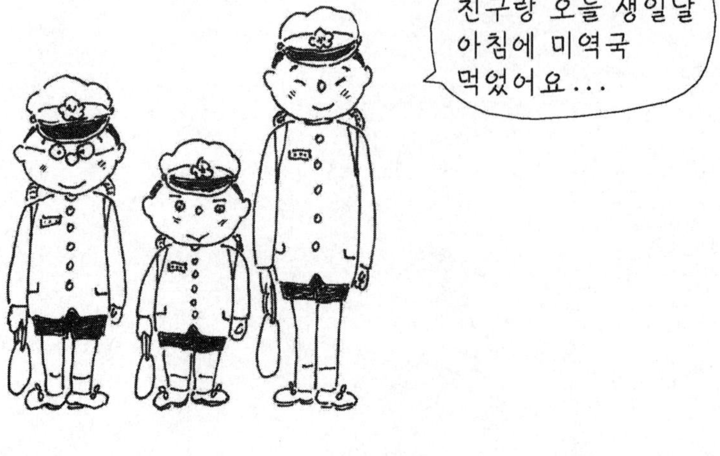

역을 많이 먹으면 장수한다. 미역에는 동맥경화를 막아줄 뿐만 아니라 성인병을 예방하며, 암에도 유효한 좋은 식품이다. 미역의 끈끈한 성분인 알긴산은 소화기관인 장의 점막을 자극해 소화운동을 도와주고, 몸에 있는 해로운 중금속과 결합하여 몸 밖으로 배설하는 작용을 하며, 변비를 원활하게 해주는 질 좋은 섬유질이다. 미역은 100 g당 9 kcal를 내는 저칼로리 식품으로 다이어트하는 여성에게 효과적이다.

미역에 함유되어 있는 염기성 아미노산인 라미닌은 혈압을 내리게 하므로 고혈압 환자에게도 유효한 식품이다. 요즘에는 미용식품으로도 쓰이며, 비만예방 식품으로도 더욱 사랑을 받고 있는 식품이다. 또한 자궁내의 종양에도 유효하여 자궁종양이 있는 환자에게 미역을 많이 복용하기를 권한다. 옛부터 산후에는 미역국을 먹는데, 그 이유는 산후에 붓는 것을 없애주고, 자궁의 나쁜 불순물을 없애주기 위함이다. 갑상선 뿐만 아니라 목 부위에 있는 임파결절이나 임파결핵에도 치료효과를 주는 유익한 식품이다.

미역은 비만예방에도 좋다. 미역에는 알긴산, 푸코이단, 리그닌 등 식물성 섬유질이 다량으로 들어 있어 장에서 당분의 소화흡수를 방지하는 역할을 한다. 따라서 미역을 자주 먹으면 피하지방이 축적되는 것을 막아 비만을 예방한다.

2. 김

미국에는 패스트푸드인 햄버거가 있다. 중국의 패스트푸드를 꼽는다면 만두이고, 한국의 패스트푸드는 주먹밥과 김밥이라고 볼 수 있다. 김밥에 쓰이는 김은 얇은 모양이지만 풍부한 영양과 비타민이 있다. 100 g의 음식을 영양가로 비교할 때 김은 β-카로틴, 비타민 A, B_1, B_2, 철분, 섬유, 마그네슘 등이 들어 있는 모든 음식 중에 열손가락에 들어갈 정도이다. 일반적으로 겨울 김이 가장 좋아서 단백질의 함량도 많다. 김의 단백질은 소화흡수가 잘 되어 입맛이 없을 때도 각광을 받는 식품이다.

김은 해조류 중에서 항암작용이 있는 비타민 A를 가장 많이 함유하고 있다. 또 비타민 B_{12}가 풍부해 여느 채소보다 훨씬 우수해 빈혈을 막아준다. 김의 유리아미노산 중 타우린 성분은 동맥경화의 원인인 콜레스테롤을 줄이고 간장의 기능을 돕는 유효성분이다. 혈액 중의 콜레스테롤을 감소시키는 효과를 통해 담석 등 결석을 방지하는 작용이 있으며, 타우린은 신경의 흥분을 진정시키는 작용이 있어 경련이나 간질병의 치료에 좋고 협심증, 심근경색 등 심장병의 예방과 치료에도 도움을 준다.

마른 김 1장에 들어 있는 단백질은 달걀 1개에 들어 있는 단백질의 양과 비슷하

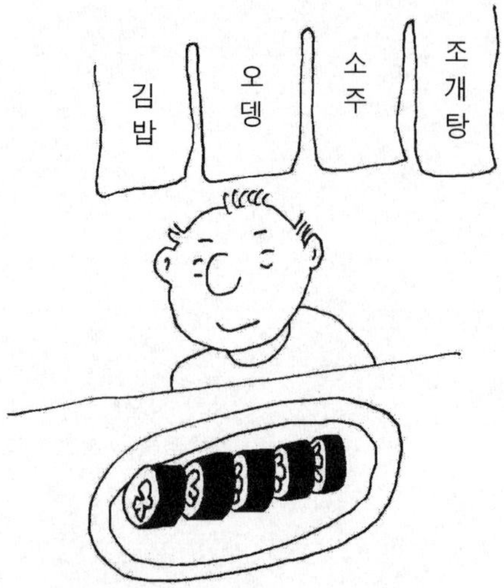

다. 콜레스테롤을 감소시키고, 최근 암의 예방과 치료에도 효과가 있는 것으로 밝혀진 타우린, 심장병이나 뇌졸중에 좋은 EPA, 그리고 체내 면역력을 향상시키는 식물섬유와 항궤양 물질 등이 다량 함유되어 있다. 김에서 추출한 당단백질을 실험한 결과 암 종양의 무게를 21.22%까지 억제했다는 보고도 있다.

특히 β-카로틴은 당근의 3배나 된다. 김의 β-카로틴은 피부를 윤기 있고 탄력 있게 만들어 피부를 촉촉하게 한다. 식물섬유는 변비에 좋고, 장의 연동운동에 자극을 주어 여성들에게 각광을 받을 수 있는 식품이다. 습관성 변비인 여성에게 권하는 김은 비타민 C도 풍부하게 함유되어 있다. 비타민 C는 기미 주근깨의 원인인 멜라닌 색소를 없애 주어 피부미용에 좋다. 미네랄도 풍부하여 여성들에게는 유효한 식품이며, 동맥경화를 방지하는 성분도 있다. 또한 최근에는 바다에서 나는 갈조식품들이 머리에 영향을 주어 머리카락이 빠진 사람들에게 각광을 받고 있다.

김은 습기가 차지 않는 곳에서 보관해야 한다. 만약 김에 습기가 차면 불에 살짝 구우면 바삭바삭해지고 향기도 좋아진다. 구울 때는 너무 센 불에 구우면 잘 타고 향기와 맛도 없어지므로 주의하도록 한다. 한국에서는 들기름에 발라 구워서 먹는데, 요즘 일본에서도 한국식으로 조미한 맛김이 인기가 있다. 맛김의 기름은 오래되면 몸에 해로운 과산화지질(過酸化脂質)로 변하므로 주의해야 한다. 김에는 단백질 함량이 많아 소화흡수가 잘 되며, 식욕을 돋우는 독특한 향기와 맛이 있어 식단에서 각광을 받고 있다.

김에는 갑상선 질환을 치료하는 작용이 있어 갑상선 환자에게는 좋은 식품이 된다. 또한 김을 많이 복용하면 여성들의 자궁근종을 예방하는 데 유효한 좋은 식품이다.

3. 다시마

바다의 야채라고 불리는 다시마는 곤포(昆布), 다사마(多仕痲)라고 하는 해조식물이다. 요즘은 갈색식품, 즉 해조식품이 각광을 받고 있다. 다시마가 체질 개선 및 각종 질병을 예방하는 현대인의 건강식이다. 다시마를 초에 절인 초곤포는 특히 비만 예방에 효과적일 뿐만 아니라 혈중 콜레스테롤을 저하시키고 동맥경화를 막아주는 효과가 있다.

성분의 대부분은 탄수화물로 단백질, 지방, 비타민 B_1, B_2이 다소 들어 있으나 주성분은 요오드와 칼슘, 칼륨 등의 미네랄이다. 특히 해조류의 일반적인 소화율은 좋은 편이 아니다. 특히 건조한 다시마 100 g 중에는 200～400 mg의 흡수율이 높은 요오드가 들어 있다. 또 다시마 200 g 중 뼈나 치아의 성육에 없어서는 안 될 칼슘이 약 800 mg이 들어 있다. 요오드, 칼슘과 알칼리성 무기질이 풍부한 다시마는 이상적인 알칼리성 식품으로서 알칼리도가 300 이상이나 된다. 육식 및 기타 산성식품을 취하고 있는 사람일지라도 다시마를 상식하면 체액은 항상 약(弱)알칼리성을 지키게 되므로 건강상 대단히 좋다.

체내의 대사를 활발하게 하는 요오드를 많이 함유하고 있다. 요오드가 부족되면 갑상선 호르몬인 티록신이 제대로 만들어지지 않아 갑상선 질환을 일으키게 되는데, 바로 다시마는 요오드가 많아 지방 대사에 필수적인 구실을 해준다. 신진대사 및 체온 조절 작용을 하므로 감기 예방, 냉병에도 좋으며 심신을 힘차게 해준다. 요오드가 부족되면 추위를 타게 되고 감기에 걸리기 쉬운데, 다시마에는 요오드가 많이 들어 있어 그 효능의 반은 여기에 있다고 해도 과언이 아니다. 칼륨도 많이 함유되어 있고, 또한 라미니(lamini)라는 물질이 있어 혈지질을 제거해주므로 고혈압에도 효과가 있다. 다당인 라미내린(laminarin)도 함유되어 종양도 예방한다.

다시마에는 요오드가 풍부하게 함유되어 있기 때문에 체내의 물질대사가 왕성해져서 갑상선호르몬의 분비가 정상화된다. 또한 다시마에는 미네랄이 풍부하게 함유되어 있어 혈압 강화에 요긴한 역할을 하는 칼륨과 골다공증 예방에 좋은 칼슘을 무리 없이 보충할 수 있다.

다시마 중에 요오드가 가장 많은 부분은 뿌리이다. 다시마 뿌리에는 잎사귀 부분의 2배 가까운 요오드가 함유되어 있다. 요오드는 고혈압이나 변비를 개선하는 데 유효하기 때문에 다시마 뿌리를 사용하면 더 큰 효과를 기대할 수 있다.

다시마를 먹으면 변비의 해소와 함께 숙변 같은 것이 나오는 경우가 있는데, 이것은 요오드가 지닌 장 속을 말끔히 청소해주는 정장작용(整腸作用)이 있기 때문이다. 장벽에 늘어 붙었던 오래 된 변이 떨어져 나감으로써 장의 움직임도 활발해진다. 변비는 고혈압의 원인이 될 수도 있는데, 다시마에 함유되어 있는 요오드 자체에 혈압을 정상화시키고 동맥경화를 예방하는 작용이 있기에 옛부터 다시마즙이 혈압을 좋게 한다고 전해지고 있다. 다시마즙을 만들 때는 다시마를 3 cm×3 cm로 자른 다음 컵에 물과 함께 넣어서 하루 동안 놓아두어 다시마를 우린 다음 그 물을 마시면 고혈압과 동맥경화에 유효하다.

다시마는 심장을 강하게 하는 역할도 한다. 다시마는 미네랄이 균형 있게 함유되어 있는 음식물인데, 특히 요오드가 많은 것이 특징이다. 다시마 뿌리에서는 히스타민과 요오드가 결합된 물질이 있어 특히 심장을 강하게 한다.

고기만 먹고 야채나 해초를 적게 먹는 식생활을 하다 보면 체질이 산성으로 바뀌는 경향이 있다. 우리들이 건강을 유지하기 위해 몸은 항상 약 알칼리성이어야만 된다. 해조류인 다시마는 알칼리성이 강한 식품이다. 평상시 알칼리성 식품을 적극적으로 섭취하는 것이 건강유지에 아주 중요한 요인이 된다. 그런 면에서 해초류

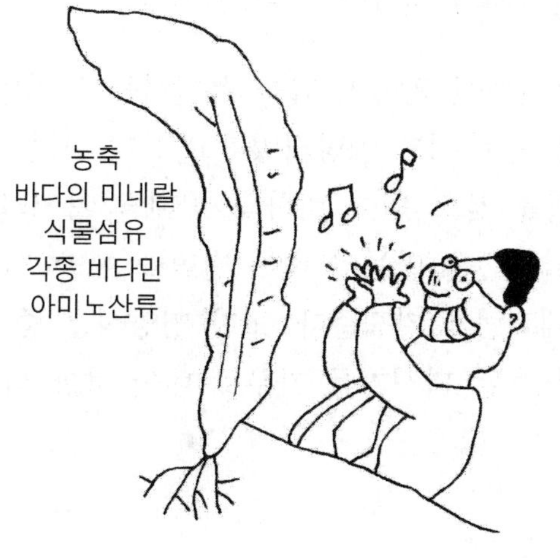
농축
바다의 미네랄
식물섬유
각종 비타민
아미노산류

중에서도 특히 곤포는 아주 훌륭한 식품 중의 하나이다. 일반적으로 알칼리성 식품에는 노폐물의 배출을 촉진시켜 주고, 혈액을 깨끗하고 맑게 해서 컨디션을 조절해 주는 작용이 있다.

다시마가 변비를 해소시키는 데에는 첫째 요오드의 효과이고, 다른 하나는 섬유질인 다당류의 효과가 있기 때문이다. 두 가지 다 곤포에는 풍부하게 함유되어 있어서 자주 섭취하게 되면 변비가 해소가 된다. 따라서 치질에도 효과가 있다.

다시마에는 혈압을 정상으로 만들어 주는 성분이 많이 들어 있는데 대표적인 것이 알긴산이다. 알긴산은 성인병을 예방해 주는 등 여러 가지 작용을 한다. 염분을 많이 먹으면 고혈압의 원인이 되는데, 알긴산은 몸 안에서 나트륨과 결합해 배설되므로써 염분 배출작용을 돕는다. 나트륨의 배설을 촉진시킴으로써 알긴산과 함께 혈압을 낮추는 데 크게 작용한다. 다시마 속의 염기성 아미노산인 라이신도 혈압을 내려주는 효과가 있다.

알긴산에는 콜레스테롤의 흡수를 저지하고 담즙산의 재흡수를 막아주어 체내에서의 콜레스테롤 소비량을 늘려 주는 작용이 있다. 따라서 동맥벽에 콜레스테롤이 침착하는 것을 방지할 수가 있다. 알긴산은 체내에 있는 불필요한 나트륨을 동반해서 염분의 과잉섭취에 의한 혈압 상승을 막아주기도 한다. 직접적으로 수치가 내려가지 않더라도 내려가기 쉬운 체질로 변하게 만든다.

다시마는 칼로리가 적어 아무리 많이 먹어도 살찔 염려가 없으면서도 미네랄 등의 유효성분을 착실하게 섭취할 수 있다. 또한 장의 벽을 자극함으로써 연동운동이 활발해져 배설이 부드럽게 이루어진다. 이 정장작용은 다시마에 많이 함유되어 있는 알긴산이라는 식물섬유의 역할에 의한 것이다.

미국 건강재단 연구진들에 의하면 암을 유발하는 고지방식에 다시마를 넣어 동물에 투여했더니 암이 30% 정도 예방되었다고 한다. 사실 다시마는 바닷물 속에서 미네랄을 모으는 성질을 갖고 있어 바다의 미네랄 보고라고 해도 과언이 아니다. 그 중의 철분은 헤모글로빈을 만들어 내어 빈혈을 예방하고, 아연 성분은 신진대사를 촉진하여 피부를 매끄럽게 가꿔준다. 또한 영양성분 중 칼륨은 숙취예방에 효과가 있어 술을 많이 마신 날 다시마를 가루로 내어 물에 타 마시면 다음 날 숙취의 고통을 줄일 수 있다.

고혈압 환자는 다시마로 차를 마시면 좋다. 옛부터 다시마차는 명차로 알려졌다. 고혈압, 신경통, 류머티즘, 당뇨병, 심장병, 위궤양 노약(老弱) 등 모든 노인성 질환에 효능이 있다. 특히 고혈압 환자나 치아가 부실한 사람에 좋고, 몸에 종기가 자주 생기는 사람은 다시마차를 마시면 예방이 된다.

다시마차를 만드는 방법은 먼저 다시마를 약간 볶은 다음 곱게 분말하여 열탕 1잔에 1~2티스푼씩 타서 하루 2~3잔 마시면 좋다. 또는 다시마를 가위로 적당히 잘라서 온수 1컵에 담가 하룻밤 두면 밤새 끈적끈적한 점액의 엑기스가 나오는데, 이 생즙을 아침 식전에 마시면 좋다. 이 차는 많이 마셔도 부작용이 없다. 다시마에는 간장 안에서 혈액의 응고를 방지하는 물질인 헤파린과 유사한 물질이 있고, 또한 출혈을 멎게 하는 지혈작용이 있다.

4. 꽁치

꽁치는 영양도 풍부할 뿐만 아니라 값이 싸기 때문에 일반 식단에 애용되는 생선이다. "사람은 혈관부터 늙는다"라는 말이 있다. 기름기 많은 육류나 새우 등에 많은 콜레스테롤이 혈관 벽에 침전되어 붙으면 동맥경화나 뇌경색의 원인이 된다. 바다의 어류 중 하나인 꽁치는 이러한 동맥경화나 뇌경색을 방지하는 데 좋은 식품이다.

꽁치는 북부 태평양에서 많이 잡히고 비슷한 종류가 대서양 지중해에도 있는데, 차가운 바다에 서식하는 어종으로 바닷물 온도가 섭씨 15℃ 가량인 곳을 찾아다니며 산다. 꽁치는 계절에 따라 지방 함유량이 각각 달라진다. 여름철에는 10% 정도이나 10월 전후에는 20%로 생선 중에서 지방 함량이 가장 높은 편이며, 산란하여 12월쯤에는 5%로 줄어 들기 때문에 꽁치가 제일 맛있는 계절은 10월과 11월이다. 서리가 내려야 꽁치의 제 맛이 난다는 말이 이런 이유 때문이다.

단백질을 충분히 섭취해야 혈관을 튼튼히 유지할 수 있지만 단백질에도 질이 있다. 단백질은 가지가지의 아미노산 물질로 구성되어 있는데, 아미노산의 종류가 풍

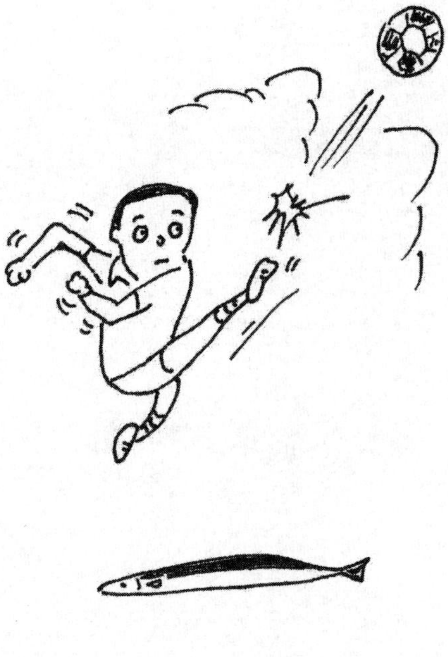

부하여 균형이 잡혀 있고, 인체에 필요한 필수아미노산을 많이 함유하고 있는 단백질이 양질인 것으로 알려져 있다.

꽁치는 양질의 단백질을 함유하고 있으며 콜레스테롤의 염려가 없다. 꽁치의 경우 같은 지방이지만 뇌혈전을 예방하는 EPA(에이코사펜타엔산), DHA(도코사헥사엔산) 등이 풍부하기 때문에 뇌졸중을 예방하는 데 일석이조인 식품이다. 동맥경화는 과산화지질(過酸化脂質)과 관계가 있다. 과산화지질이란 산화된 지방을 말하는데, 과산화지질의 양과 동맥경화증의 비율을 조사해보면 정비례의 관계에 있다. 즉, 체내에 과산화지질의 양이 늘어나면 늘어날수록 동맥이 딱딱해지며 유연성이 없어진다. 꽁치에는 혈관의 산화를 막는 성분인 비타민 E, B_2이 많이 함유되어 있다.

최근 "등푸른 생선을 먹어라"는 말이 있다. 등푸른 생선인 꽁치에는 에이코사펜타엔산(EPA)이나 도코사헥사엔산(DHA) 등이 풍부하여 동맥경화, 뇌경색, 뇌졸중 등을 방지해준다. 산화된 지방을 말하는 괴산화지질의 체내량과 동맥경화증의 발생비율 상관관계를 조사해보면 정비례의 관계를 알아낼 수 있다.

꽁치는 가을철에 잘 다니고 칼과 같이 생겼다고 하여 추도어(秋刀魚)라고 하고, 가을철에 무리를 다닐 때 빛이 난다고 하여 추광어(秋光魚)라고도 한다. 그래서 꽁치가 제일 맛있는 계절은 가을철이고, 이 계절에는 단백질의 함량도 20% 가량으로 매우 많으며, 질 또한 우수하기 때문에 가을철 꽁치를 상품으로 친다.

꽁치의 살 부분에 많이 함유되어 있는 성분의 하나로 타우린이 있다. 간장은 콜레스테롤을 처리하며 담즙산을 만든다. 담즙산은 담관을 거쳐 장관으로 배설되어 지방의 소화흡수를 돕는 역할을 한다. 담즙산의 독성을 없애주고 장관으로 보내는 배설을 돕는 것이 바로 타우린이다. 따라서 타우린을 충분히 섭취하면 불필요한 콜레스테롤은 담즙산이 되어 체외로 배설하게 된다. 콜레스테롤이라면 나쁜 인식이 강하지만, 담즙산이나 호르몬의 재료가 되기도 하는 우리 인간이 살아가는 데 필요 불가결한 성분이기도 하다. 그러나 지나치게 쌓이게 되면 혈관의 내벽에 찰싹 달라붙어 동맥경화를 일으킨다.

타우린은 콜레스테롤에서 담즙산으로 바뀌는 이화작용(異化作用)을 조절하는 효소의 움직임을 높여준다. 간장에 타우린이 많으면 콜레스테롤에서 담즙산으로 바뀌는 이화작용이 촉진되어 담즙산의 합성이 높아진다. 타우린이 충분히 간장에 보급되게 되면 담즙산이 많이 만들어져 더 나아가서는 그것들이 배설하기 쉬워진다.

다시 말하면, 담즙산의 재료가 되는 콜레스테롤의 소비가 많아져 그만큼 혈액 중의 콜레스테롤이 간장으로 보내져 몸 밖으로 내보내지게 되는 것이다. 배설되는 양은 그다지 많지 않지만 이때 밖에 기회가 없기 때문에 잘 이용해야 한다. 타우린이 혈중 콜레스테롤치를 내리기 때문에 꽁치가 좋은 식품이다.

꽁치의 배 언저리에는 지방의 산화를 막는 성분인 비타민 B_{12}와 철분이 많이 함유되어 있어 악성 빈혈을 예방하고, 성선(性腺)을 자극하고, 갑상선의 기능을 좋게 해준다. 꽁치의 지방은 불포화지방산이 많이 포함되어 있으므로 얼굴이 창백하고 기운이 없는 사람, 여름 더위에 지친 사람, 감기에 잘 걸리는 사람들은 꽁치의 배 부분과 내장을 먹으면 효과를 본다.

꽁치의 붉은 살에는 혈액을 만들어 주는 비타민 B_{12}가 많이 들어 있어 빈혈증이 있는 여성들에게 아주 좋은 식품이며, 또 꽁치에는 동맥의 탄력 유지를 떠맡아주는 효소인 에라스타제가 함유되어 있다. 이 에라스타제란 에라스틴이라는 동맥의 탄력 유지를 떠맡는 효소로 항상 새로운 에라스타제가 보급되지 않으면 에라스틴이 고물이 되어 동맥의 탄력성이 저하되어 버린다. 더욱 나쁜 것은 에라스틴이 고물이 되면 칼슘과 결합되어 동맥에 가라앉아 늘어붙어 버린다. 이것이 또 하나의 동맥경화 발생 원인이 되는 것이다.

혈관을 싱싱하고 젊게 유지하는 성분을 동시에 섭취할 수 있는 꽁치는 뇌졸중을 예방할 수 있는 최적의 식품이라 할 수 있다. 소금구이가 일품인 꽁치는 선도가 좋은 것은 내장채로 먹는 것도 좋다. 특수 체질을 가진 사람은 설사를 하거나 두드러기 나는 경우도 있으니 그런 사람은 먹지 않는 게 좋다.

5. 조기

조기는 민어과에 속하는 생선이며, 두개골 속에 돌 같이 단단한 뼈가 있다는 뜻의 석수어(石首魚)라고도 한다. 돌 같은 뼈를 갈아서 복용하면 결석증을 치료한다. 조기는 고급 생선으로 예부터 우리나라에서는 제사상에 꼭 올라가는 생선이다. 가시가 억세어 잘못 먹다가 목에 걸려 생명을 잃는 사람이 많았는데, 조상이 조기를 먹다가 돌아가신 경우에는 제사상에 조기를 올리지 않았다고 한다.

조기는 맛은 달고 성질은 평(平)하다. 조기(助氣)는 기를 보하고 정을 튼튼하게 하며, 정신을 안정시키며, 평소에 체질이 허약한 사람이나 식사를 잘 못하는 사람에게 좋다. 조기에는 3대 영양소 중 단백질과 지방 두 가지가 함유되어 있고, 인체에 필수적인 여러 가지 비타민이 함유되어 있다. 신진대사에 없어서는 안 되는 칼슘, 철, 인(phosphorus), 요오드(iodine) 등의 원소가 함유되어 있어 영양가가 높은 식품이다.

조기는 비장을 보하고 기를 보하며, 정신을 안정시키고, 비장이 허약하여 부종이 있을 때, 머리가 어지러우며 불면증이 있을 때에 효과가 있다. 최우석(崔禹錫)의 식경(食經)에는 "조기는 눈을 밝게 하며 심신을 안정시킨다"라고 기재되어 있다. 조기는 산후에 모유를 잘 나오게 하며 산후 부종을 없애준다. 「본초강목」에는 "조기는 형개(荊芥) 약초와 같이 복용을 해서는 안 된다"라고 기재되어 있다. 또한 과민한 체질은 피하는 것이 좋다.

고려 인종(仁宗) 때의 이자겸(李資謙)은 두 딸을 비(妃)로 삼게 해 전횡을 일삼다 영광 법성포로 귀양을 가게 되었다. 이자겸은 이곳 굴비의 뛰어난 맛에 탄복해 이를 왕에게 진상했는데, 왕이 맛을 보고 즉시 귀양을 풀었다고 한다. 이자겸은 단지 맛좋은 굴비를 진상했을 뿐 비굴하지는 않겠다는 의지의 표현으로 굴비(屈非)라는 이름을 붙였다. 그 후 영광 굴비는 때마다 왕에게 진상됐으며, 중국의 명나라・청나라까지 명성을 떨치게 되었다. 조기를 소금에 절여 말린 굴비는 소화를 돕는 식품으로 전남 영광 굴비가 가장 좋은 것으로 알려져 있다.

6. 복어

복어의 이빨이 앵무새의 부리와 비슷하여 '앵무어'로 불리며, 한자어로 하돈(河豚)이라고 한다. 복어를 낚시로 낚으면 이로 바드득 바드득 소리를 내면서 배를 부풀리기 때문에 영어로 Puffer Fish 또는 Global Fish라 한다. 복어 100 g 중에 수분 79.6 g, 단백질 18.7 g, 지방 0.26 g, 회분 1.2 g, 비타민 B_1 20 mg, 비타민 B_2 100 mg이 함유되어 있다.

원한이 있어서 이를 갈면 '복어가 이 간 듯 한다'는 속담도 있다. 복어는 기름기가 적어 비만, 당뇨병, 간장 질환, 술 마신 후의 숙취 해소로 인기가 높다. 복어 지느러미는 불에 구워서 따듯한 청주에 띄어 마시는데, 이는 숙취나 악취의 원인이 되는 알데히드나 메탄올을 제거하기 때문이다.

복어에는 맹독이 있는데 주로 알, 간장, 비장, 안구 및 혈액에 있다. 복어의 독인 테트로톡신(Tetrodotoxin)은 청산가리보다 10배 이상 강하여 0.5 mg만 먹어도 죽게 되며 한 마리의 복어독이 10명 이상을 죽이기도 한다. 이 독은 중추와 말초신경에 작용하여 지각이상, 운동장애, 호흡장애, 혈류장애, 동공확대, 언어장애, 마비가 일어나 마침내는 사망한다.

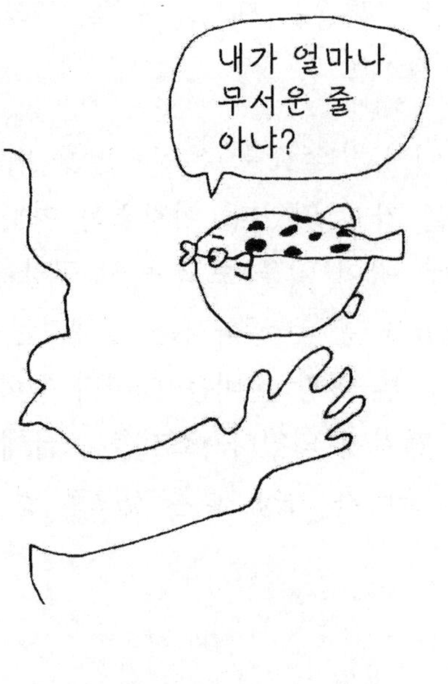

복어 중독으로 식후 10분 내에 사망하기도 하지만 8시간만 생명을 유지하면 회복이 된다. 이런 독의 작용을 아주 미량으로 역이용하면 류머티즘, 신경통, 진통 진정제로 쓸 수 있으며, 한방에서는 나병과 관절염 치료에 효능이 있다고 한다. 경련을 쉽게 일으키거나 오줌 싸는 증세를 고치는 데 이용되지만 독성 때문에 지극히 조심해야 한다. 복어는 또 허리와 다리를 튼튼하게 하며, 치질에도 효과가 있다. 우수한 단백질 때문에 쇠약한 사람에게도 좋다.

복어의 성질은 달며(甘) 온(溫)하다. 복어는 단백질이 많고 기름기가 적어 맛이 담백하며, 지리나 매운탕으로 주로 먹는다. 복어 살을 회로 먹기도 하고 구워서 먹기도 하는데 겨울철에 미각을 돋운다. 복어는 11월에서 2월까지가 가장 맛이 좋다. 복어의 독은 민간요법으로 신선한 올리브인 감람(橄欖)과 노근(蘆根)을 각각 4량(兩)을 깨끗이 씻어 즙을 내어 먹으면 해독된다고 한다.

7. 고등어

등푸른 생선의 대표격인 고등어는 값이 싸고, 옛부터 '서민의 생선'으로 자주 식탁에 애용되어 왔으며, 맛과 영양이 풍부해 '바다의 보리'로도 일컬어져 왔다. 고등어는 회유어(回遊魚)로 바다의 위층에서 주로 살기 때문에 강한 수압을 받지 않는다. 그러므로 깊은 곳에 사는 생선보다 육질이 연해 부패 속도가 매우 빠른 생선이기 때문에 신선도 유지에 특히 주의해야 한다.

신선도가 떨어지면 육질부의 붉은 혈액이 많은 부분에서 히스티딘(histidine)이란 필수아미노산이 히스타민(histamine)이란 독성인 아민(amine)으로 변화되는 현상이 급속히 일어난다. 만일 히스타민 상태로 변질된 고등어를 섭취한다면 알레르기 증상을 일으킬 가능성이 높아지게 된다.

동국여지승람에 의하면 지금부터 4백 50년 전부터 우리 민족은 고등어를 영양식품으로 활용해왔다고 기록되어 있다. 우리나라 전 연해와 일본, 중국 및 만주 연해에 주로 분포하는 고등어는 10～20℃의 수온 범위에서 서식한다.

고등어에는 성인병을 방지하는 핵산물질인 EPA, DHA와 항산화작용을 하는 비타민 E가 다량 포함되어 있다. 꼬리 가까운 부분의 껍질과 몸 사이에는 비타민 B_2가 집중적으로 분포되어 있다. 이밖에 당뇨병의 예방효과와 당뇨병의 병상을 호전시키는 비타민 B_6도 충분하다는 것이 영양학자들의 주장이다.

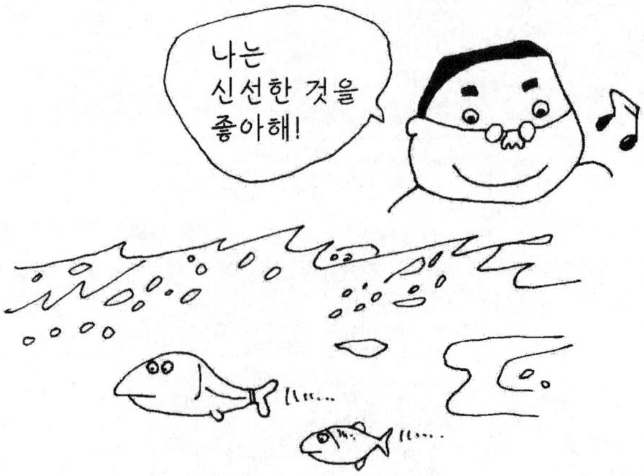

서민적인 생선인 고등어를 먹고 식중독을 일으키는 일이 많은데, 그 이유는 고등어 회를 먹으면 복통이나 설사를 일으키기 쉽기 때문이다. 산란기인 여름에는 내장에 유독 성분이 만들어지므로 삼가야 한다. 부패 속도가 다른 생선보다 빠르기 때문에 겉으로 보기에는 멀쩡해도 속에서는 부패가 진행되고 있는 경우가 많다.

고등어는 등쪽보다 은백색인 뱃쪽 살이 지방 함량이 많아 맛이 좋다. 신선도가 떨어지는 것은 아가미 속이 붉지 않고 암갈색이며, 배를 눌렀을 때 항문에서 즙액이나 내장이 밀려나기도 한다. 싱싱한 것은 경직되어 몸이 단단한데, 물이 간 것은 탄력이 없어진다.

고등어는 비린 맛이 특히 강하기 때문에 부재료와 향신료, 양념을 풍부하게 사용해 조리법을 변형시켜 요리를 하면 비린 맛을 없앨 수 있다. 특히 입맛대로 요리를 여러 가지로 해 먹으면 풍부한 영양을 값싸게 듬뿍 섭취할 수 있는 식품이다.

8. 도루묵

일본의 도요토미 히데요시가 조선을 공략하여 선조대왕은 피난길을 떠났다. 피난길에 백성 한 명이 선조왕께 바치는 생선이 있었다. 그 생선은 궁중에서는 전혀 먹어 본 일이 없었던 작고 조그만 생선이었다. “시장이 반찬이다”라는 말이 있듯이 왕 이하 대신들은 정말 꿀맛 같이 맛있게 먹었다.

선조왕이 백성에게 물고기의 이름을 물으니 ‘묵’이라고 하였다. 선조대왕은 맛있는 생선을 ‘묵’이라고 부르기에 천하게 보였다. 선조대왕은 엄명을 내려 아름다운 맛을 가진 고기라는 의미로 ‘충미어(忠美魚)’라고 이름을 지었다. 임진왜란을 일으킨 도요토미 히데요시가 전쟁 중에 세상을 떠나고, 선조대왕은 다시 궁중에 돌아가게 되었다.

어느 날 선조대왕은 피난길에 먹었던 충미어의 맛을 잊을 수가 없어 사람을 시켜 그 고기를 잡아오도록 하였다. 궁중에 돌아와 기름진 음식으로 길들여진 선조대왕의 입에는 시장할 때 먹었던 충미어가 맛있을 리가 없었다. 선조대왕은 묵을 먹어보니 그 옛날의 맛과는 전혀 달랐다. 그래서 그는 옛날 그대로 이름을 돌려준다는 의미로 ‘도루묵’이라는 생선 이름이 탄생하였다. 도루묵은 서민적인 생선이다.

단백질과 지방이 있으며, 지방의 구성이 불포화도가 높지 않고 비린내가 비교적

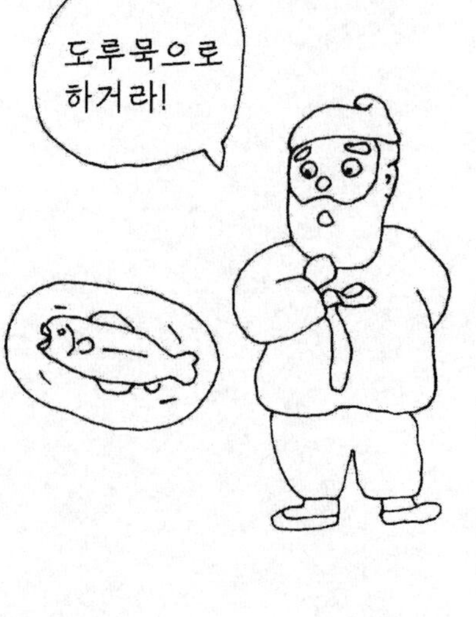

덜 난다. 도루묵은 목어(木魚), 은조어(銀條魚), 환맥어(還麥魚) 등으로도 불린다. 도루묵은 비늘이 없으며, 크기가 작기 때문에 찜을 하거나 기름에 튀기면 뼈째로도 먹을 수 있어 발육기에 있는 어린이나 청소년과 노인에게 훌륭한 칼슘 공급원이 된다.

칼슘이 부족하면 뼈대가 약해지고 성격 형성도 기형이 되며, 신경이 예민해져서 침착성이 없어지고 끈기가 부족해질 수 있다. 따라서 어린이와 청소년에게 좋은 음식이며, 노인에게는 골다공증을 방지하는 훌륭한 음식이다. 도루묵에는 뇌의 활동에 좋은 영향을 미치는 DHA가 포함되어 있으며, 조리하거나 구워 먹어도 DHA는 파괴되지 않는다. 최근 연구에 DHA는 기억 학습능력을 유지하는 효과가 있다는 것이 증명되었다. 도루묵은 노인성 치매에도 도움을 주는 식품이다.

9. 다랑어

다랑어는 전 세계에 분포되어 오대양 해양을 회유하고 있는 어종이다. 원양어선을 통해 많이 포획하는 생선으로, 보통 냉동다랑어를 먹게 된다. 맛은 검은 다랑어를 최고로 친다. 다랑어는 일본어로 '마구로'라고 하여 널리 알려졌다.

다랑어에는 다량의 DHA가 함유되어 있다. 도코사헥사엔산(DHA)이 풍부하여 동맥경화, 뇌경색, 뇌졸중 등을 방지해준다. 산화된 지방을 말하는 과산화지질의 체내량과 동맥경화증의 발생비율 상관관계를 조사해보면 정비례의 관계를 알아낼 수 있다. 과산화지질의 양이 늘어나면 동맥경화가 급진전된다는 사실에서도 다랑어의 효험을 생각할 수 있다.

다랑어는 회로 많이 이용하지만 튀김과 찌게로도 이용한다. 다랑어는 부위마다 영양가가 다소 차이가 있다. 붉은 부위에는 단백질과 철분이 많이 있고, 기름기가 많은 뱃살은 비타민 E가 함유되어 있다. 또 붉은 부위 옆에 있는 부위에는 비타민 E, 철분, 타우린(taurine)이 함유되어 피로회복에 도움을 준다.

타우린은 혈액의 콜레스테롤 함량을 억제하고, 간장의 해독기능 강화로 피로회복에 효과적이며, 인슐린의 분비를 촉진하여 당뇨병을 예방하고 혈압을 조절, 정상화

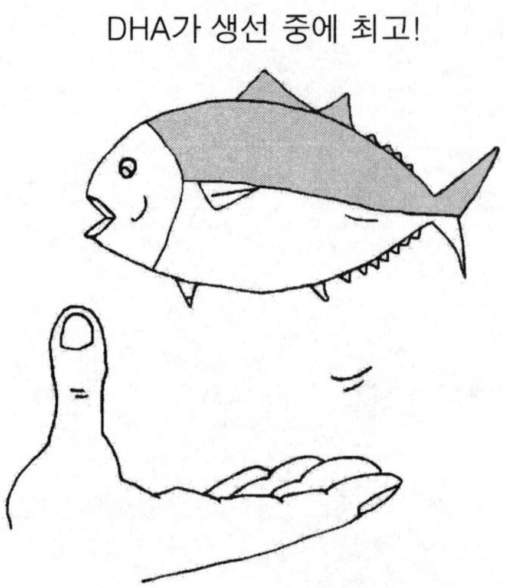

할 수 있는 효과 등이 있는데, 고등어에는 타우린이 많이 함유되어 있다. 기름기가 많은 다랑어의 뱃살에는 에이코사펜타엔산(EPA)이 함유되어 있어 혈액을 정화하는 작용을 기대할 수 있다. 기름기 많은 뱃살은 지방이 매우 많아 에너지가 붉은 부위보다 3배 가까이 있다.

다랑어 100 g 중에 비타민 D 720 I.U, 비타민 E 1.5 mg, 나이아신(niacin) 21.4g, 단백질 21.4 g, 지질 24.6 g이 함유되어 있다. 비타민 D는 칼슘과 인의 흡수를 촉진하여 뼈와 치아에 침착시켜 골다공증에 효과가 있다. 비타민 D는 처음에 간장에서, 다음에는 신장에서 조금씩 변화하여 활성형 비타민 D로 변한다. 그리하여 소장에서 식품에 함유되어 있는 칼슘의 흡수를 도와준다. 나중에 칼슘이 혈액에 들어와 인산과 함께 뼈로 운반되어 칼슘 섭취량을 촉진시키며, 뼈의 칼슘을 용해한다. 비타민 D는 체내의 '칼슘 운반책'이라고 한다. 다랑어에는 비타민 D가 720 I.U나 함유하여 뼈를 튼튼하게 한다.

10. 전광어

전광어는 난류에 회유하는 고기로 세계의 난류 지역에 분포되어 있으며, 종류는 약 20여 종이 있다. 전광어는 옛부터 대중 고기로 우리나라는 일본어인 '아지'로 많이 알려져 있다. 전광어를 소금에 절여 만든 "자반아지"를 많이 애용하였다.

전광어 100 g 중에는 칼슘이 65 mg 들어 있어 바다생선 중에 칼슘이 많은 생선이다. 또한 비타민 B_2도 많이 함유하여 신체의 성장과 세포의 재생을 도와주는 역할을 한다. 지방 부분은 DHA(도코사헥사엔산)와 EPA(에이코사펜타엔산)의 좋은 불포화지방산을 많이 함유하고 있다. 특별히 많이 함유하고 있는 EPA는 혈중 콜레스테롤을 떨어뜨리고, 혈전 생성을 막아주며, 심근경색과 뇌경색 등의 혈전증을 방지하는 데 효과가 있다. 어깨 아픔과 눈의 충혈, 두통 등에도 유효하다.

한편으로 DHA는 뇌를 활성화하여 뇌를 건강하게 하며, 치매병을 예방한다. 칼슘이 많은 생선으로 골다공증도 예방하며, 뼈를 튼튼하게 하므로 어린아이나 임산부의 칼슘을 충분히 보충한다. 눈의 피로를 막아주며, 특히 눈동자의 피로에 효과가 크다. 전광어 100 g 중 단백질이 18.7 g 함유되어 있다. EPA가 혈관을 확장하므로 동맥경화 뿐만 아니라 고혈압 환자들도 안심하고 먹을 수 있는 식품이다.

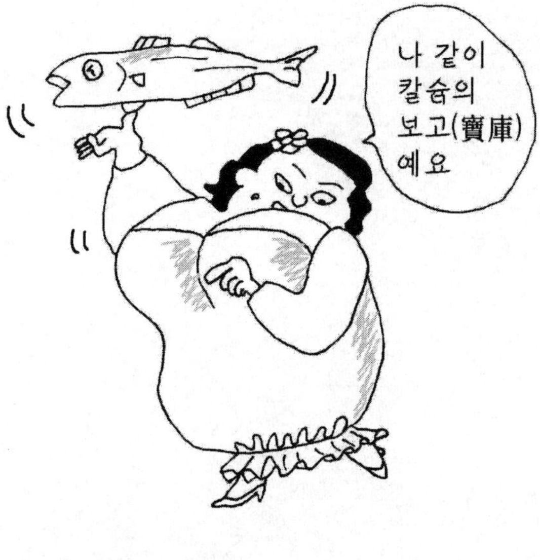

전광어 100 g 중에 비타민 B_2가 0.16 mg이 들어 있다. 비타민 B_2는 당질의 대사와 관계가 있어 지방을 분해 합성하는 데 필요한 물질이다. 비타민 B_2는 피부의 비타민이라고도 하여 피부와 점막을 보호하고 근육, 손톱, 발톱, 머리의 발육과 몸의 저항력을 강하게 해준다.

당질과 단백질의 대사와 지방의 분해, 합성에도 연관이 있어 지방의 섭취량이 많을 때 비타민 B_2의 필요량도 증가된다. 비타민 B_2가 결핍이 되면 구내염, 입술과 혀에 염증이 있고 손톱, 발톱, 머리, 눈에 문제가 발생되며, 위장장애와 성장이 지연된다. 전광어는 비타민 B_2가 함유되어 이런 염증에도 효과가 있다.

11. 대구

대구는 생명력이 강하여 평균 수명이 13～14년으로 장수하는 물고기 중에 하나이다. 대단한 식성으로 닥치는 대로 먹어서 대구(大口)라고 이름이 지어졌다. 대구의 몸은 양질의 단백질과 칼슘이 함유되어 있는데 단백질은 살과 피에 들어 있고, 칼슘은 뼈를 튼튼하게 한다. 간장에는 지용성 비타민인 비타민 A와 D가 많이 함유되어 있어 옛부터 암, 결핵, 야맹증에 효험이 있는 진귀한 고기로 여겼다.

대구는 비타민 A와 B군이 풍부하여 노화방지에 유효하다. 지방의 함유가 적고 맛이 담백하여 다른 생선보다 비린내가 덜하여 비린내를 싫어하는 사람도 대구는 좋아한다. 간유는 대구의 간에서 빼낸 것으로 비타민 D가 많이 들어 있다. 대구 100 g 중에 비타민 D가 70 I.U나 들어 있으며, 대구의 알에는 비타민 A와 D가 듬뿍 들어 있다. 또 창자로 창란젓을 만들고, 눈알 또한 영양가가 높아 대구는 거의 버리는 것이 없이 모두 식용으로 쓴다.

대구 매운탕은 날씨가 쌀쌀할 때 몸을 훈훈하게 하여 감기에도 좋으며, 해장국으로 먹으면 주독을 잘 풀리게 한다. 대구 100 g 중에 비타민 A가 100 I.U나 함유되어 있어 시력감퇴에도 유효하다. 또한 동맥경화증에도 좋은 식품으로 각광을 받고 있다.

생명력이 강하고 식욕이 왕성한 대구(大口)

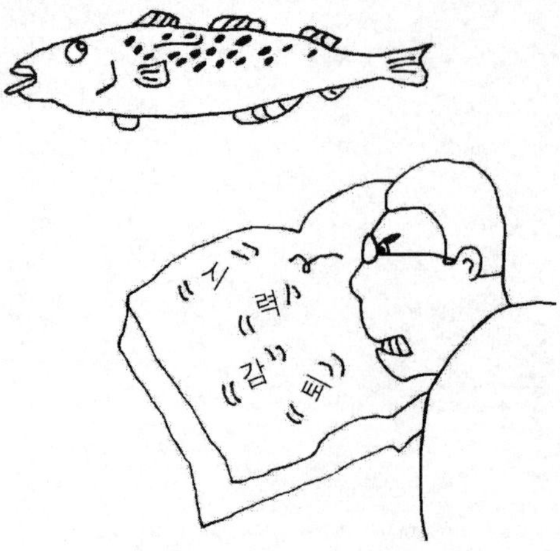

몸이 잘 붓는 사람에게도 좋아 몸의 부종을 없애주기도 한다. 이때는 무와 같이 요리하여 먹으면 부종을 한층 더 없애준다. 술안주에 대구포를 많이 애용하는데, 대구포는 머리와 내장을 떼어 낸 다음에 살을 절반으로 갈라서 소금에 절였다가 말려서 만든다.

옛부터 민간요법으로 젖이 부족한 산모에게 대구를 끓여 먹이면 젖이 많아졌다고 전해오고 있다. 빈혈 환자에게도 좋은 식품이며, 특히 간장을 좋게 해준다. 대구 껍질을 물에 담갔다가 유종(乳腫)에 붙이면 잘 듣고, 몸이 허약한 사람에게도 보신제로 쓰이는 식품이다. 한번 칼을 대면 신선도가 떨어지므로 랩을 씌어서 냉동 보관하여야 한다.

12. 정어리

정어리는 북해도 지방에서 일년 내내 잡히는 생선이다. 단백질과 지방은 양질이기 때문에 성장기 어린이에게 좋은 식품으로 권장한다. 정어리에는 비타민 B_2가 많이 함유되어 있어 성장과 세포의 재생을 돕고 건강한 피부, 머리, 손톱을 만드는 역할을 한다.

정어리 100 g 중에 비타민 B_2는 0.36 mg이 함유되어 있고, 비타민 D는 390 I.U나 들어 있어 칼슘을 체내에 잘 흡수하게 하는 좋은 식품이다. 비타민 D는 칼슘 흡수와 대사를 돕기에 칼슘의 운반책이라고도 불린다. 비타민 D가 많이 함유되어 있어 뼈와 치아를 튼튼하게 한다. 비타민 D는 처음에는 간장에서, 그 다음엔 신장에서 조금씩 변화하여 활성형 비타민 D로 변화한다. 이 활성형 비타민이 소장에서 식품에 함유되어 있는 칼슘의 흡수를 도와준다.

또한 정어리에는 나이신이 함유되어 있어 혈액 순환을 도와주어 혈액을 거침없이 잘 돌게 해준다. 혈전과 경색을 방지하는 EPA(에이코사펜타엔산)와 DHA(도코사헥사엔산) 등의 불포화지방산(不飽和脂肪酸)이 함유되어 있다. EPA와 DHA는 시력을 좋게 하고, 동맥경화, 뇌경색, 뇌졸중을 방지해준다. 산화된 지방을 말하는 과산화지질을 막아주는 작용을 하므로 혈관을 튼튼하게 한다.

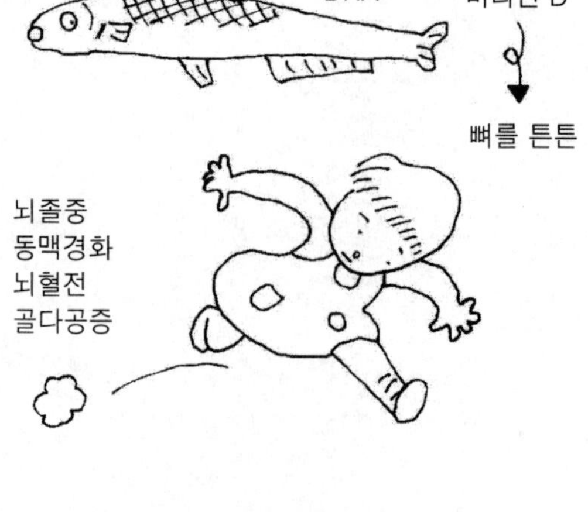

칼슘도 많이 함유되어 있어 정어리 100 g 중에 칼슘이 70 mg이 함유되어 있다. 뼈가 약한 사람이나 골다공증으로 고생하는 사람에게 정어리는 좋은 식품이다. 칼슘과 비타민 D가 함께 함유되어 있어 칼슘을 잘 흡수하게 한다. 칼슘만 있으면 흡수가 안 되지만 비타민 D가 함께 함유되어 있어 골다공증 환자에게 좋은 효과를 보는 식품이다. 또한 계절의 미각을 돋우는 생선으로 식탁에서도 각광을 받는다.

13. 연어

연어는 자기가 태어난 곳으로 다시 돌아가 알을 낳고 죽는 회귀성 고기이다. 연어는 고급 생선으로 비타민류가 풍부한 생선이다. 연어 100 g 중에 비타민 D가 1,300 I.U나 함유되어 있다. 비타민 D는 칼슘의 흡수를 촉진하여 뼈와 치아를 튼튼하게 하고, 골다공증에 효과가 있다. 갱년기 장애로 고생하는 부인들에게도 좋은 식품이다. 갱년기에는 에스트로겐 호르몬 분비가 감소되어 급격한 칼슘 부족 현상으로 골다공증이 쉽게 오는데, 이때 연어가 훌륭한 식품이 된다.

I.U는 국제 단위(International Unit)로 보통 성인들은 비타민 D의 하루 필요량이 100 I.U인데, 연어에는 1,300 I.U가 함유되어 있어 연어는 비타민 D의 보고(寶庫)라 할 수 있다. 비타민 D는 처음에 간장에서, 두 번째는 신장에서 조금씩 변화되어 활성 비타민 D로 변한다. 소장에서 식품에 함유된 칼슘의 흡수를 도와 칼슘이 체내에 흡수된다. 비타민 D가 부족되면 어린이들은 구루병에 걸리고, 성인들은 골다공증, 골연화증이 걸리게 되며 쉽게 뼈가 골절되기도 한다.

연어는 비타민 B군(B_1, B_2, 나이아신)이 함유되어 있어 성장을 촉진하고, 소화를 도와 위장장애에 효과를 주며, 혈액순환에도 유효하다. 연어 100 g 중에 양질의 단백질이 20 g 함유되어 있다. 위장을 따뜻하게 하며, 혈액을 잘 순환시켜 견비통을

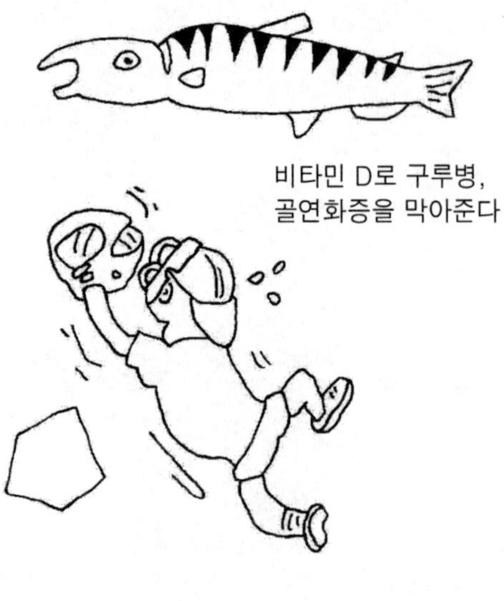

없애주고, 비타민 E가 있어 피부미용에도 좋다. 뇌세포를 활성화시키는 DHA도 다량으로 함유되어 있어 머리를 많이 쓰는 사람의 피로를 없애주는 식품이다. 또 혈액순환을 활발하게 해서 몸이 차가운 사람에게도 좋은 식품이다.

연어 100 g 중에 비타민 A는 200 I.U가 함유되어 있어 야맹증에도 효과가 있다. 비타민 A는 감기와 두통에도 좋으며, 피부와 머리털의 건강을 보호하고, 시력을 정상적으로 보호한다. 암을 예방하며, 병의 회복과 성장에 도움을 주는 귀중한 비타민이다. 비타민 A가 부족하면 야맹증, 각막건조증, 각막연화증, 피부건조, 지능장애 등이 생기는데, 연어에는 비타민 A가 함유되어 있어 좋은 건강식품이 된다.

14. 장어

비타민 A의 보고라는 장어는 민물에 살지만 알은 깊은 바다에 가서 낳으며, 어린 장어는 1~2년 바다에 살다가 봄철이면 강에 거슬러 올라와 자란다. 한방에 따르면 이 같은 장어는 몸의 양기를 강하게 해주고, 무릎을 따뜻하게 해주며, 여성들의 대하증을 멎게 해주는 데 효험이 있는 것으로 알려지고 있다.

장어는 악성 종기 등을 고치는 데도 효력이 있다고 전해진다. 각종 충 때문에 위장이 아프거나 또는 신물을 토할 때 장어국을 먹으면 1~2일 정도에 효력을 본다. 대변에 피가 나올 때 장어 1 kg을 소주로 삶아 소금과 식초를 약간 넣어 조미한 뒤 국과 고기를 먹으면 하혈을 멎게 하는데, 이것은 하혈이나 토혈 뿐만 아니라 기혈(氣血)과 양기(陽氣)를 크게 보한다.

마른 장어를 은근히 구워 기름을 짜낸 후 이 기름을 치질에 바르면 효과를 본다. 조루, 대하 및 하혈, 토혈에는 뱀장어의 뼈를 80% 정도 태워 잿가루를 만들어 하루 3번 따뜻한 술 또는 온수로 8 g씩 장기간 복용하면 좋다.

장어의 주성분은 단백질, 지방, 비타민 A이다. 장어의 단백질은 필수아미노산으로 골고루 들어 있어 영양가가 매우 높다. 비타민 A가 많이 함유되어 최근에는 항암 효과가 있다고 밝혀졌다. 또한 비타민 E도 풍부하여 체내에서 불포화지방산의

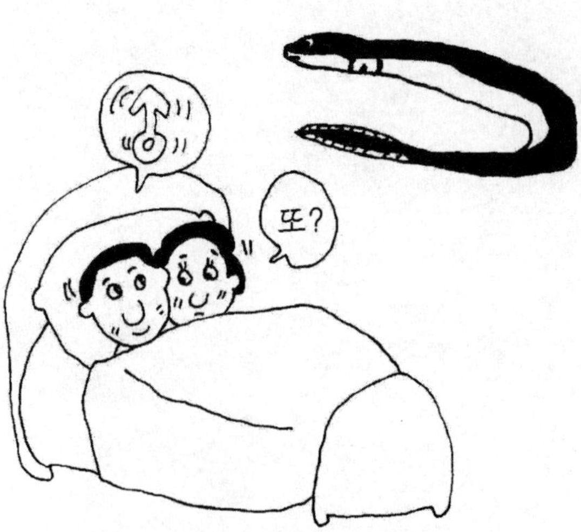

산화작용을 억제하고, 혈관에 활력을 주며 노화방지에도 효과가 크다. 필수지방산으로 불리는 성분이 많아 모세혈관을 튼튼하게 하고 몸을 왕성하게 한다.

비타민 A가 풍부하여 야맹증을 치료하고, 복통에도 효과가 있으며 안질, 치질에도 유효하다. 장어의 간은 강력한 정력제로도 유명하다. 장어가 뱀과 같다고 하여 뱀장어라고 한다. 장어는 양식 장어와 천연 장어가 있는데, 천연 장어의 효능이 더 크다. 양식 장어는 자연에서 성장이 되는 것이 아니기 때문에 강정효과가 훨씬 미치지 않는다. 또한 양식 기간 중에 질병, 감염을 예방하기 위해 항생제를 사료에 넣어 양식하므로 천연 장어보다는 정력 강화의 효능도 뒤진다.

15. 잉어

잉어는 유라시아 대륙의 온대성에 분포되어 있으며 번식력이 왕성하다. 옛부터 양식과 사육을 하는 물고기로 식용으로 써왔다. 잉어에는 단백질과 비타민 B_1, D, E가 풍부하게 들어 있는 자양식품이다. 잉어는 임신중이거나 병후 체력 회복에 좋기에 자양강장 해준다. 임신중에 몸이 부을 때도 효과가 있다. 모유가 잘 안 나오거나 산후의 빈혈을 방지하는 작용도 한다.

물고기 중에서 잉어가 비타민 B_1이 많이 함유되어 있어 에너지원이 되는 당질대사를 만들어 피로회복에 효과가 있다. 잉어 100 g 중에는 비타민 B_1 0.40 mg, 비타민 D 85 I.U, 비타민 E 1.5 mg이 들어 있다. 또 단백질 17.4 g, 지질 6 g이 함유되어 있다.

잉어는 번식력이 강하여 성장이 아주 빠르기 때문에 몸을 강정하는 데 좋은 식품이다. 남자들의 정력을 강하게 하고, 정자의 수요도 늘게 해준다. 남성 정자의 구성분 중에 가장 많은 아미노산이 알기닌과 히스티딘인데, 잉어에는 알기닌과 히스티딘, 라이신이 풍부하게 함유되어 있어 남자들에게 권장하면 좋은 강장식품이다.

잉어는 불포화지방산이 주성분이어서 동맥경화와 고혈압 환자에게 권해도 좋은 영양식품이다. 특히 비타민 B_1이 많아 당질대사에 크게 도움이 된다. 잉어에는 단

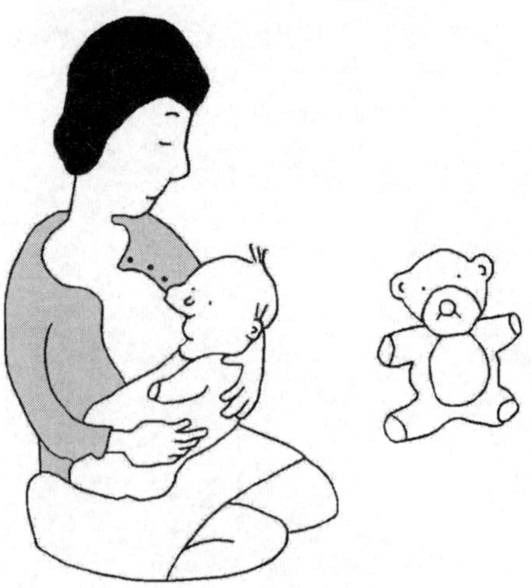

백질이 풍부하여 소화흡수가 잘 되며, 병을 오래 앓은 환자의 체력 회복에 좋으며, 어린아이에게도 좋다.

잉어를 복용할 때는 특유의 비린내 때문에 생강과 마늘을 넣으면 비린내를 없앨 수 있다. 또 잉어탕은 여성의 냉감증에도 유효하다고 한다. 잉어는 3000년 전부터 식용으로 써왔고, 약효도 다른 고기보다 많다. 특히 이뇨작용이 있어 몸의 부기나 수종을 빼주고, 고혈압 환자에게는 혈압을 낮추는 작용을 한다. 잉어는 임신 때나 출산 후에도 좋지만 모유를 먹일 때에도 좋은 부인과 식품이다.

16. 오징어

오징어는 전 세계에 460여 종류가 분포되어 있다. 오징어에는 타우린(taurine)이 함유되어 있어 피로회복에 도움을 준다. 타우린은 혈액의 콜레스테롤 함량을 억제하고, 간장의 해독기능 강화로 피로 회복에 효과적이다. 인슐린의 분비를 촉진하여 당뇨병을 예방하고, 혈압을 조절, 정상화 할 수 있는 효과 등이 있다. 오징어에는 성인병의 예방 성분인 EPA(아이코사펜타엔산)와 머리를 좋게 하는 DHA(도코사핵사엔산) 등이 다량 함유되어 있다.

오징어에는 콜레스테롤이 있는데, 콜레스테롤은 두 가지로 구분할 수 있다. 즉, 저밀도리포단백(LDL) 콜레스테롤과 고밀도리포단백(HDL) 콜레스테롤로 구분되는데, 소위 성인병의 발병인자로 지적되는 LDL콜레스테롤은 칼슘과 함께 혈관 벽에 침착, 동맥경화 및 고혈압 등의 원인이 된다. 반면에 운동을 많이 하면 형성되는 HDL콜레스테롤은 오히려 성인병 억제인자 또는 장수인자로 꼽힌다. 우리 몸은 하루에 1,500～2,000 mg의 콜레스테롤이 필요하다. 따라서 무조건 콜레스테롤이 나쁘다고 하는 것은 잘못된 생각이다.

오징어 100 g 중에 단백질이 15.6 g, 칼륨이 290 mg이 함유되어 있다. 오징어는 저지방(低脂肪), 저칼로리, 고단백 식품, 다이어트 식품으로 좋으며 비만증, 고혈

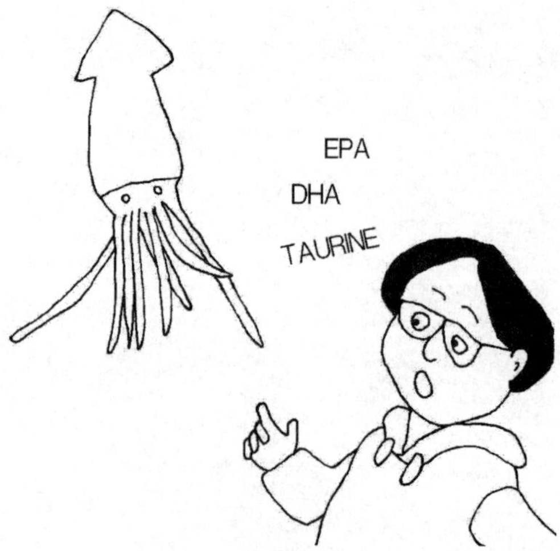

증, 당뇨병에 유효한 식품이다. 또한 비타민 A, 마그네슘, 인산, 칼슘, 탄산칼슘이 함유되어 있어 위궤양, 십이지장궤양에도 효과가 있으며 항암작용도 한다.

오징어에는 타우린이 많이 포함되어 있어 간장의 해독작용으로 피부가 고와진다. 오징어를 오래 씹으면 침이 많이 분비되므로 소화를 돕고, 해독기능도 있다. 오징어는 우수한 단백질이 듬뿍 들어 있어 영양가가 높다. 고혈압 환자에게도 좋으며, 뇌졸중(중풍)을 예방하는 좋은 식품이다. 오징어는 몸의 진액을 튼튼하게 해주고, 혈허(血虛)로 인한 폐경(閉經)과 여성의 비주기성 자궁출혈인 붕루(崩漏)에 유효하다. 또한 냉(대하)증에도 유효하다.

오징어에는 탄산칼슘이 있어 지혈작용을 한다. 오징어의 뼈인 오적골(烏賊骨)은 한의에서 지혈작용이 뛰어나 모든 출혈에 사용하는 좋은 약재이다.

17. 게

게는 바닷게와 민물게로 나눈다. 옛부터 "게와 꿀을 먹으면 죽는다", "게와 감을 먹으면 죽는다"는 말이 있는데, 그것은 게가 빨리 부패해서 세균성 식중독을 일으키기 쉽기 때문에 생겨난 말이다. 그러나 신선한 게는 어떤 음식과 함께 먹어도 탈이 나지 않는다. 게에 식초를 가하면 단맛이 한층 더 증가되는데, 게의 단맛은 당질의 일종인 아데니트 성분으로 어패류 중에서도 게살에 많이 들어 있다.

게는 고단백, 저칼로리 식품이면서도 저콜레스테롤이어서 비만, 고혈압, 간장병 등의 성인병을 걱정하는 현대인들에게 매우 적합한 식품이다. 단백질의 양은 보통 어류와 같은데, 그 중에서도 리신, 로이신, 이소로이신, 메티오닌, 히스티딘 등의 필수아미노산이 풍부하여 발육기 어린이의 성장에 도움을 준다. 지방 함량이 적어 맛이 담백하고 소화도 잘 되어 회복기 환자들과 허약체질인 사람, 노인들에게 권할 만한 식품이다. 게는 산성식품이기 때문에 채소와 같은 알칼리성 식품과 함께 먹어야 그 효과를 높일 수 있다.

게는 산성식품이면서도 혈중 콜레스테롤치를 떨어뜨리는 작용이 있기 때문에 오히려 동맥경화증인 사람에게는 콜레스테롤치를 낮춰주므로 권장할 만하며, 고혈압, 고지혈증인 사람에게도 좋다. 게살 속에는 타우린이 다량 함유되어 있기 때문에 콜레스테롤치를 낮춰주는 것이다. 타우린은 혈압을 유지하고, 담 속을 녹여주며, 시력 감퇴를 막는 데 도움을 준다. 게에는 인체에 반드시 필요한 비타민 A, B, D, E 등이 함유되어 있고, 키토산이 풍부해 어린이 성장발육에도 좋다.

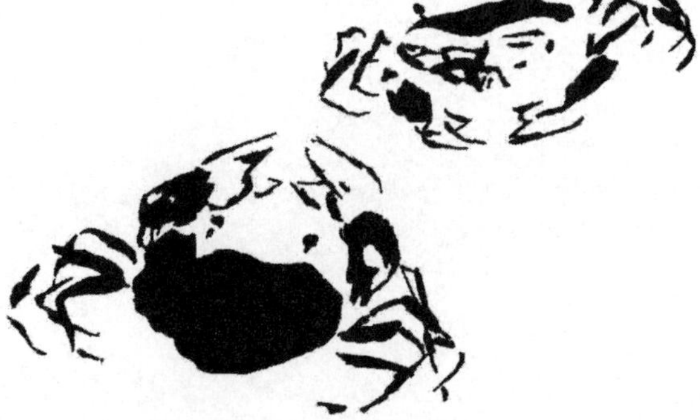

야채에 함유된 철분은 비헤모철이기 때문에 체내 흡수율이 5%에 지나지 않지만, 게의 철분은 헤모철이기 때문에 35%의 높은 흡수율을 갖고 있다. 따라서 다량의 철분이 필요한 산모나 빈혈이 있는 사람, 허약체질에 좋은 건강식품이다. 또한 이 밖에도 게에는 지방의 함량이 적어 맛이 담백하므로 입맛이 없고 소화가 잘 안 되는 사람들에게 좋고, 다이어트 식품으로도 권할 만하다.

게는 영양가가 뛰어나기도 하지만 그 맛이 독특한데, 이것은 글리신, 프로린, 알기닌, 베타인, 타우린 등의 성분이 어우러져 맛을 내기 때문이다. 게를 먹고 탈이 났을 때에는 차조기잎을 먹으면 효과가 있다.

18. 멍게

바닷가 해산물 중의 하나인 멍게는 독특한 맛으로 입맛을 돋우며, 회로 많이 애식하며 당뇨병에 좋은 식품이다. 1911년 독일의 헨체는 나폴리의 임해 실험소에서 바다의 원색동물인 멍게에 바나듐(Vanadium)이 들어 있다는 사실을 밝혀냈다. 바나듐은 1831년에 스웨덴의 화학자인 세프스트룀이 발견한 금속 원소로, 원소 이름을 스칸디나비아 미의 여신인 바나디스(Vanadis)에서 따왔다고 한다.

멍게에 들어 있는 바나듐의 농축 계수는 100만 이상이라고 한다. 그러나 아직까지는 바나듐의 농축 방법과 바나듐의 어떤 기능이 멍게에 있어서 중요한가 등에 대해서는 밝혀지지 않았다. 멍게만이 바나듐을 가지고 있는 것이 아니라 멍게 이외의 생물에서도 바나듐이 중요한 기능을 하고 있다는 사실이 최근에 밝혀졌다. 바나듐은 쥐나 병아리에게는 필수 원소이다.

바나듐이 결핍되면 성장이 늦어지거나 생식기능이 저하된다고 한다. 최근 바나듐이 당뇨병을 억제하는 작용을 한다는 사실이 밝혀졌다. 당뇨병에 걸린 실험 동물 쥐에게 바나듐산 나트륨과 소금을 섞여 먹였더니 당뇨병이 치료되었다는 주목할 만한 보고가 있다.

갈조식물에 들어 있는 부로모퍼옥시다아제는 바나듐에 의해 활성을 갖게 하는 효소이다. 즉, 부로모퍼옥시다아제는 분자량이 9만인 단백질로 활성을 일으키는 데

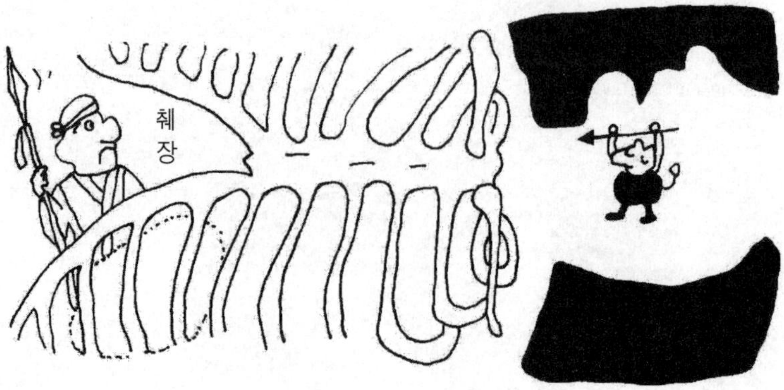

바나듐이 필요하다. 효소 한 분자에 0.3～0.9개의 바나듐이 결합하고 있다. 또한 질소 고정 세균에 들어 있는 질소 고정화효소인 니트로게나아제에도 바나듐이 들어 있다는 사실이 밝혀졌다. 이와 같이 금속 원소는 생물에 있어서 중요한 기능을 하고 있을 가능성이 크다. 우리 몸에는 바나듐이 약 15 mg 들어 있지만 아직 그 기능에 대해서는 확실하게 밝혀지지 않았다.

해산물 중에서도 멍게에는 많은 바나듐이 들어 있어 당뇨병 환자에게 멍게가 좋은 식품겸 치료제로 효능이 있는 것이다.

19. 해삼

'바다의 인삼'이라는 해삼은 채벽에는 사포닌과 다당류가 함유되어 있고, 몸 전체에는 칼슘, 철분, 나트륨, 인, 단백질, 비타민 A, B_1, B_2, C, D, 티아민(thiamine), 성장 촉진제인 리보프로빈(riboflavin), 니아신(niacin), 마그네슘, 나트륨, 탄수화물이 들어 있다. 최근에는 암을 억제하는 사포닌이 함유되어 있다고 하여 항암제로 각광을 받고 있다. 성선(性腺)에는 아데닌, 티아민, 구아닌, 사이토신, 5-메틸사이토신이 함유되어 있고, 생식선에는 β-카로틴, 에치네논, 캔타산딘, 지아산딘, 아스타산딘이 함유되어 있다.

해삼도 인삼과 같이 사포닌(Saponine)을 함유하여 각종 난치병 예방과 치료에 효과적이다. 해삼은 옛부터 고급 보익(補益) 식품으로 풍부한 단백질과 각종 미량원소가 함유되어 있다. 특히 유산연골소(Chondroitin sulfate)가 함유되어 있어 소아들의 성장 발육에 좋으며, 노화를 방지해준다. 위궤양과 십이지장궤양에도 좋으며, 산후 회복에 특히 좋아 옛부터 산후 보약에 해삼을 꼭 넣었다. 해삼은 멜라닌을 없애주어 피부를 보얗게 하고 윤택하게 하므로 피부미용에도 좋다.

해삼의 내장을 건조시킨 것은 약으로 사용되는데, 맛이 짜고 성질은 차다. 신장의 기운을 보하여 임포턴스에 효과가 있으며, 영양 강장약으로 많이 사용한다. 또한 폐결핵, 성신경 흥분제로도 사용할 수가 있어 불감증에도 유효하고, 여러 출혈증에 사용되기도 한다.

해삼에는 델레노스타틴(thelenostatin)이란 강한 세포독성을 가지고 있는데, 이것

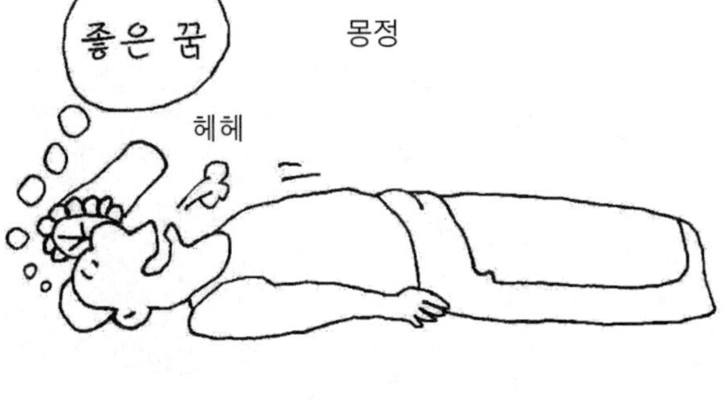

은 일종의 강한 어독(魚毒)으로서 암세포를 억제하며 단백질과 핵당, 핵산의 합성을 억제시킨다. 아리조나 주립대학 암 연구소의 로버트 바이아르(Robert S. Byars) 박사는 해삼이 항암에 대한 활성도 검사에서 항암효과가 우수하다고 하였다. 퀸랜드 메디칼 센터 대학의 롼 해즐톤(Ron A. Hazelton) 박사는 류마티즘 관절염 환자 18명에게 500 mg의 해삼을 하루에 두 번 복용시킨 결과 부작용 없이 효과가 있었다고 보고하였다. 넵튠(Neptune)시의 모리 스와즈벅(Mori Schwartzberg) 박사도 해삼이 항염증 효과가 있다고 하였다.

해삼은 허리가 아플 때에 좋은 식품이다. 허리를 튼튼하게 해주고, 정액이 저절로 흐르는 설정증이나 꿈을 동반하고 오는 몽정에도 효과가 있다. 일반적으로 결혼 안한 건장한 청년이 한 달에 한 번 정도 하는 몽정은 정상적인 생리현상이다. 조루증에도 해삼은 유효한 식품이고, 장이 약해서 오는 설사에도 효과를 보는 자양식품이다. 산후나 병치레 후에 몸을 튼튼하게 하며, 폐결핵이나 신경쇠약에도 좋다.

혈우병으로 쉽게 출혈을 할 때에도 좋아 지혈하는 데 효과가 있다. 「본초구원(本草救原)」에는 "해삼은 오장을 윤택하게 하고, 몸 안에 있는 수분을 잘 나가게 한다"고 기재되어 있다. 또한 해삼은 태아를 튼튼하게 하는 보태식품으로 임산부에게 권하면 좋은 식품이다. 장이 건조하여 오는 변비에도 효과가 있어 노인성 변비에도 좋고, 소변을 자주 보는 사람에게도 유효하다.

일본에서는 해삼의 창자를 '고노와다'라고 하며, 음주 후 숙취 해소제와 주독 중화에 이용하고 있다. 해삼에는 콘트로이틴(Chontroitine)이 함유되어 있어 노화를 방지하고, 난치성 관절염에도 유효하다. 또 무코포리사카라이드(Mucopolysacaride)라는 물질이 함유되어 있어 장의 점막을 재생시켜 면역기능을 강화시킨다. 해삼은 90%가 물렁뼈로 조직되어 씹을 때 오돌오돌한 맛이 나는데, 최근에는 해삼을 분말과 캡슐로 만들어 복용하기 쉬워졌다.

20. 전복

전복은 귀한 식품으로 예부터 각광을 받아왔다. 전복에는 단백질 24%, 지방 0.44%가 들어 있으며 글루타민산, 아데닐산, 글리신, 베타인이 있다. 다른 생선보다 지방은 아주 적다. 우리나라에서는 전복을 오돌오돌 씹는 맛으로 회로 먹고 있으나 중국에서는 주로 삶아서 요리에 많이 이용한다.

전복은 강정식품으로 몸의 진액을 돋워 주고 정수(精髓)를 튼튼하게 하며, 눈을 밝게 하는 작용이 있다. 또한 해수에도 좋으며, 여성에게는 비주기성 자궁출혈인 붕루와 대하증에 효과가 있다. 소변을 볼 때 배뇨를 이롭게 하고, 황달증세를 없애 주는 좋은 식품이다.

전복을 딸 때는 전복 밑을 칼로 순식간에 넣어 한 번에 뒤집어야 한다. 그렇지 않으면 칼을 포기할 정도로 전복이 돌에 단단히 붙어 있어 간혹 해녀나 스쿠버 다이빙하는 분들을 곤욕을 치르게 한다.

「수식거음식보(隨息居飮食譜)」에는 "전복은 간장과 신장을 보하며, 정수를 보

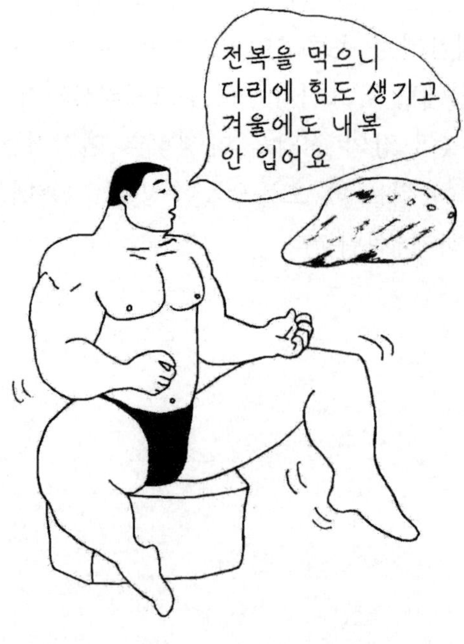
전복을 먹으니
다리에 힘도 생기고
겨울에도 내복
안 입어요

익하고, 눈을 밝게 하며, 위를 편하게 하여 영양을 골고루 준다. 또 대하나 붕루와 소변이 잘 나가지 않는 증상에도 좋으며, 뼈가 욱신욱신 아플 때에 치료한다"고 기재되어 있다.

전복의 내장에는 독특한 냄새와 맛이 별미이며, 정력제로 알려지고 있다. 전복은 대표적인 강정식품인데, 자양강장 효과를 최고로 나타내는 부분은 간이다. 전복의 간은 최고의 영양 구성으로 되어 있으며, 이것은 강정식품 중의 으뜸이다. 전복의 간은 대개 2~3시간 내에 먹는 것이 좋다. 즉시 요리를 하는 이유는 부패하기 쉽기 때문이다. 전복의 간은 마치 소의 간과 같은 맛을 낸다.

한의에서는 전복 껍데기를 석결명(石決明)이라는 좋은 약재로 쓰인다. 어지러움증과 눈이 충혈되고 시야가 흐릴 때 석결명을 가루로 내어서 물에 끓여 먹으면 석결명에서 미량원소들을 섭취하게 되어 좋은 효과가 있다.

21. 굴

굴은 '바다의 우유'라는 말이 있을 정도로 영양가가 많고 맛도 풍부하다. 오래 전부터 굴을 생으로 먹었다는 문헌이 있다. 고대 로마시대 때 왕이 굴을 좋아하여 프랑스의 불따뉴 반도에서 굴을 따서 냉장마차로 1,500 km나 이동하여 왕에게 바쳤다고 한다. 이만큼 왕이 굴을 좋아했던 것은 맛 뿐만 아니라 정력제로 사용하였기 때문이다. 나중에는 로마에서 굴을 직접 양식했다고 한다.

굴은 글리코겐과 풍부한 비타민 그리고 미네랄이 함유되어 있어 간장의 기능을 돕는다. 간장은 몸의 영양을 잘 흡수하도록 하므로 그 기능을 높이면 몸의 상태를 좋게 하고, 정력적인 힘의 원천이 된다. 우리나라에서는 바닷가 바위에 붙어서 살기 때문에 석화(石花)라고 한다.

굴은 빈혈, 동맥경화, 고혈압, 뇌졸중, 시력저하를 막아주는 좋은 식품이다. 굴은 상하기가 쉽기 때문에 알파벳 R이 들어 있는 달에만 먹는다. 예를 들면 5월~8월까지는 먹지 않고, 나머지 달에는 R이 들어 있기에 먹어도 좋다. 그것은 상한 굴을 먹으면 몸이 상하기 때문이다.

싱싱한 굴에다 보통 레몬즙을 짜 넣어 먹는데, 그것은 산성식품인 굴에 알칼리성식품인 레몬으로 영양의 균형을 잡아 독특한 맛과 향을 풍미하기 위한 것이다. 싱싱한 굴은 윤기가 있고, 몸집이 오돌오돌하고 통통하면서 동그랗게 위로 부풀어 있어 탄력이 있는 것이 질이 좋다. 굴 껍데기가 허옇거나 노란 것은 오래 된 것이므로 주의하여야 한다.

굴은 강장식품으로 각광을 받아왔다. 굴 껍데기를 한의에서는 모려(牡蠣)라고 하는 약재로 쓰인다. 굴 껍데기에는 칼슘이 80~95% 함유되어 있고, 그 외에도 마그네슘, 규소(silicon)가 들어 있다. 굴 껍데기는 특히 위궤양, 십이지궤양에 효과가 있고, 밤에 잠을 잘 때 땀을 흘리는 증상에 효과가 있다. 골다공증에도 효과가 있으며, 갑상선 종대를 없애는 작용을 한다. 경부에 임파결절이나 임파결핵에도 굴껍데기를 이용하면 유효하며, 중년 남성들의 조루현상에도 효과를 볼 수 있는 귀한 약재이다.

여성에게는 비주기성 자궁출혈인 붕루(崩漏)나 냉이 심할 때에도 효과가 있는 약재이다. 굴 껍데기를 불에 약간 구워 부수어 끓는 물에 넣은 다음 굴 껍데기는 건져내고 그 물을 마시면 효과를 본다. 물 속에는 미량원소가 많이 함유되어 있다.

굴은 남성 불임증에도 좋은 효과가 있다. 사람이 세상을 사는 의미 중에는 자손을 남기는 일도 포함된다. 성행위는 생식에 불가결한 것이다. 그것은 단순히 자손을 남기기 위한 것 뿐만 아니라 자기 자신이 살고 있다는 사실을 인식하는 행위이다. 성을 부정하는 것은 인간의 생을 전적으로 부정하는 것이다. 바로 굴은 생식기능을 높여주는 식품이다. 최근 남성의 정자수가 적어 아이를 가질 수 없는 부부가 늘고 있다.

굴은 남자의 정자수를 늘려주는 좋은 강정식품이다. 굴에는 단백질의 재료인 아미노산의 하나인 시스틴에서 비타민 B_6의 작용에 의해 만들어지는 타우린이라는 영양 성분이 아주 풍부하다. 양질의 단백질 식품으로서 '바다의 우유'라고 불리는 이유가 바로 여기에 있다. 굴에는 영양이 뛰어날 뿐만 아니라 그밖의 주성분으로서 미네랄이 있으며, 미량원소인 아염, 에너지원이 되는 당류인 글리코겐 등이 풍부하게 함유되어 있다. 그 중에서도 다른 식품과 비교해서 아염과 타우린이 두드러지게 많은 점이 굴의 특징이다. 아염이나 타우린은 조개류에도 함유되어 있지만 굴에 비하면 비교가 안 된다.

굴의 효능 중 최대의 특징은 정자의 생육에 깊은 관계가 있다. 즉 아기를 낳기

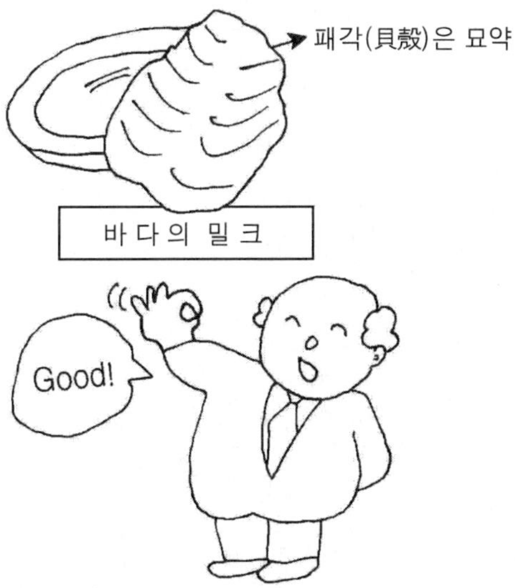

위해 정자의 수를 늘리고 싶은 사람은 굴을 적극적으로 먹으면 큰 효과를 얻을 수 있다. 아연이란 정자의 형성에 빼놓을 수 없는 미네랄이다. 정자는 아연을 영양분 중의 한 가지로 삼아 자라나게 된다.

아연이 결핍되면 정자의 형성이나 생식기관의 생육에 영향을 미치게 된다. 생식에 필요한 수만큼 정자가 자라나지 않으면 고환은 위축된다. 남성이 사정하게 되면 섭취한 아연이 소비되기 때문에 그 분량 만큼 항상 아연을 섭취해 놓아야 한다. 아연이 단독으로 작용하는 것이 아니라 다른 성분과 함께 어울려 좋은 역할을 하게 된다. 바로 이 점 때문에 정자 강화식품으로 굴이 뛰어나다.

굴에 함유되어 있는 아연은 체내에서 화학반응을 촉진하는 물질인 갖가지 효소의 성분으로 작용하게 된다. 그 중의 하나가 인슐린의 생산을 들 수 있다. 췌장에서 분비되는 인슐린 중에는 아연이 들어 있다. 당뇨의 미각장해에는 아연을 섭취하면 효과적이다. 굴에 함유된 타우린도 인슐린의 역할을 도와준다. 타우린은 출산 후에 처음 나오는 모유에 많이 함유되어 있는데, 타우린을 풍부하게 함유하고 있는 고단백식인 굴은 간장의 움직임을 높여준다.

22. 방어

방어는 온대성 어종으로 양질의 단백질과 지질이 풍부히 함유되어 있다. 방어는 태평양에서 잡히는 회유어(回遊魚)이며, 비타민 B_1, B_2, D, E가 듬뿍 들어 있다. 방어는 생선회나 구이로 많이 먹는다. 더욱이 비타민 D가 많이 함유되어 있어 체내에서 칼슘의 흡수를 돕는다. 철분도 풍부하기에 빈혈에 효과가 있다. 그 외에도 비타민과 미네랄이 많이 함유되어 있다.

방어는 1년 중 봄과 겨울에 맛이 제일 좋다. 방어의 기름에는 불포화지방산의 DHA, EPA가 함유되어 있어 혈관 속의 콜레스테롤을 떨어뜨리고 동맥경화를 방지한다. DHA(도코사헥사엔산)와 EPA(에이코사펜타엔산) 등이 풍부하여 동맥경화, 뇌경색, 뇌졸중 등을 예방해준다. 산화된 지방을 말하는 과산화지질의 체내량과 동맥경화증의 발생비율 상관관계를 조사해보면 정비례의 관계를 알아낼 수 있다.

방어는 뇌세포를 활성화하여 치매도 예방해준다. EPA와 DHA는 혈전 발생을 억제하는 데도 효과가 있다. 방어의 기름인 불포화지방산(不飽和脂肪酸)은 산화를 막아준다.

또한 방어는 비타민 E가 함유되어 있다. 방어의 비타민 E는 지질의 산화를 방지하고, 혈관이 노화되는 것도 예방해주며, 항암효과도 있다. 방어 100 g 중에 비타민 D가 340 I.U가 들어 있어 골다공증에도 효과가 있으며, 유아기나 발육기의 자녀들의 발육에도 도움을 준다. 또 식욕부진에도 효과가 있고, 체중이 감소될 때에도 방어는 좋은 식품이다. 방어 100 g 중에 비타민 E는 2.0 mg 들어 있고, 단백질은 21.4 g 들어 있다.

23. 새우

"고래싸움에 새우등 터진다"는 속담이 있다. 새우는 양기를 왕성하게 하는 최상급의 식품이다. 그래서 「본초강목」에는 "혼자 여행을 할 때는 새우를 먹지 마라"는 재미있는 경고문도 있다. 이것은 혼자 여행을 하면 상대가 없는데 새우만 먹고 있으면 정기가 넘쳐 괴롭게 만들기 때문이다. 새우가 강정력을 지니고 있는 이유는 풍부한 단백질에 있다.

날새우에는 6~8%의 단백질을 함유하고 있으며, 건조시키면 50~60% 정도가 단백질이 된다고 한다. 결국 남성의 정액은 단백질의 덩어리와도 같다. 새우의 단백질에는 필수아미노산이 많은데, 글리신이라는 아미노산과 베타인이 있다. 새우에는 단백질과 칼슘을 비롯한 무기질, 비타민 등이 있어 강장식품으로 손꼽는다. 새우가 한 번에 십 만개 이상을 산란하는 것을 보면 새우의 왕성한 번식력은 강정식품으로서의 이미지를 강화시키고 있다.

새우 등줄기의 검은 부분을 먹으면 알러지 증상을 일으킬 수 있으므로 제거하면 좋다. 이 부분은 소위 창자에 해당하기에 더러운 곳이기도 한다. 새우에는 머리의 황색 부분인 뇌가 있고, 등줄기에 한 가닥 길게 뻗친 등골 정소(精巣), 찌면 붉게 되는 액체인 간장, 난자(卵子, 蝦子)가 특히 풍부한 단백질원으로서 중요시되고

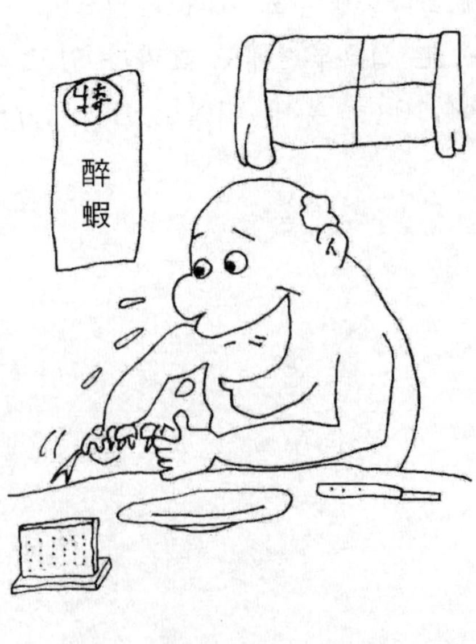

있다. 새우의 뇌는 정력식품으로 으뜸이다. 새우의 골만을 모아서 만드는 하뇌면(蝦腦麵)이 있는데 마늘과 함께 삶으면 색이 빨갛게 변하고 그 효력이 대단하다.

술에 취한 새우라는 뜻의 '췌이샤(醉蝦)'라는 중국 요리가 있다. 이 요리는 우선 그릇에 위스키를 부은 다음 산 새우를 넣어 뚜껑을 덮고 가열하면 새우가 요동하여 "따닥따닥" 소리가 2~3분 가량 나다가 조용해지면 껍질을 벗기고 먹는다. 위스키의 향이 새우에 적당히 스며들어 맛이 일품이다. 여기에 참기름과 조미료를 넣어서 요리해도 좋다.

중국 찐만두에 들어 있는 작은 새우를 하미(蝦米, 샤미)라고 한다. 이것은 작은 새우를 건조시킨 것인데 찐만두 외에 고기만두나 야채요리 또는 국물의 맛을 내는 데 사용한다.

24. 바지락조개

바지락조개는 민물이 흐르며 바다와 합쳐지는 포구의 모래 속에 살거나 강과 바다가 합쳐지는 곳에서 서식한다.

여름은 바지락조개의 산란시기이기 때문에 생식소(生殖巢)에 독성물질을 만들 수가 있어 식중독을 일으킨다. 이 독성물질은 특히 어린아이에게 안 좋으며 맛을 떨어뜨린다. 그래서 여름에는 바지락조개가 식용으로는 좋지 않다.

바지락조개에는 빈혈에 효과가 있는 영양소가 함유되어 있고, 혈액 중에 있는 헤모글로빈 성분 중의 하나인 철분이 풍부하게 함유되어 있다. 바지락조개 100 g 중에 철분이 7 mg 들어 있다. 비타민 B_{12}이 부족하면 빈혈의 원인이 되는데, 빈혈이 있는 여성들에게 권할 만한 식품이다.

비타민 B_{12}는 간장을 강화시키며 소화기능과 중추신경과도 관계가 있다. 신경질환에도 효과가 있다. 바지락조개 100 g 중에 비타민 B_{12}가 0.1 mg 들어 있다. 바지락조개가 간장을 튼튼하게 하는 이유 중의 하나가 바로 비타민 B_{12}가 함유되어 있기 때문이다.

바지락조개에는 양질의 단백질이 함유되어 있으며, 아미노산의 일종인 타우린은

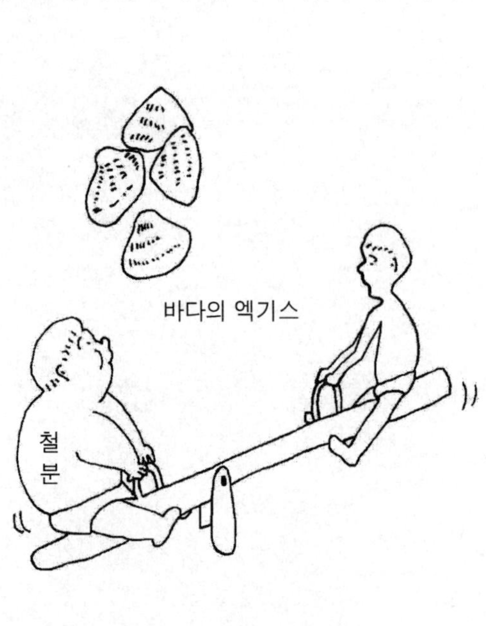

혈액 중의 콜레스테롤을 배출한다. 그래서 바지락조개는 동맥경화 예방에 도움이 되고, 고지질 환자들에게도 유효하다.

바지락조개를 가열하면 맛도 한층 좋아질 뿐만 아니라 영양소도 더욱 충분하게 되어 탕이나 국으로 끓여서 먹는 것이 좋다. 바지락조개 국물의 시원한 맛은 질소화합물인 타우린, 베타인, 핵산류인 이노신산과 유기산인 호박산 때문이다.

바지락조개 100 mg 중에 칼슘이 80 mg 함유되어 있어 칼슘이 필요한 어린아이에게는 뼈를 튼튼하게 하고 중년, 노인의 골다공증에도 효과가 있다. 중년 부인들의 갱년기 장애때 호르몬 분비의 감소로 인해 급격히 골다공증으로 되는 경우에 바지락조개가 많은 도움을 준다.

신선한 바지락조개는 입을 벌리지 않고 있는 것이 좋고, 전체적으로 갈색을 약간 띤 것이 좋다. 바지락조개를 냉장보관하면 일주일 정도는 완전히 죽지 않고 보관할 수 있다.

25. 대합

대합은 바지락조개와 같이 민물이 흘러 바다와 합치는 모래에서 많이 서식한다. 대합은 환경 변화에 약해 환경이 나빠지면 점액의 끈과 같은 것이 나와서 조류에 따라 이동한다.

대합은 철분과 칼슘 등의 미네랄이 풍부하고 비타민 B_2도 다량 함유되어 있다. 철분은 빈혈에 효과가 있고, 혈액 중의 콜레스테롤과 중성지방을 없애주는 작용을 한다. 또한 대합에 함유되어 있는 타우린은 고지혈증과 동맥경화를 예방하는 효과가 있다.

대합 100 g 중에 철분 5.1 mg, 칼슘 140 mg, 비타민 B_2 0.3 mg이 들어 있다. 글리친, 아라닌, 구루타민산이 담뿍 들어 있어 맛이 좋고 요리에 많이 이용한다. 대합은 찌개에도 넣지만 불에 구어 먹는 대합구이도 입맛을 돋우는 식품이다. 대합을 물에 담궈 놓아 모래를 배출하면 그 다음에 요리에 넣으면 좋다. 이런 어패류는 수분이 많고 속 조직이 연약해서 유통과정에서 세균에 오염되기 쉬운 식품이므로 신선도가 높은 것을 구입하는 것이 좋다. 껍질을 닫지 않고 있는 것은 상하기 쉬운 것이다.

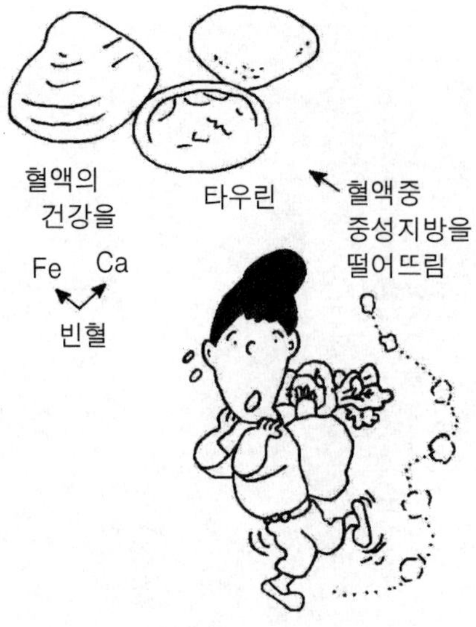

대합에 있는 철분은 골조직이 연약한 골다공증에 효과가 있으므로 노인이나 폐경기가 지난 부인들에게는 유효하여 뼈를 튼튼하게 해준다. 혈관을 튼튼하게 하며, 혈관의 노폐물을 제거하여 동맥경화증에도 효과가 있다. 사람은 나이가 들수록 혈관에 노폐물이 생기기 쉬우므로 평소에 혈관 청소작용을 하는 이런 류의 식품을 많이 섭취하면 좋다.

술을 많이 마시면 간장을 혹사시키는데, 대합은 간장을 보호하는 작용을 하므로 숙취 해소에 대합조개국을 마시면 좋다. 술을 마신 다음 날 대합국을 마시면 영양의 균형이 깨진 것을 빨리 회복시켜 준다.

26. 소라

소라는 직장 출혈을 멎게 하는 작용을 한다. 소라의 간에는 비타민 B_{12}가 많이 들어 있어 빈혈에 효과적이다. 소라 살과 내장에는 특유한 맛을 내는 호박산이 있어 일반적으로 소라젓을 담궈 먹거나 구이 또는 삶아서 먹는다.

소라의 성분에는 수분 74%, 단백질 20%, 지방 0.5%, 당질 45%, 해분 1.4%, 칼슘 46 mg%, 철분 90 m%, 비타민 A 120 I.U, B_2 0.06 mg%, C 2 mg%, 나이아신 3mg% 등이 들어 있다. 이 중 단백질에는 알기닌, 라이신 등의 아미노산이 함유되어 있어 발육기 어린이나 노인, 병후 회복기 환자에게 좋다.

소라의 독소는 강력한 콜린, 리파아제(지방분해효소) 억제제로서 중추와 외주 신경계통에 강렬한 작용을 미친다. 그 외에도 포로카인, 코카인에 비해 약 10만 배의 효능이 있어 그 중추반응은 주로 심혈관과 호흡중추에 대한 작용이다. 이것은 생물막 독소로서 이온의 삼투력 증가를 방해하여 신경근의 전이 전위를 교란시킨다. 중독 증상은 처음 외주성 마비에서 시작하여 가벼운 통증 및 입술 근육마비, 그리고 마지막에는 근육의 능력을 완전히 상실시킨다.

소라의 생즙은 눈이 붉게 충혈되어 아플 때에 황련가루와 소라의 살을 섞어 물에 녹여 그 즙을 눈에 떨어뜨리면 좋다. 간경화 및 신장병에 의한 복수, 전신 부종에 소라의 살을 배꼽 위 약 3 cm의 수분(水分) 혈에 붙이면 신기하게도 복수가 빠진다. 산모가 유선염으로 붓고 아플 때에도 환부에 붙이면 좋다.

소라는 감기, 갈증, 숙취제거, 소변불통, 하복부 급성통증, 수족부종, 당뇨병, 담석증으로 인한 황달에 사용한다. 또 액취로 고민하는 사람의 경우 소라 살과 파두(巴豆) 하나를 섞어 물에 5～6일 정도 담근 후 그 즙을 겨드랑이에 바르면 효과가 있다.

소라껍질을 태운 가루는 탈항, 치핵, 치루, 결핵성 임파선염, 옹창, 주창 등의 환부에 바르면 효과가 있다.

제 4장 과실, 육류, 곡류

1. 귤

귤의 맛은 시면서 달콤하며 시원한 성질이 있다. 귤에는 인체에 필수적인 당류(糖類)와 비타민이 함유되어 있고, 비타민 A의 원료인 카로틴(carotin)과 기타 인체에 유익한 성분이 함유되어 있어 인간이 좋아하는 과일 중의 하나이다. 껍질을 벗겨 속을 먹거나 주스, 향료 등으로 쓰이며, 껍질은 건조시켜 약재로 쓴다. 특히 질이 좋은 구연산(1～3%)이 대부분이고, 다량의 비타민 A, B_1, C, 과당, 포도당이 들어 있다.

귤의 생즙은 고혈압, 동맥경화 예방, 각기병에 효과가 있는데 이것은 구연산 때문이다. 귤은 가슴이 답답하거나 구역질이 날 때 소갈병을 치료하며, 설사를 막아주고 술을 깨는 역할을 한다.

가래를 삭혀주고, 목이 마르고 폐열로 해수가 있을 때 효과가 있다. 기침 등에도 유효하며, 피로할 때 마시면 가장 좋다. 밀감 2개를 생즙으로 마시면 구연산 5 g을 섭취한 것과 맞먹는다. 「경험방」에는 "코감기에 귤 생즙을 데워서 1홉을 마시면 묘하다"라고 기재되어 있다.

「일화자본초」에는 "소갈증을 없애주고, 가슴이 답답한 것을 풀어준다"라고 기재되어 있다. 각기 부증에 귤 생즙을 매일 1잔씩 마시면 부증이 빠진다. 술이나 음식

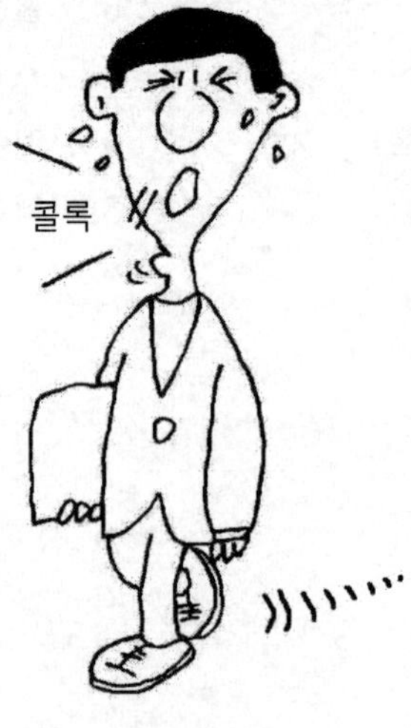

을 토하거나 입 안이 건조할 때는 귤껍질 안의 하얀 부분을 불에 구워 끓여서 마시면 좋다.

귤껍질은 한약의 진피 또는 귤피라 하여 약으로 많이 쓰인다. 「약성본초」에 따르면 "귤피 즙은 담을 삭히고, 기침을 다스리며, 위를 풀어주고, 이질을 다스린다"라고 기재되어 있다. 변비나 굳은 변에는 귤껍질을 배갈 술에 삶아 건져 낸 후 말려 가루로 만들어 매일 식전에 뜨거운 물과 8 g씩 복용하면 효과를 본다.

구토, 멀미, 사지냉증 또는 사계절의 여러 가지 잡병에도 귤껍질 16 g과 생강 4g을 넣어 끓인 물을 상복하면 좋고, 여기에 약간의 꿀을 넣어 마시면 좋다. 여름철에는 차갑게 냉장고에 넣고 먹으면 좋은 음료가 된다.

감기, 몸살, 두통, 기침에는 귤껍질 4 g과 생강 14조각을 넣고 끓여 큰 잔으로 한 컵을 마신 후 땀을 내면 잘 낫는다. 산기통(疝氣痛)이나 또는 음낭종통에는 귤씨 20 g을 기와 위에 놓고 노랗게 구워 껍질을 벗긴 후 가루로 만들어 따뜻한 술이나 술 반, 물 반 탄 것으로 매일 3차례 식간 또는 식전에 복용하면 효력이 있다.

2. 바나나

바나나의 맛은 달고 성질은 서늘하다. 열을 없애주고 해독해주며 몸의 진액을 풍성하게 하며 장을 부드럽게 한다. 소변을 잘 나가게 하여 몸의 붓기를 막아주고, 안태(安胎)시키며, 주로 열병으로 답답하고 목이 마르거나 변비, 치혈(痔血), 고혈압에 좋다. 바나나 나무는 유행성 B형 뇌염과 백대하(냉), 태동 불안(태아가 심하게 움직이며 불안해 할 때)에 효과가 있다.

바나나에는 인체 생명 활동의 필수적인 단백질 1.3%, 지방 0.6%, 당분 11%, 비타민 A, B, C, E 등의 영양물질이 함유되어 있다. 혈관 수축작용을 만드는 세로토닌(serotonin)과 부신수질 이외의 크롬 친화성 조직에서 분비되는 호르몬인 노래드레날린(noradrenaline)이 함유되어 있다. 바나나 100 g은 87 kcal로 과일 중에서 칼로리가 가장 높고, 당질이 많은 알칼리성 식품이다. 바나나의 독특한 향기는 초산에틸이나 초산이소아밀 등의 에스텔류와 알코올 종류 때문이다.

마호멧 교전에는 바나나가 인류 최초의 영양식품이고, 재배 식품 중 최초의 것이라고 수록되어 있다. 바나나는 영양이 풍부한 과일 중의 하나로 신체에 유익한 과일이다. 습관성 변비, 고혈압, 동맥경화에 좋다. 평상시 바나나를 즐겨 먹으면 위

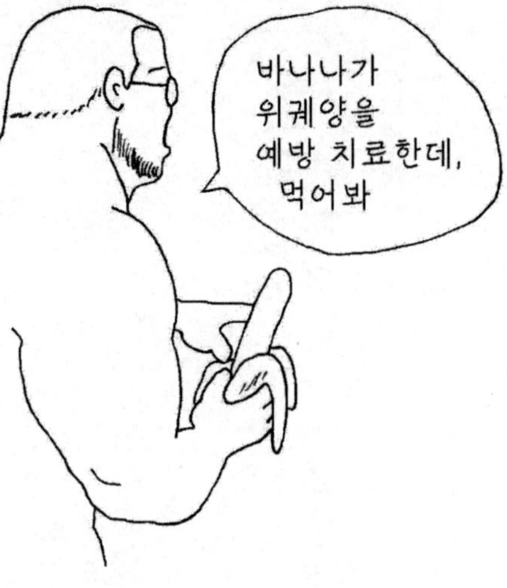

장을 도우며, 장부를 윤택하게 해준다. 지방과 나트륨이 적기 때문에 심장병, 신장병, 간경변 등 나트륨의 부담을 경계해야 하는 환자도 안심하고 먹을 수 있다. 바나나에 함유된 당질은 소화 흡수가 잘 되므로 위장 장애나 설사 또는 위하수 증세가 있는 사람에게도 좋은 식품이다.

덜 익은 바나나는 위궤양 발생을 막아주고, 바나나 나무의 줄기와 잎은 회장(回腸)과 십이지장을 수축하여 세균을 억제하는 작용이 있다. 바나나는 인체의 진액을 만들고, 위를 보익하며, 장을 부드럽게 해주고, 열을 빼주며, 술을 해독한다. 인후가 건조하여 입과 목이 마르고 장이 건조할 때, 변비나 치질로 출혈이 있을 때 유효하다.

「본초구원」에는 "갈증을 없애주고, 폐를 윤활하게 하며, 장을 부드럽게 하고, 설사를 멎게 한다"라고 기재되어 있다. 「본초강목」에는 "소아의 열을 없애준다"라고 기재되어 있다. 바나나의 껍질에 갈색 반점이 하나 둘 나타났을 때 맛이 제일 좋다.

3. 감

"감이 빨갛게 되었을 때 의사가 파랗게 된다"라고 할 정도로 감이 건강에 좋다고 알려져 있다. 실제로 감의 성분을 보면 귤 만큼의 비타민 C가 있고, 비타민 B_1, B_2, 미네랄과 같은 높은 영양가가 있다. 또 카로틴이 감의 색깔을 내는 요소이고, 비타민 A도 풍부하게 들어 있다. 홍시에 있는 시브올과 알콜데히도로게나제라는 성분이 알콜을 분해하는 작용을 하는데, 이 중에 칼륨 성분도 있어 술에 취한 다음 날 숙취 해소 역할을 해준다.

감잎에는 천연비타민 C라고 불릴 정도로 영양가가 들어가 있으며, 잎으로 만든 차나 요리는 음주로 인해 없어진 비타민 C를 보충해준다. 고혈압 환자에게 좋다는 감에는 비타민 A, B_1, B_2, C, 전화당, 유리산, 탄닌, 산화효소 등이 들어 있다. 말린 곶감의 표면에 생기는 백분은 만니트 성분 때문이다.

감은 단감과 떫은 감이 있는데, 떫은 감은 주로 약용이 된다. 감은 당분이 14% 이상으로 주로 포도당과 과당이어서 대부분 소화 흡수가 잘 된다. 감 100 g에 비타민 A 효과를 나타내는 카로틴이 400 I.U(국제 단위) 이상 들어 있다. 비타민 A는 질병에 대한 저항성을 높이며, 피부를 탄력 있고 강하게 하는 특성이 있는 영양소이다. 비타민 C의 함량도 사과보다 6배가 더 많다.

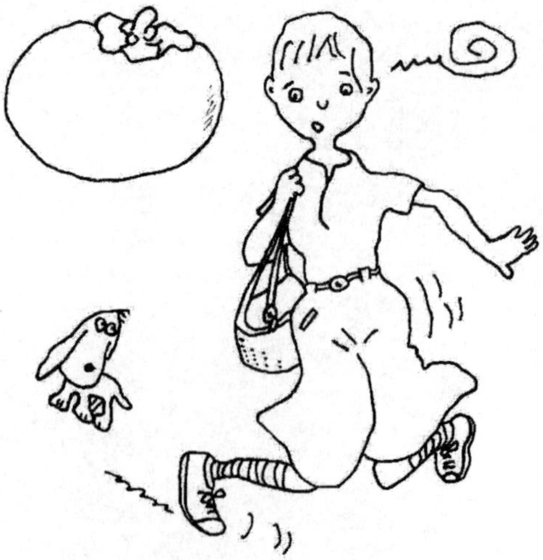

「본초강목」에는 “감즙은 구토와 각혈, 임질, 치루, 하혈 등을 다스린다”라고 기재되어 있다. 감은 소화를 돕고, 담(痰)을 없애고, 가슴이 답답하고 열이 있을 때 없애주며, 기침을 막아주고, 심장과 폐를 윤택하게 한다. 또한 위장을 부드럽게 하고 치질과 이질로 하혈할 때도 유효하다.

감의 꼭지는 딸꾹질을 멈추는 요약으로, 일반적으로 한의에서는 감의 꼭지와 다른 약재를 사용하여 딸꾹질을 멈추게 한다. 술에 취했을 때 감을 복용하면 취기를 덜어 준다. 알콜의 산화분해를 도와주는 영양소가 감의 당분인 과당, 비타민 C와 콜린이 숙취 예방과 치료에 효과가 크다. 독충이나 뱀에 물렸을 때는 감의 생즙을 바르면 유효하다. 감을 많이 먹으면 변비가 생기므로 변비가 있는 사람은 먹지 않는 것이 좋다.

감은 재배 역사도 깊어 중국에서는 이미 기원전부터 재배해 왔다고 한다. 현재 남아 있는 중국에서 가장 오래 된 농업에 관한 책으로 6세기에 저술된 제민요술(齊民要述)에는 이미 곶감을 만드는 법과 떫은 맛 빼는 방법까지 소개되어 있다.

감에는 다른 과일에 없는 떫은 맛이 있는데, 이것은 탄닌 성분 때문이다. 떫은 감은 이 탄닌이 물에 잘 녹는 수용성으로 존재하기 때문에 떫게 느껴진다. 추운 지방에서 자란 감이 탄닌의 함량이 높으며, 탄닌은 설사를 멎게 하고 배탈을 낫게 한다. 탄닌산은 수렴(收斂) 작용이 강하여 피부를 오그라들게 하므로 떫은 맛을 한 입 물면 입안 가득한 것처럼 느껴진다.

탄닌과 같은 수렴제는 체내에서 점막 표면의 조직을 수축시켜 설사를 멎게 해주지만 변비 환자는 피하는 것이 좋다. 탄닌은 지혈작용을 할 뿐만 아니라 모세혈관을 튼튼하게 하는 작용이 있어 고혈압에 훌륭한 과일이다. 감을 많이 먹으면 몸이 냉해진다는 말은 떫은 맛인 탄닌이 철분과 잘 결합하여 빈혈을 일으키기 쉽기 때문이다.

4. 토마토

피부는 땀과 피지가 혼합된 피지막이란 일종의 유액으로 덮여 있다. 건강한 피부가 매끈매끈한 것은 이 때문이다. 피지막은 외부의 자극에서 피부를 지키고, 수분의 증발을 막는 기능을 갖고 있다. 또 하나는 피부가 약산성을 유지하는 일이다. 건강한 피부는 보통 pH 4.5~6.5의 약산성(pH 7 중성, pH 7 이상 알칼리성)을 유지하고 있는데, 피지가 적어지면 알칼리성으로 기울어진다. 이러한 상태가 계속되면 피부의 표면에 각질이 녹기 시작하여 까칠까칠해지고, 저항력을 잃게 되어 피부가 트게 된다. 피부에서 윤기가 없어지면서 잔주름이 생기기 쉬워지고 여드름, 습진, 접촉성 피부염의 원인이 되기도 한다.

토마토에는 사과산과 구연산 등의 약산류가 들어 있어 입에 넣었을 때 신맛이 난다. 그래서 토마토즙, 즉 토마토주스를 얼굴에 발라 피부가 약산성이 되어 피부를 아름답게 가꿔주는 효과가 있다. 피부를 아름답게 만드는 성분은 카로틴이다. 카로틴이라면 먼저 당근이 떠오르지만 토마토에도 100 g당 열매에 390 mg, 주스에는 410 mg나 들어 있다. 최근 연구에 의하면 카로틴 자체에 과산화물질(혈관 등에 장해를 일으키는 물질)을 억제하는 작용이 있다고 밝혀져 각광을 받게 되었다. 따라서 토마토를 팩으로 사용하면 효과적이다.

또한 토마토에는 피부의 탄력성을 유지하여 노화를 방지하는 칼슘, 칼륨, 마그네슘, 나트륨 등의 미네랄이 풍부하다. 그 외에도 비타민 A, C도 많이 들어 있다. 토마토 100 g 중에는 비타민 A가 220 I.U 들어 있는데, 이는 호박 다음의 함유율이다. 토마토 100 g 중에 비타민 C도 20 mg 들어 있다. 비타민 C가 갖는 또 하나의 효과는 피부의 탄력성을 유지하여 노화를 막는 기능이다. 피부의 대부분은 콜라겐이라는 단백질로 되어 있다. 이 콜라겐은 탄력 있는 신선한 피부를 유지하는 데 필요한 성분인데, 노화 등에 의해 부족해지면 피부의 탄력이 없어져 주름살의 원인이 된다.

토마토는 호르몬의 기능을 촉진하여 젊음을 유지한다. 성인이 하루에 필요한 비타민 A는 2,000 I.U, 비타민 C는 60~65 mg이라고 한다. 토마토에는 비타민 E와 비타민 B_6도 들어 있다. 비타민 E는 호르몬의 활동을 활발하게 해서 젊음을 유지하게 하고, 피부를 아름답게 하는 비타민이다. 비타민 B_6는 간기능을 높여서 콜레스테롤을 체외로 배출하여 혈액을 깨끗하게 하고, 간기능 저하에 수반하는 간반이라는 점이 생기는 것을 방지한다.

최근에 UV(자외선 방지) 화장품이 많이 판매되고 있는 것도 신선한 피부를 오래 유지하기 위해서이다. 식생활에서 비타민 A, C 등의 미용비타민을 매일 충분히 섭취하면 피부에 좋다. 토마토는 만복감이 지속되므로 다이어트에 효과적이다. 다이어트의 성공 여부는 신체가 필요로 하는 단백질, 지방, 전분, 비타민을 모두 섭취하면서도 지방을 어떻게 줄이느냐에 달려 있다.

특히 토마토의 섬유는 식욕을 억제한다. 토마토 다이어트법이 있는데 토마토를 저녁식사 대신 먹는 것이다. 토마토의 95%가 수분이고 풍부하게 포함되어 있는 베크친이라는 섬유는 식욕을 억누르는 효과가 있다. 저칼로리로 만복감이 지속되는 토마토는 많이 먹어도 칼로리가 높지 않아 이상적인 다이어트식이 된다.

토마토에 풍부한 섬유는 대부분 베크친이라는 성분이다. 베크친은 만복감을 유지시켜 주는 특징을 지니고 있다. 그리고 이 섬유는 변비를 막아주는 효과도 있다. 변비로 긴 시간 동안 장내에 소화물이 고여 있으면 몸은 영양소의 모든 것을 흡수하려는 성질이 있다. 반대로 변을 단기간에 배설하면 그 흡수량도 감소된다. 그렇기 때문에 비만방지에도 아주 좋은 효과를 얻을 수 있다. 그렇다고 토마토만 먹는다고 살이 무조건 빠지는 것은 아니고 먹는 시간도 중요하다.

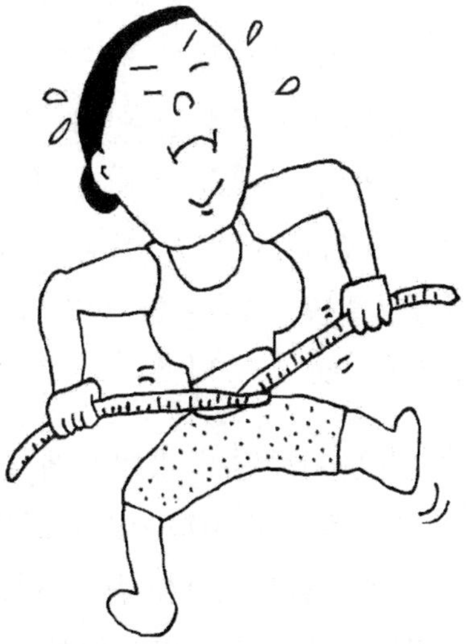

다이어트 중에도 단백질은 하루에 60～70 g 정도 섭취해야 하고, 이때 단백질을 분해하는 데 도움이 되는 전분도 200～300 g 정도는 섭취해야 한다. 또 필수지방산과 비타민은 하루에 5～6 mg은 섭취하지 않으면 안 된다. 토마토를 먹고 반년 사이에 20 kg 감량의 다이어트에 성공한 사람이 있다. 이 사람은 아침, 점심은 평소와 같이 하고, 저녁 식사만을 토마토로 하는 간단한 식단이었다.

토마토는 100 g당 16 kcal의 저칼로리 식품이다. 토마토에는 펙틴이라는 물에 녹는 수용성 섬유가 풍부하다. 팩틴이 들어 있는 야채는 매우 적은데, 토마토의 섬유는 그 대부분이 팩틴으로 되어 있는 야채이다. 이 펙틴은 다른 섬유에 비해 만복감을 지속시킨다. 또 식물섬유는 변비를 막아준다. 변비는 오랜 시간 장내에 소화물이 차있는 상태인데, 이러 상태가 계속되면 우리의 몸은 그 영양소의 모든 것을 흡수하려 한다. 따라서 변비를 해소함으로써 영양소의 흡수량이 줄어 들어 감량이 가능해지는 것이다.

인간의 몸에는 내장과 움직임을 조절하는 자율신경이 있다. 이 자율신경에는 교감신경과 부교감신경이 있다. 교감신경은 주로 낮에 몸을 움직일 때 역할을 하며 에너지를 소비한다. 부교감신경은 주로 야간에 작용되어 몸의 피로를 회복시키고 사용될 에너지를 저장하게 된다. 그래서 낮에 음식을 먹으면 에너지가 소비되어 살이 붙지 않고, 반대로 밤에 먹으면 에너지가 축적되어 살찌기가 쉬운 것이다. 실제로 아침과 저녁에 호르몬의 분비상태도 다르다. 포도당이 중요한 영양소의 한 가지로 이들을 조절하고 있는 호르몬이 인슐린이다.

인슐린은 췌장의 β-세포에서 분비되고, 췌장의 α-세포에서는 글루카곤이라는 호르몬이 분비된다. 인슐린은 지방을 합성해서 체내에 축적되는 역할을 하고, 글루카곤은 축적하고 있는 지방을 분해하는 역할을 한다. 아침 식사때는 인슐린과 글루카곤이 똑같이 분비된다. 즉, 지방의 합성과 분해가 똑같이 진행된다. 그러나 저녁 식사때는 인슐린의 분비량이 글루카곤을 훨씬 상회한다. 그래서 지방의 합성이 왕성해져 먹은 것이 그대로 지방이 되어 축적되는 것이다. 다이어트에는 식이요법 뿐만 아니라 규칙적인 운동을 하는 것이 좋다.

토마토에는 녹황색 야채에 많은 카로틴이 풍부하게 들어 있다. 카로틴은 체내에서 비타민 A로 바뀌는 성분인데, 토마토 100 g당 카로틴이 390 mg 들어 있다. 토마토 100 mg당 비타민 C는 20 mg 들어 있다. 큰 토마토 한 개를 먹으면 성인 남자가 하루에 필요로 하는 비타민 C의 양과 비슷하게 섭취할 수 있다. 비타민 C에는 혈관 내부를 깨끗이 하고, 콜레스테롤 대사(체내 처리)를 촉진하는 작용이 있다.

사람은 혈관부터 늙어간다고 한다. 비타민 C는 노화방지의 효과를 기대할 수 있다. 비타민 C가 부족되면 뼈를 만드는 재료인 칼슘의 흡수가 나빠진다. 이로 인해 칼슘이 부족되고, 칼슘 부족으로 뼈가 약해지는 골다공증이 생긴다. 비타민 C는 피부에 침전하는 멜라닌 색소의 생성을 방지하는 작용이 있어 미용면에서도 '젊음 회복의 특효약'이라고 할 수 있다.

신선한 토마토는 기미나 주름을 방지하며, 아름다운 피부를 유지하는 데 꼭 필요한 미용비타민의 보고이다. 토마토에는 피부의 노화를 저지시키는 역할이 있다. 따라서 토마토를 매일 먹으면 비타민 A, C의 보급이 잘 되어 세포 움직임의 저하나 과산화지방의 축적이 예방된다.

독일에서는 고혈압 환자의 장려식품으로 토마토를 권한다. 혈압을 낮추는 작용뿐만 아니라 풍부한 유기산은 소화 흡수를 촉진시켜 준다. 영국에서는 사랑의 사과로 불리며, 미국에서는 늑대의 사과로 불리는 먹는 정력제이다. 술을 마실 때나 마신 후에 토마토를 먹으면 숙취 예방에도 좋은 효과를 얻으며, 심한 설사로 시달릴 때에도 토마토는 많은 도움을 준다.

토마토 100 g에 비타민 E는 0.72 I.U 들어 있다. 비타민 E는 고등어, 정어리 등의 등푸른 생선에도 많이 들어 있는 성분이다. 비타민 E는 동맥에 붙어 있는 콜레스테롤과 중성지방을 제거하는 작용으로 동맥경화를 막아주고, 혈액순환을 좋게 해주어 피로회복에도 효과가 있다. 성인 남자가 하루에 필요한 비타민 E는 1.5 I.U인데, 토마토 한 개를 먹으면 50% 정도를 섭취하게 된다. 또 토마토에는 글루타민산이 들어 있어 뇌의 활동을 원활하게 해준다.

토마토를 육류와 함께 먹으면 철분의 흡수가 좋아져서 중증의 빈혈도 해결된다. 식품에서 섭취한 철분은 간장과 비장으로 저장된다. 이것이 혈액 중에서 헤모글로빈으로 되려면 필요한 것이 비타민 C이다. 즉, 철분을 아무리 많이 섭취해도 비타민 C가 있지 않으면 이 철분이 빈혈을 개선하는 데 필요한 적혈구나 헤모글로빈이 되지 않는다는 것이다. 더구나 이 철분은 동물성이 아니면 이용할 수 없다. 따라서 동물성 식품에서 철분을 섭취할 때 토마토를 함께 먹어야 효과적이다.

빈혈이 있는 사람은 동물성 단백질의 섭취량이 적은 반면, 야채를 비교적 많이 먹는 경향이 있다. 미국과 영국 과학자들로 구성된 '암 연구 캠페인' 팀은 세계 각국에서 실시한 72개 연구 보고서를 분석하여, 이 중 57개 연구에서 토마토 섭취와 암의 발병 억제 사이에 상관성을 발견했다고 1999년 6월 24일에 밝혔다. 토마토가 폐암, 위암, 전립선암의 억제에 큰 효과를 보이는 것으로 연구결과 나타났다. 토마토 껍질에 다량 함유된 노화방지 성분인 리코펜(lycopene) 때문에 암의 위험을 줄이는 데 도움이 된다.

"토마토가 빨갛게 익으면 의사들의 얼굴은 파랗게 된다"는 말이 있다. 이 말은 식탁의 보배 토마토가 건강을 지켜 의사들의 밥줄을 끊을 것이라는 우려 때문에 생겨난 말이다. 최근 미국 하버드대학교 도미니크 미쇼 박사는 남자 47,000명을 6년간 추적 조사한 결과 토마토 요리를 주 10회 이상 먹고 있는 사람은 전립선암에 걸릴 확률이 먹지 않은 사람에 비해 45% 낮았다고 밝혔다. 또 같은 대학 에드워드 지오바누치 박사는 토마토가 전립선암을 비롯해 위암, 췌장암, 결장암, 식도암, 구강암, 유방암, 자궁경부암에도 뛰어난 항암작용을 한다는 논문을 발표했다.

최근 영국 노팅엄대 새러 루이스 박사도 토마토를 일주일에 3개 이상 먹으면 만성 기관지염에 걸릴 확률이 절반으로 줄어든다는 논문을 내놓았다. 얼마 전 북한 TV에서는 잘 익은 토마토가 각종 성인병 예방에 탁월하다고 보도하였다. 토마토가 이처럼 예찬 받는 것은 토마토에 항산화 효과가 있는 β-카로틴, 비타민 C, E, 셀레늄, 식이섬유 등이 풍부하기 때문이다. 특히 '리코펜'이라는 성분이 많은 것이 가장 큰 이유이다. 우리 몸의 세포나 혈관이 대사과정을 통해 산화하면 암이나 동맥경화 등 혈관 장애를 일으키는데, 리코펜 성분은 β-카로틴보다 2배나 강력하게 산화작용을 방지해 준다.

미국화학학회는 최근 학회지를 통해 토마토소스가 암세포, 특히 전립선암의 진행을 현저하게 막을 수 있다고 발표했다. 전립선암의 위험에 노출된 50대 이상 남성들의 귀가 번쩍 띄이게 하는 뉴스이다. 미국화학학회는 토마토의 껍질 등 색소 성분에 이런 효과가 있는 것으로 추정된다고 밝혔다. 가장 유력한 발암 예방물질은 리코펜(lycopene) 물질로서 충분히 섭취해도 인체에 아무런 해가 없는 것으로 알려졌다.

토마토의 이같은 효과는 전립선암 환자 32명을 대상으로 실시한 실험을 통해서도 나타났다. 전립선암 환자 32명에게 3주간 매일 한 컵씩의 토마토소스를 마시게 하였다. 그 결과 3주 만에 놀라운 변화가 나타났다. 전립선암의 진행 상황을 파악할 수 있는 단서인 백혈구와 전립선의 세포에서 눈에 띄게 개선 효과가 포착된 것이다. 또 피 속에 있는 특이 전립선 항원인 PSA 수치도 크게 떨어진 것으로 나타났다. 이는 암의 활동이 수그러들고 있다는 뜻이다. 하루 한 컵의 토마토소스가 이처럼 큰 효과를 나타내는 결과를 전문가들은 반신반의하는 태도이다.

미국화학학회 회원인 필리스 보웬은 "토마토소스가 암과 직접 싸운다고 볼 수는 없다"고 말했지만, 토마토소스가 전립선 암덩어리에 직접 작용하지는 않더라도 암과 밀접한 관련이 있는 유전자(DNA)의 손상을 방지해주는 효과는 분명해 보인다.

토마토소스의 발암 예방효과의 가능성을 결론짓기에는 추가적인 연구가 필요하다. 보웬은 "지금까지의 연구 결과만으로 보면 건강을 지키기 위해 토마토소스는 매우 훌륭한 음식이며, 최소한 나쁜 점은 없다는 사실 정도를 보여 주는 것"이라고 말했다.

5. 참외

햇볕이 따가운 여름에 더위를 피해 원두막에서 먹는 참외의 맛은 여름의 정취를 곁들게 한다. 단맛이 있고 독특한 향기가 있는 참외는 한방적으로 차가운 성질이 있다고 구분한다. 참외는 더위를 해소해 주지만 약성이 차므로 많이 먹으면 배를 차갑게 하여 해롭다. 참외의 한명은 감과(甘瓜) 또는 첨과(甛瓜)라고 한다.

참외에는 단백질, 지방, 비타민 B_1, B_2, C, 인, 철 등이 함유되어 있다. 참외는 수분이 많고 수박과 같이 이뇨작용이 있어 참외를 많이 먹으면 밤에 오줌을 싼다는 말이 있다. 여름에 더위를 먹었을 때에도 유효하다. 몸의 어혈을 풀어주고 장의 연동운동을 원활하게 하여 숙변을 제거하는 효능이 있다. 또한 폐의 열을 없애주고, 입이 마르는 증상을 제거한다.

참외의 씨와 꼭지는 약용으로 용도가 광범위하다. 간질병과 정신병 질환을 치료하는 데 많이 쓰이고, 악성 종창도 치료한다. 관절에서 오는 동통 질환과 허리와 다리의 뒤쪽 동통에는 참외씨 한 근(600 g)을 술 닷근(3 kg)에 담갔다가 10일이 지난 뒤 참외씨를 말려 가루로 만들어 매일 세 차례 식후마다 2돈(약 8 g)씩 술이나 따뜻한 물에 타서 마시면 좋은 효과를 본다.

참외 잎을 말려 가루로 만들어 따뜻한 술에 7～12 g씩을 타서 하루 세 번씩 식간마다 복용하면 타박상에 좋다. 참외는 땅콩과 함께 먹으면 한성과 열성이 서로 자극하기 때문에 먹고 나면 신체에 해롭다. 참외 꼭지를 말려 가루로 만들어 복용하면 기침을 멎게 하고, 가래를 삭히며 변비, 황달에 탁월한 효능이 있다. 덜 익은 참외의 꼭지에는 에라테린이라는 물질이 있어 토제(吐劑)로 사용한다.

여름더위로 가슴이 두근거리고 입 마름이 있을 때는 참외 100 g을 매일 2～3번 먹으면 치료가 된다. 「식료본초(食療本草)」에는 "참외는 갈증을 멎게 하고, 기를 높이고, 번열감을 없애주며, 소변을 이롭게 한다. 또한 삼초(三焦)에 기가 막힐 때 잘 통하게 한다"라고 기재되어 있다.

삼초는 상초(上焦), 중초(中焦), 하초(下焦)로 나눈다. 부위로 보면 상초(上焦)는 일반적으로 횡격막 이상의 부위를 가리키는데 거기에는 심, 폐가 포함되어 있고, 중초(中焦)는 횡격막 하부, 배꼽 이상의 부위를 가리키는데 거기에는 비, 위 등 장부가 포괄되어 있으며, 하초(下焦)는 배꼽 이하의 부위를 가리키는데 거기에는 신, 방광, 소장, 대장 등이 있다.

6. 아보카도

아보카도는 기네스북에서 세계 제일이라고 기록될 만큼 영양가가 높은 과실이다. 특히, 아보카도는 남미 계통 사람들이 즐겨 먹는 식품으로 아보카도로 만든 스시인 캘리포니아 롤(california roll)을 만들어 한국인들에게 익숙하게 된 식품이다. 다랑어(마구로 : まぐろ)의 속살과도 비슷한 감칠맛이 나는데, 이것은 '숲속의 버터'라고 불릴 만큼 과실에 지방분이 많아 전체의 20%가 될 정도이다.

지방분이 많으면 건강식품이 아닐 것이라고 생각할지 모르지만 아보카도의 지방은 80%가 동맥경화를 방지하고, 젊음을 지켜주는 리놀산과 리놀렌산 등으로 채워져 있다. 또한 아보카도에는 비타민 E와 비타민 B군(群)과 식물섬유가 풍부하다. 체내의 세포가 산화되면 기미와 주름이 많아지며 노화가 진행되기도 하지만 아보카도의 비타민 E나 비타민 B군은 지방의 산화를 방지하고 젊음을 유지시켜 준다.

더욱이 아보카도에 있는 식물섬유는 장을 자극하여 통변하게 하여 변비에도 효과가 있다. 특히 변비 환자의 피부는 거칠게 되는데, 아보카도는 피부를 싱그럽고 젊게 하고 탄력 있게 하는 효과가 뛰어나다. 아보카도 한 개에는 밥 한 공기의 칼로리를 가지고 있으며 비타민, 미네랄을 균형 있게 포함하고 있어 저녁밥 대신 아보카도를 먹으면 좋은 다이어트 식품이 된다.

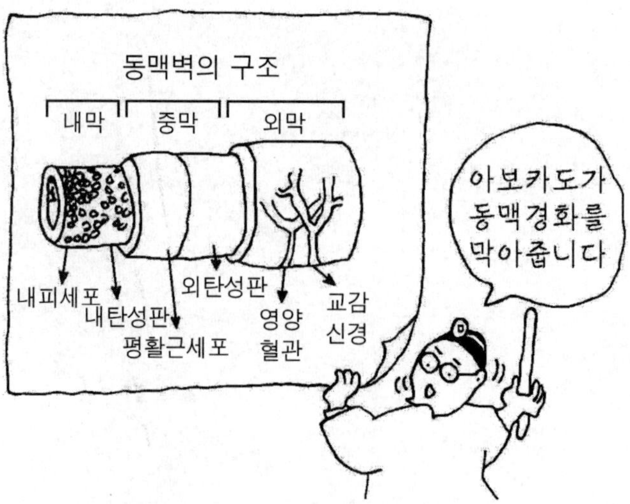

특히 아보카도는 여러 가지 모양과 크기를 가지고 있는 풍부한 과실이다. 공 같이 둥근 것, 표주박을 닮은 것 등 가지각색이며, 무게가 작은 것은 30 g에서 큰 것은 2 kg가 되는 것도 있다. 표면이 매끈한 것도 있고, 껍질이 도톨도톨한 것도 있다.

젊음을 보존하는 식물성 유지(油脂)와 비타민 E와 비타민 B군이 있는 아보카도를 잘라서 그대로 두면 산화되어 흑색으로 변하는데, 비타민 C가 들어 있는 레몬즙을 뿌려주면 이를 방지할 수 있다. 레몬즙을 뿌려주면 레몬의 비타민 C가 아보카도의 지방분해를 촉진시켜 준다. 아보카도는 사라다를 만들 때에도 사용하는데, 이 때는 무나 토마토 등 비타민 C가 많은 야채와 같이 먹으면 아보카도의 지방분해 촉진의 효과를 더욱 높일 수 있다.

7. 망고

망고(mango)는 여름에 성숙한 과실을 따는데 그 생김새가 마치 장기 중 신장과 비슷하게 생겼다. 망고에는 비타민 B_1, B_2, C와 카로틴(carotine)이 있으며, 그 외에도 빈혈에 효험이 있는 조혈작용을 도와주는 엽산, 단백질, 당, 섬유질, 칼슘, 인, 철 등이 함유되어 있다.

망고는 가래를 없애주는 거담(祛痰) 작용을 하며, 기침을 멎게 해주며, 항암작용이 있다. 특히 성숙되지 않은 과실에는 포도구균과 대장간균을 억제하는 성분이 들어 있는 좋은 열매이다. 맛은 달고 약간 시며, 성질은 차갑지도 않고 덥지도 않은 평(平)한 성질이다.

망고에는 몸의 진액을 만들게 하여 갈증을 없애주고, 구토를 멎게 하며, 소변을 잘 나가게 하고, 고혈압에도 활용할 수 있으며, 당뇨병 환자의 목마름에도 좋은 지갈제이다. 그 외에도 소화를 잘 시켜서 위장을 도우며, 아랫배가 아픈 산통(疝痛)에도 효과가 있다. 또 어린아이들이 입맛이 없어 밥을 잘 먹지 않을 때도 유효하다. 입과 목이 마를 때는 망고 1～2개를 매일 2번 3～5일을 복용하면 효과가 있다. 만성 인후염, 목이 쉴 때는 망고를 적당하게 물에 끓여서 자주 복용하면 유효하다. 또한 구토나 배 멀미에 망고 1～2개를 먹으면 증상이 없어진다.

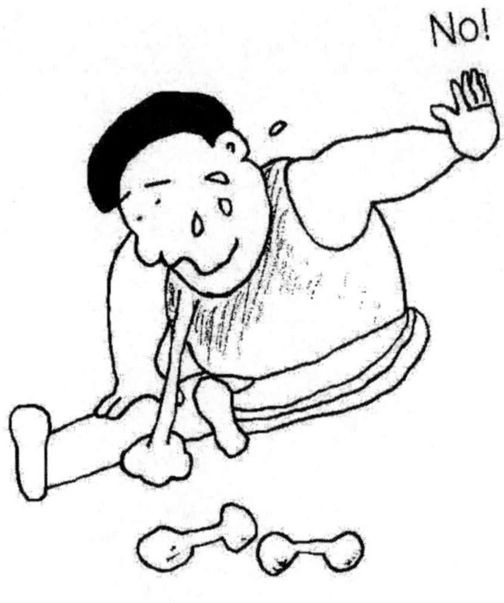

망고는 '열대 과일의 왕'이라는 말이 있을 정도로 즙이 많고, 맛이 달며, 입맛을 상쾌하게 하는 열매이다. 632~645년 당나라의 스님이 서방에서 경전을 가지고 들어 올 때 인도에서 망고의 종자를 가지고 와서 동양에 전파되었다고 한다. 망고에는 비타민 C가 풍부하게 들어 있으며, 콜레스테롤, 트리글리세리드(triglyceride) 등을 억제하여 혈관을 맑게 하여 심장병을 예방한다.

최근에는 망고가 항암하는 작용이 있으며, 장의 연동운동을 증강시켜 결장(結腸) 내에 있는 숙변을 제거하고, 결장암을 예방하는 것으로 알려진 과실이다. 그러나 망고를 과량으로 복용하면 신염(腎炎)이 생길 수 있는데, 그것은 망고 씨에는 시안화수소산(hydrocyanic acid)이 함유되어 있기 때문이다. 망고 씨를 과량으로 복용하면 중독된다. 그리고 망고는 마늘과 같은 매운 음식과 같이 먹으면 황달이 나타날 수 있으므로 주의해야 한다.

8. 매실

매실은 매화꽃의 과실로 한의에서는 오매(烏梅)라고 한다. 매실은 알칼리성 식품으로 유기산인 구연산(citric acid), 능금산(malic acid), 호박산(succinic acid), 주석산(tartaric acid), 올레아놀산(oleanolic acid), 미네랄 등이 함유되어 신맛이 강하고 피로회복과 입맛을 돋우는 효과가 있다. 구연산은 해독작용과 강한 살균성이 있어 위 속의 산성을 강하게 하며, 여름에 배탈이 나는 것과 갈증을 없애준다.

매실은 면역기능을 증강시키고, 오디괄약근(oddis' sphincter)을 이완시키며, 담즙분비를 증강시킨다. 또한 매실은 병균과 피부진균을 억제하는 작용이 있고, 자궁경부암(JTC_{26})을 90% 이상 억제한다. 매실은 설사를 막아 주므로 이질에도 유효하고, 입 안이 마르는 환자들에게 갈증을 치료하는 좋은 식품이다. 담도(膽道)에 회충이 있을 때 구충제로 사용되고, 회충으로 복통이 있을 때는 신 매실을 복용하면 유효하다. 어린아이 설사, 병독성 간염에도 매실을 사용하면 증상이 개선된다.

약용에는 오매(烏梅)와 백매(白梅)가 있다. 오매는 덜 익은 열매를 따서 껍질을 벗겨 짚불 연기에 그을려 말린 것인데, 산미(酸味 : 신맛)가 강하다. 매화를 차의 재료로 쓰지만 열매인 매실도 차로 쓰인다. 꽃은 매화차가 되며, 열매는 매실차가 되는 것이다. 매실 엑기스는 덜 익은 매실을 강판에 갈아서 즙액에 물을 조금 가한 다음 삼베헝겊이나 가제로 짜서 즙을 낸다. 청즙을 평평한 토기그릇에 담아 햇볕에 수분을 증발시키면 물엿 같은 흑색의 액체가 그릇에 남는데, 이 액체를 매실 엑기스라고 한다. 강한 햇볕이면 2주일쯤 걸린다.

이것을 용기에 넣고 밀봉한 다음 습기가 없는 서늘한 장소에 보관한다. 이 엑기스를 차로 만들어 마시는 것이 좋다. 차의 분량은 열탕 1잔에 1~2스푼씩 타서 마시며, 하루 2~3잔이면 좋다. 매화차는 꽃을 물에 깨끗이 씻고 물기를 완전히 뺀 다음 벌꿀에 담근다. 담그는 분량은 꽃과 벌꿀을 반반으로 하여 용기에 넣어 밀봉하여 습기가 없는 장소에 2개월쯤 둔다. 1개월 후부터 복용해도 된다. 차의 분량은 열탕 1잔에 2~3스푼씩 타서 마시며, 꽃은 먹지 않는다. 매실차와 매화차는 피로회복에 효과가 크다.

9. 수박

수박은 여름철 무더위를 씻어주는 과일 중의 하나이다. 수박은 대부분이 수분으로 구성되어 있어 별다른 영양적 가치가 없는 것으로 보이나 살결을 곱게 해주고, 이뇨의 효과를 높여주며, 신장병의 예방과 치료에 대단히 효과적인 식품이다. 원산지는 아프리카이고, 3백여 년 전에 중국을 거쳐 우리나라에 들어왔다. 중국에서는 실크로드를 타고 서쪽에서 들어왔다고 해서 서과(西瓜)라고 부른다.

수박은 여름에 갈증을 풀어줄 뿐만 아니라 몸의 열을 없애주는 '천연적인 백호탕' 이라는 명칭이 있다. 백호탕은 한방에서 열을 없애주는 처방명이다. 수박은 단백질, 시트루린(citrulline), 알라닌, 글루타민산, 알기닌, 포도당, 과당, 비타민 B, C, 철, 인 등을 함유하고 있으며, 94% 이상이 천연과즙으로 되어 있다. 수박의 붉은 빛의 색소는 리코펜과 카로틴의 혼합물이다.

수박은 신장병의 예방과 치료에 대단히 효과적인 식품이다. 신장병 또는 방광염 환자에게 좋은 이유는 바로 시트루닌 성분 때문이다. 한낮 더위에 수박으로 갈증을 풀고 나면 졸음이 오는 현상을 느끼게 되는데, 이는 수박 속에 천연적인 신경안정 효과 때문이다.

수박에는 열을 내리는 작용이 있어 여름철 더위에 효과가 있고, 염증에도 좋다. 피부를 많이 노출시킬 때나 얼굴에 윤기가 없는 여성에게 수박껍질을 피부에 문지르면 피부 손상이 적고 살결이 고와진다.

수박은 고혈압증, 담낭염, 방광염에 유효하며 여름에 몸의 열을 빼주는 식품이다. 위장의 열을 없애주는 데도 뛰어나다. 변비에도 효과가 있으며, 신체나 사지에 땀이 많은 사람과 소변이 잘 안 나오는 사람에게도 유효하다. 신장병으로 몸에 부기가 있는 경우 '수박탕'을 큰 숟갈로 한 숟갈씩 매일 3～4회 먹으면 부기가 신기할 만큼 빠진다. 임신때의 부기나 그밖의 부종에도 효과가 있고, 요도염에도 효과가 좋다.

'수박탕' 만드는 방법은 잘 익은 큰 수박 3개의 속살을 긁어내어 삼베헝겊으로 짜낸 즙을 약한 불에 천천히 끓여 수분은 증발되고 남는 것을 사용한다.

주독으로 대변이 건조하고 두통이 있을 때 수박껍질 말린 것을 달여서 그 물을 수시로 마시면 풀린다. 수박껍질을 말려 가루로 만들어 12 g 정도를 온수에 소금과 술을 조금씩 넣고 섞어서 하루에 3회 복용하면 허리가 삐었을 경우 효과를 본다. 수박씨를 물에 끓여서 졸인 것을 토혈은 식후에 복용하고, 하혈은 식전에 복용하면 효과를 본다. 소변에 피가 날 때, 신장결석이나 방광결석증으로 고생할 때 수박을 많이 먹으면 유효하다.

수박은 냉량한 과일이므로 더위를 해소하고 갈증을 풀어주는 데 효력이 있다. 그러나 위장이 차갑고 약하여 설사를 하거나 변이 무른 사람은 삼가는 것이 좋다. 고혈압에는 수박껍질 50 g에 결명자 15 g을 같이 끓여서 차로 먹으면 효과를 본다. 또는 수박씨 15～30 g을 볶아 끓여서 하루에 2～3차례 복용하면 역시 고혈압에 유효하다.

또한 불이나 끓는 물에 데였을 때 수박껍질을 불에 구워서 가루로 만들어 향유(香油)로 버무려 환부에 바르면 치료가 된다. 수박씨에는 단백질이 18.9%, 지방 27.4%, 당질 41.6%나 들어 있고, 무기질과 비타민 B군이 들어 있는 우수한 식품이다. 수박씨를 말린 다음 볶아서 차로 이용하면 좋다. 씨 없는 수박은 식물호르몬 콜히친을 사용하여 염색체 수를 보통 수박의 배로 만들어서 거기에 다시 보통 수박을 교배하여 만든 수박이다.

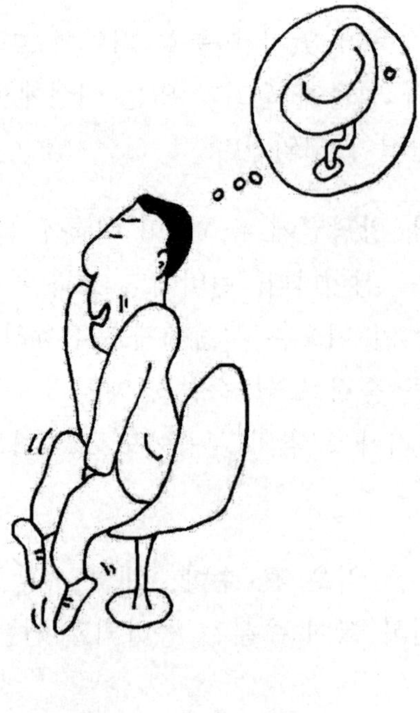

수박은 이와 같이 갖가지 질병에 다양하게 많은 효과를 거둘 수 있지만, 주의해야 할 점은 수박은 찬 과채류이므로 일시에 많이 먹으면 소화기와 장을 상하게 하여 설사를 유발시키는 경우가 있다. 그래서 수박은 여러 차례 나누어서 자주 먹는 것이 좋다.

10. 파인애플

파인애플의 형태가 솔나무의 솔방울(Pine)과 유사하고, 맛은 사과(Apple)와 같다고 해서 파인애플로 이름 지어졌다. 원산지는 브라질로 열대 아메리카에서는 옛부터 광범위하게 재배되었다. 우리나라에서도 제주도 등지에서 재배하고 있다.

단백질 분해효소인 부로멜린이 함유되어 고기와 같이 먹으면 소화를 돕는 작용이 있다. 특히 쇠고기에 파인애플 몇 조각을 넣으면 고기가 연해진다. 구연산이 위액의 분비를 좋게 하여 부로멜린과 같이 소화를 촉진한다. 위장의 건강을 지키는 역할을 한다. 부로멜린은 장(腸)내에 부패물을 분해하는 작용을 가지고 있기 때문에 설사나 소화불량, 가스발생 등의 소화기계의 장애에도 유효하다. 부로멜린은 열에 약해서 60° 이상의 열을 가하면 효과가 상실되어 효과를 기대할 수 없다.

더욱이 신진대사를 돕는 비타민 B_1을 함유하고 있어 피로회복과 여름더위로 식욕이 감퇴되었을 때 효과가 있다. 그러나 익지 않은 파인애플은 먹으면 소화불량과 피부를 거칠게 하는 원인이 되므로 주의해야 한다. 파인애플 100 g 중 비타민 C는 11 mg 들어 있어 피로회복에 좋다. 칼슘은 17 mg 들어 있다.

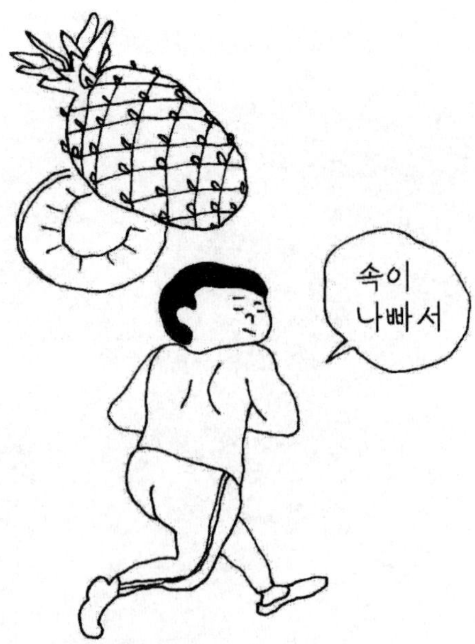

파인애플의 당분은 주로 설탕이며, 과당과 포도당도 들어 있다. 새콤한 맛을 주는 구연산과 사과산이 들어 있으며, 노란색을 띤 카로틴계 색소도 들어 있고, 칼슘도 비교적 풍부한 편이다.

기후가 덥고 건조하여 정신이 흐려지고 권태, 정신불안, 땀이 많이 나와 진액이 손상되어 식욕에 영향이 있을 때는 파인애플이 유효하다. 대소변을 잘 통하게 하며, 해열하는 데 도움을 주는 식품이다. 정신을 안정하게 하여 저녁에 잠을 못 이루고 불안할 때 편히 잠을 자게 하는 작용이 있다. 천연과당으로 인체조직을 윤택하게 하고 강장작용을 한다. 변비에도 좋은 효과가 있고, 구갈로 물을 자주 마실 때에도 유효하다.

11. 사과

사과의 주요 성분은 탄수화물이다. 그 중 대부분이 당분, 유기산, 펙틴이다. 당분은 10~15% 가량 들어 있고, 거의 과당과 포도당으로 흡수가 잘 된다. 펙틴은 장의 운동을 자극하여 정장(整腸) 작용을 하며, 장벽에 유독성 물질의 흡수를 막고, 장 안의 이상발효를 방지하므로 장 카타르나 변비에 좋다. 사과는 달며 차가운 성질이 있으며, 몸의 진액을 만들어 주고, 입 안이 마를 때에도 입 안에 침을 돌게 한다. 특히 폐를 튼튼하게 하여 폐를 윤택하게 만든다. 여름더위에 사과를 먹으면 유효하다.

사과는 술을 깨게 하는 작용이 있어 술을 마시고 난 다음에 사과즙을 먹으면 숙취에서 빨리 벗어난다. 사과에는 수용성 식물섬유 펙틴이 다른 과일보다 많아 잘 엉켜서 담석증 환자는 삼가는 것이 좋다. 펙틴은 변비가 있을 때 장내의 물을 흡수하는 것과 변을 흡수하는 것을 촉진하며, 반대로 설사를 할 때는 젤리 형태의 막을 형성하여 장의 벽을 보호한다. 그래서 변비와 설사에 유효하고, 우수한 정장(整腸) 작용이 있다. 펙틴은 사과 껍질에 많이 있으므로 사과는 껍질과 같이 먹는 것이 효과적이다.

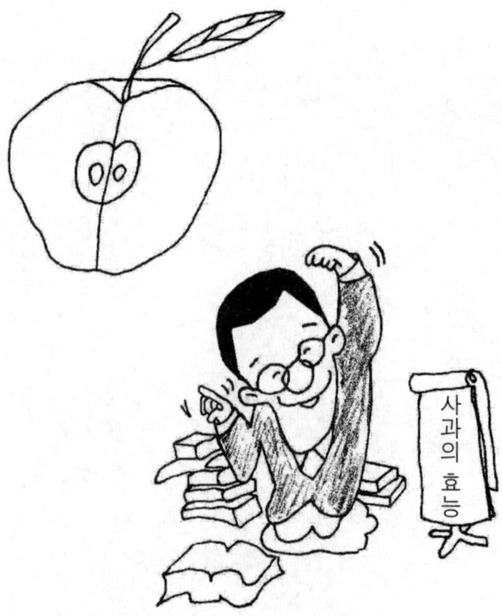

사과는 과일 다이어트 중 가장 대표적인 과일이며, 섬유소의 일종인 펙틴이 다량 함유되어 있어 변비나 설사에 탁월한 효과가 있다. 3일간 사과 다이어트를 하면 숙변과 부종을 일으키는 수독이 제거되어 체중이 줄어드는 효과가 있다. 위가 약한 사람은 신맛이 강한 홍옥은 피하는 것이 좋다.

옛부터 사과가 많이 나는 곳에는 고혈압 환자가 적다고 한다. 그것은 사과에 칼륨이 많아 소금으로 말미암아 생긴 고혈압에는 칼륨과 나트륨이 평형을 이루어 혈압을 낮게 하기 때문이다. 사과의 신맛 때문에 보통 산성식품으로 아는데 알칼리성 식품이다. 사과를 깎아 놓으면 쉽게 변색이 되는데, 이것은 사과 속에 있는 클로로겐산과 롤리페놀이 과육 중의 산화효소와 공기 중의 산소 때문에 산화되어 착색되기 때문이다. 산화효소가 비타민 C를 파괴하는 작용이 있지만, 이럴 때는 소금을 살짝 뿌려주면 변색을 막아준다. 사과는 기침에도 유효한 과일이다.

12. 키위

키위의 주산지는 뉴질랜드이다. 뉴질랜드의 나라 새(國鳥)인 키위와 비슷하다고 하여 붙여진 이름이다. 원산지는 중국의 양자강 연안으로 한자명으로는 양도(陽桃)라고 한다. 귤보다 비타민 C가 약 2배 이상이 되며, 감기 예방과 피로회복에 효과가 있다. 피부가 거칠 때에도 유효하고, 또 애연가의 비타민 C 보급원으로도 좋은 과일이다.

키위는 단백질 분해효소인 아구치니진을 함유하여 고기를 부드럽게 하므로 갈비나 불고기를 양념할 때 키위를 조금만 넣어도 고기가 부드러워진다. 또 육류를 먹고 키위를 먹으면 소화를 돕는 효과가 있다. 식물섬유 펙틴이 다량으로 함유되어 있어 매일 아침 한 개씩 먹으면 변비 해소에 도움을 주므로 변비 환자에게 권하는 식품이다.

키위는 나트륨이 적고, 칼륨은 대단히 많아 고혈압 예방에 효능이 있다. 키위 100 g 중에 비타민 C가 80 mg 들어 있어 감기 예방에도 좋고, 피부미용에도 효과가 있다. 키위 100 g 중에 칼륨은 27 mg 들어 있고, 그 외에도 비타민 A, E도 함유되어 있다. 키위는 피로회복에도 좋은 과일이다.

키위의 성질은 달고 차갑기 때문에 열을 내리게 하고, 진액을 만들어 주며, 해독을 하고, 감기로 열이 있고 해수가 있을 때도 도움이 된다. 답답하고 입이 마르는

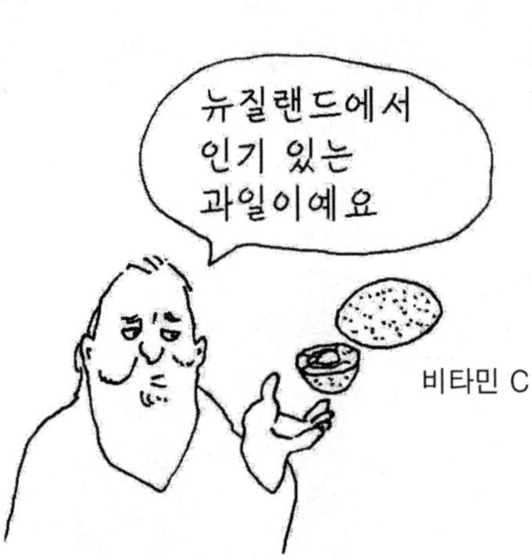

것을 막아주며 치통에도 유효하다. 또한 비뇨계통의 결석증에도 효과가 있어 신장결석, 수뇨관결석, 방광결석, 요도결석에 키위를 먹으면 결석이 몸 밖으로 잘 배출되게 해준다.

키위를 너무 많이 먹으면 속을 차갑게 하여 설사를 나게 하므로 장기 복용은 피하는 것이 좋다. 특히 변비 환자에게는 좋지만 설사를 하거나 변이 무른 사람은 피하는 것이 좋다. 키위의 잎사귀는 소변을 잘 나게 하고, 개선(옴)에도 효과가 있다. 키위 뿌리는 신경통에 유효하여 사용할 만하다. 또 키위 꽃은 더웠다가 추웠다가 하는 감기에 좋기에 그때는 키위 꽃을 다려서 복용하면 효과가 있다.

13. 레몬

레몬은 히말라야 서부가 원산지이다. 미국, 이태리 스페인, 오스트레일리아 등이 주산지이며, 십자군 원정때 비타민 C의 부족으로 오는 괴혈병을 방지하였다고 한다. 레몬에는 비타민 C가 감귤류보다 더 많이 들어 있으며, 감기 예방과 근육을 튼튼하게 해준다. 간장의 활동을 원활하게 하며, 해독작용도 있기 때문에 숙취에도 효과가 있다. 레몬의 신맛의 주성분은 구연산으로 체내의 피로물질을 분해하고 대사를 부드럽게 하기 때문에 피로회복에 효과가 있다. 신맛이 강하므로 위산 과다인 사람은 주의해야 한다.

레몬 100 g 중에 비타민 C가 90 mg, 칼리움 120 mg, 비타민 B_1 0.06 mg, 칼슘 60 mg 들어 있다. '젊음을 낳는 과일'이라는 레몬은 미용에 좋은 과일이다. 또한 비타민 C와 구연산, 비타민 B군이 충분하여 이를 섭취하면 세포를 활발하게 움직이게 하므로 전신에 활기를 돌게 해주는 식품이다. 강한 신맛으로 운동 후에 레몬을 껍질째 4등분으로 자른 다음 물에 넣고 마시면 피로회복에 좋다. 그 외에도 생선이나 고기에 레몬 즙을 짜서 뿌려 먹으면 신선하게 입맛을 돋운다.

레몬에서 새로 발견된 항산화 성분인 '에리오시트린'이 당뇨병 실험용 쥐의 체내에서 활성산소의 해를 강력하게 억제하는 것을 일본농예화학회에서 발표하였다. 노화나 질병의 원흉으로 지목되는 물질인 활성산소를 억제하는 작용이 있는 항산화 성분인 에리오시트린이 레몬에 함유되어 있다.

활성산소는 원래 체내에서 에너지원이 되며, 바이러스를 죽이는 등 몸에 필요한 작용을 한다. 그러나 과잉으로 증대된 활성산소는 당뇨병, 동맥경화, 암, 알츠하이머병 등의 질병 발생에 큰 영향을 미친다. 그리고 당뇨병의 합병증 발병 요인일 가능성이 있다. 활성산소는 일반적으로 호흡만 해도 발생하지만 심인성인 스트레스나 강한 자외선, 식품첨가물, 배기가스, 지나친 운동, 과음 등으로 증가되기 쉽다.

이를테면 우리들의 일상생활은 활성산소를 늘리는 요인 속에 둘러싸여 있는 것이다. 활성산소가 늘어나면 체내의 산화력이 강해져서 산화스트레스를 받게 된다. 이 산화스트레스를 억제하는 것이 항산화 성분인데, 일상적으로 섭취하는 식품에서 얻을 수 있다. 활성산소의 악영향은 식사로 어느 정도 억제할 수가 있다. 항산화 성분을 함유한 식품은 레몬, 깨, 녹차, 적색와인, 올리브유 등이다.

레몬에는 당뇨 합병증의 원인인 산화스트레스를 억제하는 작용이 있다. 레몬의 껍질과 과실에 함유된 '에리오시트린'은 후라보노이드의 일종으로 항산화력이 있다. 레몬에는 항산화력에 뛰어난 비타민 C가 함유되어 있고, 이 외에도 항산화 성분이 함유되어 있다. 이 에리오시트린은 오렌지나 그레잎후르츠 등의 과일에는 함유되어 있지 않고 레몬과 라임에만 함유되어 있다. 에리오시트린은 레몬의 껍질 100 g당 200 mg, 레몬과즙 100 ㎖ 중에는 20 mg이 함유되어 있다.

레몬은 고혈압에 좋으며 어지러움증, 잇몸 출혈, 이명에도 좋다. 감기에 비타민 C가 효과적인 것은 비타민 C로 점막이 강화되기 때문이다. 또한 혈압이 내려가고 잇몸 출혈이 사라지는 것도 비타민 C로 혈관의 안쪽에 있는 막이 강화되기 때문이다. 레몬즙을 피부에 바르면 비타민 C가 기미나 주근깨를 막아주는 효과가 있어 피부가 매끄러워진다.

레몬껍질을 찢으면 껍질에서 물이 나오는데, 이 중에는 리모닌, 시트랄, 미트크네랄이라는 성분이 있다. 이 성분에는 암내, 발 냄새 등 불쾌한 채취를 사라지게 하며, 불필요한 털이 눈에 띄지 않게 탈색하는 작용도 있다.

전신미용으로 매력적인 여성이 되고 싶다면 레몬을 잘 씻어 평평한 곳에 놓고 손으로 굴려 말라말랑하게 만든 다음 두 쪽으로 자르면 과즙과 과피의 성분이 잘 우러나오게 된다. 레몬을 미지근한 탕에 띄운 후 탕내에서 레몬을 손으로 비벼 즙

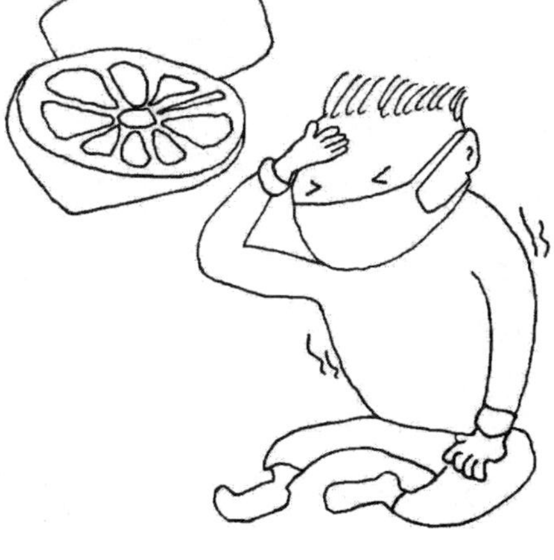

을 짜낸 다음 손발을 문지른다. 냄새를 없애고 싶은 겨드랑이나 각질화된 뒷꿈치나 팔꿈치를 레몬으로 문질러 주면 각질이 없어지고 매끄러워진다. 레몬 목욕 후 레몬 주스 한 잔을 마시면 금상첨화일 것이고, 양귀비 피부에 못지 않은 피부를 갖게 될 것이다.

레몬에는 비타민 C, P, 칼슘, 구연산이 풍부하다. 비타민 P는 비타민 C의 보조역할을 하며, 모세혈관을 튼튼하게 하여 고혈압, 동맥경화, 뇌일혈을 예방한다. 레몬은 건강하고 발랄한 젊음을 유지하기 위해 모든 영양소를 골고루 체내에 회전되게 하는 과일이다. 레몬의 비타민 C는 표백작용이 있어 화장품이나 마사지에 직접 이용되기도 한다.

감기 초기에는 레몬 2～3개를 껍질째 4토막을 내고, 마늘은 껍질을 벗겨 2토막을 낸 다음 물을 넣고 약 15분 정도 끓인 후 꿀 한 스푼을 넣어 마시고 잠을 자면 땀이 나면서 감기를 몰아낸다. 「경험방」에는 "위통이 있을 때는 레몬즙 1홉을 마시면 유효하다"고 기재되어 있다. 또 「본초습유(本草拾遺)」에는 "레몬즙은 기(氣)를 내리고 심장병, 두통, 담(痰)을 다스린다"고 기재되어 있다.

14. 배

배의 당분은 과당이 대부분이고 포도당은 적으며, 자당(蔗糖), 사과산을 주로 한 주석산과 소량의 구연산 그리고 소화효소도 들어 있다. 배에는 효소가 많아 소화를 돕는 작용을 한다. 그래서 불고기를 잴 때 배를 섞으면 효소의 작용으로 고기가 연해질 뿐만 아니라 소화성도 좋아진다.

배는 소화를 촉진시키는 것 이외에도 해열 효과와 소갈증에도 유효하다. 거담의 효과가 있고, 특히 아이들의 기침에 효과가 있다. 또 미용차로서도 권장할 만하다. 가래가 많이 나는 기침은 배즙을 내서 생강즙과 꿀에 타 먹으면 효과가 있다. 복통이 심할 때는 배잎을 진하게 달여 자주 먹으면 좋다. 담이 많고 숨이 차면 배즙과 무즙을 각각 반 홉 가량 만들고, 여기에 생강즙을 4~5숟갈 정도 타서 한꺼번에 먹으면 유효하다.

「본초강목」에는 "배는 폐를 유활하게 하고, 심장을 시원하게 하며, 담을 없애고 화(火)를 내린다. 또 창독과 주독을 풀어준다"고 기재되어 있다. 「보제방(普濟方)」에는 "소갈에 배즙을 꿀에 달여 병에 넣어두고 수시로 물에 타서 마시면 그대로 그친다"라고 기재되어 있다. 「적원방(摘元方)」에는 "기침이 심할 때는 배 속을 긁어내고 검정콩을 채워 넣은 다음 불에 익혀내어 매일 먹으면 유효하다"고 기재되어 있다. 옛부터 배는 변비에 좋고 이뇨작용이 있다고 알려졌다. 배가 변비에 좋은 이유는 소화가 안 되는 석세포 때문이다.

배를 차로 만들어 먹으면 좋다. 차를 만드는 방법은 먼저 배의 상처 유무를 살펴서 상한 부분은 도려내고 껍질을 얇게 벗기고 강판에 갈아서 삼베헝겊이나 가제로 짜서 생즙을 낸다. 짜낸 찌꺼기에 물을 조금 더 가하여 버무린 다음 다시 한 번 짜낸다. 여기서 나온 생즙에 벌꿀을 넣는다. 배합은 배즙 : 벌꿀을 3 : 1의 비율로 혼합하여 뭉근한 불에 얹어 천천히 물엿 같이 달인다. 배즙을 용기에 넣고 밀봉해 두고 차의 재료로 쓰면 좋다. 차의 분량은 물 1잔에 2~3스푼을 타서 공복에 하루 2~3회씩 먹으면 입 마름증과 가래를 삭히는 작용을 하는 훌륭한 명차가 된다.

15. 무화과

무화과로 무릎통, 요통, 류마티스의 통증 등을 개선하는 방법을 소개하면 우선 무화과 목욕법이 있다. 목욕 방법은 수건을 둘러 접어 좌우의 끝을 오무려서 주머니를 만들고, 이 주머니 속에 무화과 잎사귀 10매 정도를 넣고 주머니 입구를 끈으로 묶은 다음 2ℓ 정도의 물과 함께 냄비에 넣고 끓인다. 약 20분 정도 끓이면 무화과 성분이 우러나 물이 흙색으로 변한다. 이 즙을 목욕탕에 넣고 목욕을 하면 된다. 이때 무화과 잎사귀가 들어 있는 주머니채 목욕탕에 넣어도 좋으며, 효능은 며칠간 유효하기 때문에 2～3일 정도는 사용할 수 있다. 무화과 탕에 들어가면 혈액순환이 좋아져 몸이 따뜻해지며 무릎통, 요통, 어깨결림, 냉증, 부인병 등이 서서히 개선된다.

무화과 잎사귀 3매를 500㎖의 물과 함께 냄비에 넣어 물이 절반이 될 때까지 달인다. 달인 즙을 하루에 몇 번으로 나누어 식전이나 식간에 복용하면 위장이 튼튼해지고 변비, 설사, 소화불량 등이 개선된다. 그리고 잘 익은 무화과 열매를 매일 4～5개씩 먹으면 위장이 튼튼해져서 소화촉진, 변비 해소에 좋은 민간약이 된다.

무화과에 함유된 아미그다린 성분은 세균이나 기생충을 죽이는 작용이 있다. 이 아미그다린이 우리들의 체내에 들어가 세포로부터 분비된 효소(체내의 화학반응을

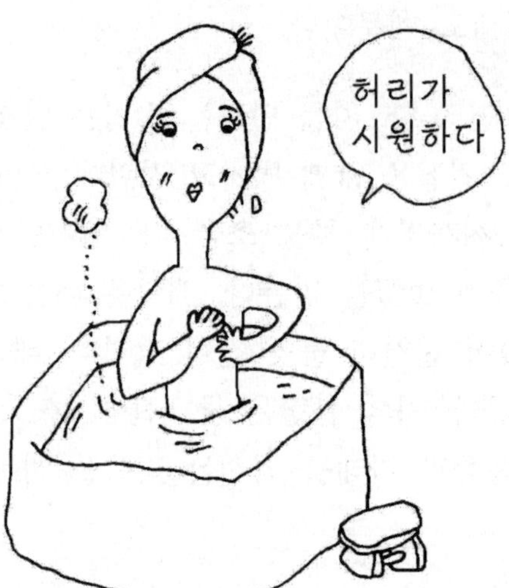

촉진하는 물질)나 열에 닿으면 아주 미량의 청산화합물과 벤잘데히드로 분해된다. 이들 물질은 두 가지 다 아미그다린보다 독성이 강하다. 이 두 가지 물질에 대해서 우리들의 세포는 그들을 무독화시키는 효소가 나오게 한다.

세포는 이 시스템에 의해 독성이 강한 물질로부터 몸을 방어할 수가 있다. 한편 정상이 아닌 세포, 예를 들어 암세포, 암에 침범된 세포, 체내에 침입한 위루스(아주 미세한 생물) 등의 병원체에는 독성이 강한 물질을 무독화시키는 시스템은 없다. 따라서 체내에 들어간 독성이 강한 물질은 암세포 등의 정상이 아닌 세포를 사멸시켜 버리고 만다. 이러한 작용으로 무화과에는 암 억제 작용도 있다고 한다. 무화과의 열매를 먹거나 잎을 달인 즙을 마시거나 양치질을 하면 인후암, 폐암 등의 예방효과를 본다.

무화과에는 포도당, 유기산, 쿠엔산 등의 산이 함유되어 있어 목욕을 하면 자극되어 혈행이 촉진되어 증상이 경감된다. 포도당 등의 당류도 풍부하게 함유되어 있어 자양강장 효과를 발휘하게 된다. 그 단맛은 심신의 피로를 회복시켜 준다. 무화과 열매에는 사과산, 쿠엔산 등의 산도 함유되어 있다.

이 쿠엔산을 중심으로 한 산은 체내의 쿠엔산사이클에 작용을 하게 된다. 쿠엔산사이클이란 당, 지방, 단백질을 분해 산화해서 효율적으로 에너지화하는 우리들 몸에 갖추어져 있는 시스템이다. 쿠엔산 등의 산은 이 쿠엔산사이클의 능률을 높여주기 때문에 피로회복이나 활력 증가에 역할을 하게 된다. 무화과의 잎사귀나 나무줄기를 베면 흰 액체가 나오는데, 이 액체에 고무질이나 단백질 분해효소 등의 성분이 함유되어 있어 변을 잘 나가게 하므로 변비에 효과가 있다.

16. 구아바(Guava)

아열대에 광범위하게 자생되고 있는 구아바(Guava)는 성인병의 예방은 물론 치료효과도 탁월하다. 특히 당뇨병 치료에 큰 효과가 있음이 밝혀졌다. 구아바는 열대 아메리카가 원산으로 16세기 초 스페인 사람이 아메리카에 상륙하여 콜롬비아, 페루 등 고대 잉카족에 의하여 과수가 알려져 세계 각국에 전파하였다.

구아바의 높이는 보통 3~4 m이나 때로는 6 m 정도의 크기도 있으며, 잎의 길이는 5~17 cm에 폭은 4~5 cm이며, 긴타원형 또는 긴도량형이다. 구아바에는 비타민 C, 나트륨, 칼슘, 마그네슘, 인, 철 등 인체에 필요한 각종 성분들을 다량 함유하고 있으며, 특히 당뇨병에 관련된 영양소가 풍부한 것으로 알려졌다.

대만 대북의학원 약학계 서형견(徐型堅) 박사는 1964년 토끼를 이용한 실험에서 당뇨병을 유발시킨 토끼에게 구아바차를 복용시킨 결과 4시간 후에 혈당치가 25% 내려갔음을 확인했다. 대만의 국립중의연구소의 유국주(劉國柱) 교수도 쥐를 대상으로 한 실험에서 구아바의 당뇨치료 효과를 확인한 바 있다. 일본 근기(近畿) 대학 약학부의 구보도덕(九保道德) 박사가 행한 동물실험에서는 혈당치의 강하는

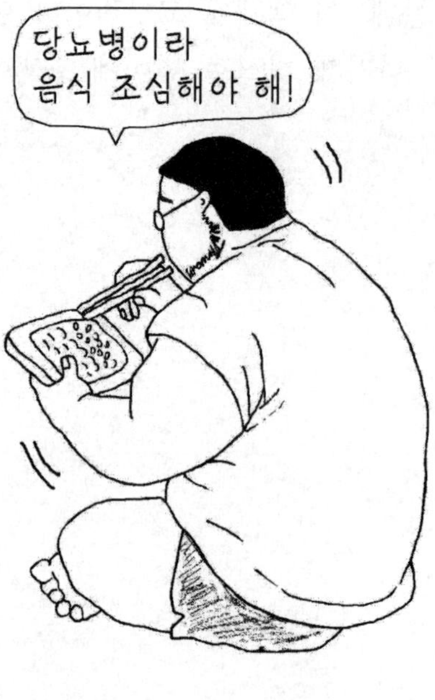

물론 지방산의 유리가 억제되며, 인슐린과 비슷한 작용이 확인되었다고 발표하였다.

구아바에 다량 함유된 비타민 C는 실체 조직세포, 치육, 혈관, 위 등의 성장유지에 꼭 필요한 콜라겐 물질을 만들어 철분의 소화를 돕는다. 이는 간장의 해독작용을 높이는 일도 하는 것이다. 술을 마시면 체내에 흡수된 알콜은 간장에서 분해된다. 그래서 과음시에는 간장에 부담이 커져 간장의 기능이 저하되는데, 비타민 C는 그 기능을 회복시키는 데 큰 역할을 한다. 또 멜라닌 색소의 생성을 누르고 기미, 주근깨를 방지하는 작용도 겸하고 있다.

구아바는 일반적으로 비타민 C의 보고라고 알려진 레몬이나 귤보다도 비타민 C를 많이 함유하고 있으며, 칼슘도 다량 함유하고 있다. 이밖에도 나트륨, 인, 비타민 B_1, B_2 등 인체에 필요한 각종 영양소가 고루 함유되어 있다. 특히 대항호르몬 분비 억제작용을 하는 것으로 알려진 단닝을 함유하고 있는데, 구아바가 당뇨병을 치료하는 데 효과를 발휘하는 것은 단닝의 효과 때문이다.

다량 함유된 단닝이 인체에 들어가면 직접 β-세포에 작용하여 산화를 방지, 활성화시키는 힘을 주어 인슐린을 정상적으로 분비하도록 한다. 또 구아바에 풍부하게 함유된 비타민과 미네랄은 인슐린 성분 부족을 개선시키는 역할을 한다. 이처럼 당뇨병을 치료하는 데 탁월한 효과가 있는 구아바는 암, 고혈압, 백혈병, 비만방지 등에도 효과가 있다.

구아바는 과일, 잎, 줄기 등 대부분이 약용으로 사용된다. 구아바의 잎을 차로 달여 복용하는 구아바요법은 구아바 잎 20장을 물 2ℓ에 넣어서 약 1ℓ 정도가 되게 달여 이를 하루 동안 나누어 마시면 된다.

17. 딸기

딸기는 강력한 항산화물질인 비타민 C와 폴리페놀 성분이 과일 중에서도 특히 풍부하다. 호흡을 통해 체내에 들어오는 산소의 약 11%는 활성산소로 바뀐다. 활성산소는 불안정한 산소로, 여러 물질과 결합해 그것을 산화시키는 작용을 한다. 활성산소는 원래 체내에 해가 되는 이물질이나 바이러스를 공격해 제거하는 이로운 작용을 하는데, 우리 몸에 이물질을 공격하고 활성산소가 남아 있으면 해가 되는 것이다. 그래서 체내는 남은 활성산소를 저절로 제거시키는 시스템이 있다. 그러나 나이를 먹으면 남은 활성산소를 제거하는 기능이 약해져 몸 안에 불필요한 활성산소가 많이 늘어나서 노화나 여러 질병을 만드는 것이다.

딸기는 기억력 감퇴와 건망증을 예방하는데, 이것은 딸기에 풍부한 '안토시아닌'이라는 폴리페놀계 색소 때문이다. 활성산소는 전신에 나쁜 영향을 주는데, 특히 피해가 심한 곳이 뇌이다. 뇌는 신체 중에서 산소를 가장 많이 소비하는 곳으로, 활성산소가 쉽게 공격할 수 있는 인지질과 불포화지방산이 풍부한 장소이기도 하다. 뇌에 함유된 단백질을 파괴하는 '리포르스틴'이라는 물질도 활성산소에 의해 증가된다.

이처럼 뇌세포는 중년이 지나면 활성산소의 공격을 받아 건망증 등 기능 저하나

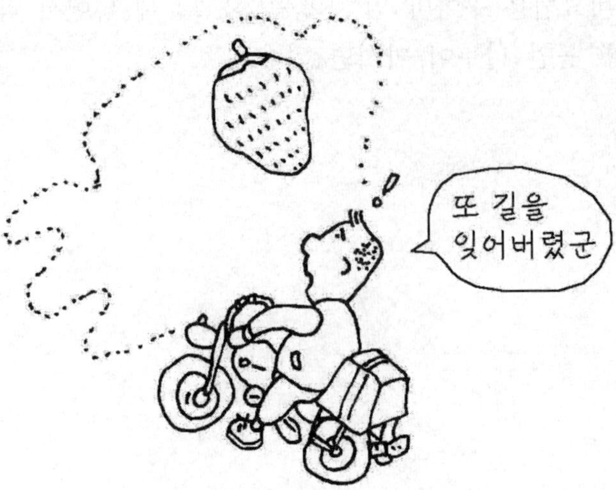

알츠하이머성 치매 같은 질환에 시달리게 된다. 따라서 나이가 들수록 뇌 속에 산화를 막는 항산화물질이 많이 필요하다. 그러나 나이를 먹으면 체내의 항산화 시스템도 약해지므로 딸기 같은 항산화작용이 강한 과일이나 채소를 먹으면 뇌의 노화를 막고 건망증을 예방하는 데 효과적이다.

류마티스나 아토피성 피부염 등 알레르기 질환도 활성산소와 관련이 있다. 체내에 유해물질이 침입하면 이것을 없애기 위해 항원 항체 반응이 일어나는데, 이때 염증이 생긴다. 여기에 백혈구가 모이고 활성산소가 다량 발생해 이물질을 공격한다. 그러나 이 물질을 공격하고 남은 활성산소에 의해 알러지를 일으키는 물질이 백혈구에서 만들어지게 된다. 활성산소에 해를 막아주는 항산화물질을 투여하면 이런 알러지 증상이 가벼워진다는 사실이 확인되었다.

당뇨병의 예방과 치료에도 딸기에 포함된 성분이 효과가 있다. 당뇨병의 원인 중 하나인 인슐린 생산량의 불균형이다. 췌장의 약 80%는 β-세포로 구성되어 있는데, 이 세포에서 인슐린을 만든다. 또 α-세포는 혈당치를 올리는 역할을 하는 글루카곤이라는 호르몬을 만든다. 인슐린과 글루카곤의 균형이 이루어지면 당뇨병에 걸리지 않는다. 그러나 β-세포가 장해를 받아 인슐린 분비가 나빠지면 균형이 무너져 글루카곤이 많아지고 혈당치가 상승한다. 이때 β-세포에 피해를 주는 물질이 바로 활성산소이다.

일정량의 활성산소는 β-세포의 활동에 꼭 필요하지만 지나치게 늘어나면 인슐린이 부족해져 당뇨병이 생긴다. 당뇨병의 합병증으로 백내장이 나타나는 경우 역시 활성산소에 의해 생긴다. 낮에 활동하면서 받는 자외선이 활성산소의 발생을 촉진시켜 백내장을 유발시킨다.

딸기에는 폴리테놀 외에도 비타민과 미네랄이 풍부한데, 비타민 C 역시 강력한 항산화 성분이다. 딸기 100 g 중에 비타민 C가 80 mg 함유되어 있다. 폴리페놀은 체내의 단백질 등에 쉽게 작용하여 혈액을 따라 세포막 등에서 항산화작용을 하고, 그밖의 부분에서는 비타민 C가 활성산소를 제거한다.

18. 유자

유자나무의 열매인 유자(柚子)는 겉이 울퉁불퉁하고 담황색의 과육은 신맛이 강하다. 다른 감귤류는 껍질이 20～30% 가량인데, 유자는 껍질이 많아 50% 정도이다. 유자 100 g당 비타민 C가 150 mg 이상이나 들어 있어 비타민 C가 많은 레몬보다 3배가 더 많다. 옛부터 유자차가 감기 치료에 효과를 인정받은 이유도 높은 비타민 C의 함량 때문이다. 차의 재료는 유자열매 전체를 쓰기도 하고, 껍질만 쓰기도 한다. 잘 익은 열매를 골라 맑은 물에 깨끗이 씻어서 써야 한다.

감기와 신경통의 예방과 치료에 비타민 C가 유효하며 암예방 효과도 나타낸다. 유자 속의 헤스페레딘 물질은 비타민 P와 같은 효력이 있어 모세혈관을 보호하고 강하게 하는 작용을 하여 뇌혈관 장애로 일어나는 중풍에 좋다. 비타민 B 복합체도 많이 들어 있고, 유자의 노란 색깔은 비타민 A의 모체인 카로틴이다. 유자에는 1,500 I.U의 비타민 A가 카로틴의 형태로 들어 있다. 새큼한 맛의 성분인 구연산은 4% 가량이나 들어 있어 우리 몸의 피로를 풀어주는 역할을 하며, 소화액의 분비를 도와주기도 한다. 칼슘, 칼륨 등의 무기질도 많이 들어 있다.

유자차 만드는 법은 유자를 바르게 얇게 썰어서 따뜻한 물 1잔에 2～3쪽을 넣어 우려서 마신다. 또 다른 방법은 유자를 알맞게 썰어 단지 같은 용기에 유자 한 켜

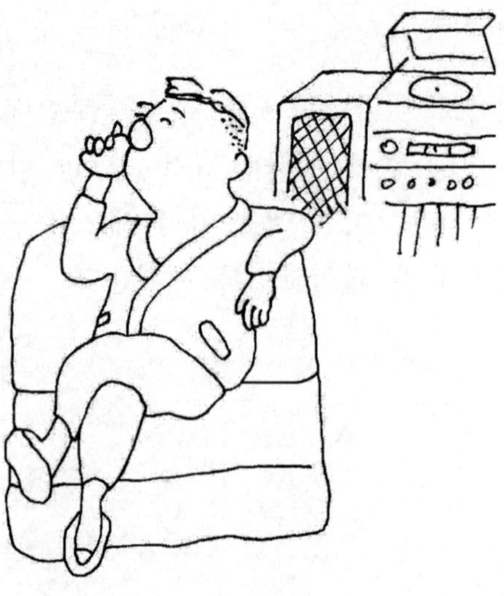

마다 꿀이나 설탕을 넣어 잰 다음 밀봉하여 습기가 없는 서늘한 장소에 보관하여 사용한다. 배합의 분량은 유자 1개 분에 벌꿀 2스푼 가량을 넣는다. 이것을 유자청(柚子淸)이라 한다.

유자는 옛부터 관절염에 유효하고, 주독(酒毒)을 푸는 데도 좋으며, 또 소화에도 좋고 기침에도 유효하다. 산후 복통에는 유자껍질을 달여 마시면 효과가 있다. 「일화자본초」에는 "유자는 음식을 소화시키고 주독을 풀며, 위장 속의 악기(惡氣)를 없앤다"라고 기재되어 있다. 또 「본초강목」에는 "가래가 나오는 기침에는 유자의 껍질과 씨만 버리고 나머지를 병 속에 넣고 술을 부어 하룻밤 두었다가 여기에 벌꿀을 조금 가하여 먹으면 좋다"고 기재되어 있다.

19. 석류

석류는 고대 이집트, 희랍 등의 많은 나라에서 옛날부터 만능약, 극비의 환상적인 비약으로 알려져 많은 사람에게 이용되어 귀하게 여겨지는 과일이다. 석류의 원산지인 이란에서는 현재도 석류가 건강식, 치료약으로 식생활 속에 널리 애용되며, '생명의 과일'이라 받아들여지고 있다. 석류는 실크로드를 타고 중국으로 전해진 과일이다.

석류에는 많은 유효 성분이 함유되어 있다. 그 중에서도 가장 주목할 만한 성분은 다량의 에스트로겐이다. 에스트로겐이란 난소에서 분비되는 여성호르몬의 총칭인데, 석류를 분석해본 결과 인간의 몸에서 만들어지는 것과 거의 같은 에스트로겐이 석류의 종자 속에 다량으로 함유되어 있는 것이 밝혀졌다.

에스트로겐이 여성호르몬으로서의 첫 번째 작용은 난소, 자궁, 질 등 여성 생식기의 발달을 촉진시키는 역할을 한다. 그리고 월경, 임신 등 여성 특유의 기능을 정상적으로 유지하고 건강한 몸을 가꾸어 주는 역할을 담당하고 있다. 그러나 폐경기에 들어서면 난소 기능이 쇠퇴해져 분비되는 에스트로겐의 양이 줄어든다.

노화현상의 첫 증상으로 월경주기가 흐트러지고, 그 결과 갱년기 장애가 생겨나는 것이다. 갱년기 장애가 생기면 흥분하기 쉽고, 잠을 이루지 못하고, 두통이 생기

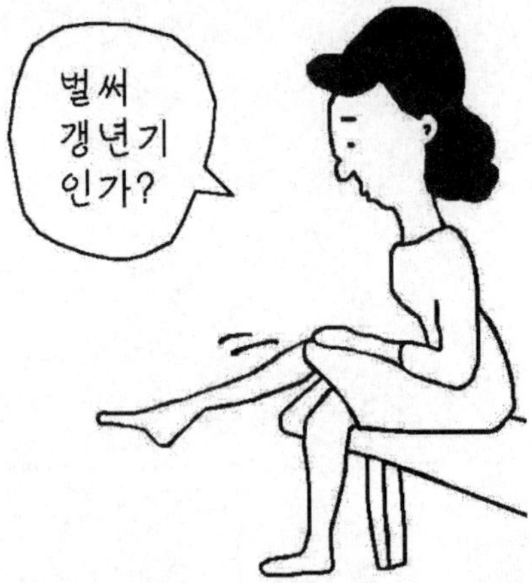

며 정신장애가 나타난다. 그리고 혈관운동 장애, 비뇨생식기의 위축, 골다공증, 지질대사 이상 등이 생기는데, 이런 장애로 서서히 노령기에 접어들게 되는 것이다.

석류를 주스로 만들어 항시 복용하여도 에스트로겐을 약으로 복용하는 것이 아니기 때문에 여성호르몬의 과다 섭취로 인한 부작용이 없으며, 호르몬 밸런스 회복에 적절한 여성호르몬을 보급할 수가 있다. 에스트로겐에는 피부에 함유된 단백질인 콜라겐의 합성을 돕는 작용이 있어 피부의 탄력성과 팽팽함이 촉진되어 기미, 주름 등의 피부의 쇠퇴를 막아주고, 젊고 싱싱한 피부를 유지할 수가 있다.

석류는 여성 뿐만 아니라 남성에게도 효과를 준다. 남성의 정소에서도 여성의 1/5 정도인 아주 작은 양이긴 하지만 여성호르몬이 분비되므로 남성에게도 필요불가결인 성분이다. 남성호르몬과 여성호르몬의 균형이 잘 유지되어야 인체의 균형이 깨지지 않는다. 균형이 깨지면 인체의 여러 부위에 지장이 생긴다. 예로 대머리는 남성호르몬이 과다해진 결과로 생기는 것이다. 그래서 여성호르몬인 에스트로겐을 보충하고 호르몬의 균형을 정상화하는 석류는 탈모나 백발을 예방해주는 효과가 있다. 중년 이후의 남성들의 고민거리인 전립선 비대의 개선에도 에스트로겐의 효과를 기대할 수 있다.

옛날 페르시아 왕이 하렘(후궁)에서 애용했던 석류는 최음효과가 있어 정력 증강이나 회춘에 강한 역할을 하는 과일이다. 갱년기 장애를 회복하기 위해서 뿐만 아니라 충실한 부부생활을 위해서도 석류를 항상 복용하면 아주 효과적이라 할 수 있다.

20. 호도

음력 정월 보름날은 부름이라 해서 호도, 밤, 잣 등을 먹는다. 호도에는 영양분이 많아 건강을 기원하고 호도를 먹으면 한 해 동안 부스럼을 앓지 않는다는 우리나라 풍습이 있다. 몸을 보익하는 데는 호도를 으뜸으로 친다. 호도는 마치 인간의 뇌와 같이 생겼는데, 호도를 먹으면 뇌를 튼튼하게 하여 호도만 먹고 살다 간 도인들도 있다고 한다. 알렉산더 대왕에게 간질병이 있었다는 자료가 있는데, 그가 우연히 먹은 호도가 치료효과를 가져와 세계 정복을 하게 되었고, 그의 두뇌 건강을 지켜준 것도 호도였다고 한다.

한방에서는 호도를 강장제로 쓰고, 폐를 튼튼하게 하며, 신장을 보하고 장을 원활하게 해준다. 호도는 단백질을 구성하는 아미노산이 많고, 특히 체중 증가에 필요한 트립토판, 립토판, 디아미노산의 함량이 많다. 호도에는 단백질이 15.4%로 육류보다 많고, 지방은 40～50%나 되어 돼지고기보다 2배나 많지만 불포화지방산이므로 콜레스테롤을 강하시키는 작용을 한다. 탄수화물은 10%나 있으며, 무기질과 비타민 B_1이 풍부하여 매일 먹으면 피부가 윤기가 나고 고와지며, 노화방지에 좋다. 청나라 말기의 서태후도 호도를 좋아하여 아름다운 피부를 자랑하였다 한다.

「본초강목」에는 "호도를 먹으면 기(氣)를 보하고, 혈(血)을 늘린다"라고 기재되

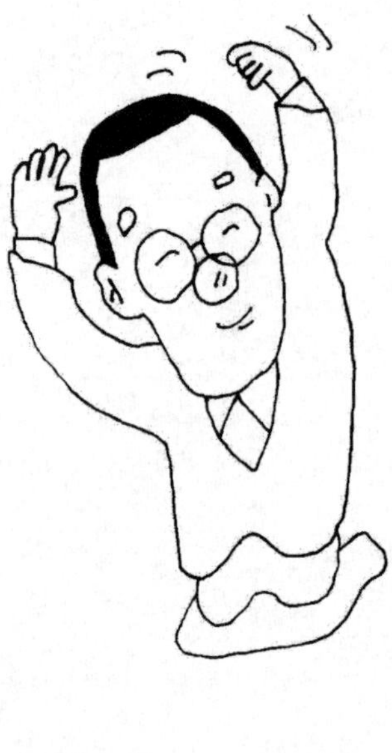

어 있다. 또 「개보본초(開寶本草)」에는 "호도를 오래 먹으면 몸이 살 찌고 건강해지며, 피부가 윤택해지고 머리털이 검어진다"라고 기재되어 있다. 또한 당나라때 명의인 맹선(孟詵)은 "호도만을 먹는 방법은 첫날은 1개를 먹고, 매 5일마다 1개씩을 늘린다. 이렇게 20개에 이르면 중지하고 또 다시 1개씩 처음과 같이 시작한다. 이런 방법으로 상식(常食)하면 능히 음식을 잘 먹게 되고, 뼈 속에 살이 찌고 피부가 윤택하고, 수염과 머리털이 검어지며 혈맥이 잘 통한다"라고 먹는 방법을 소개하였다. 소변이 잦을 때 호도를 불에 구워 취침 전에 3~4개씩 씹어 따뜻한 술과 복용하면 효과가 있다. 또 심한 복통에는 호도 2~3개를 불에 태워 갈아서 따뜻한 술과 함께 복용한다.

위산이 많아 위가 쓰릴 때 호도를 매일 4~5개씩 생강즙과 같이 먹으면 유효하다. 백일해에 호도를 매일 아침저녁으로 3~4개씩 먹으면 병세가 나아진다. 매독, 임질, 고질적인 부스럼 등에는 잘 여문 호도 7개를 태워 까만 가루로 만든 다음 따뜻한 술에 타서 복용하면 낫는다. 또한 요도결석에도 치료가 잘 되고, 피부염이나 습진의 치료율은 97%이며, 농창(膿瘡)에는 100% 효과가 있다. 몸이 차고 허약하며 해수가 있을 때는 인삼과 생강을 넣고 꿀과 호도를 넣어 은근한 불로 과서 고약을 만들어 수시로 복용하면 폐도 튼튼하고 해수도 없어진다. 또한 허리를 강하게 하고, 무릎을 튼튼하게 하는 효과도 있으며, 노인성 변비에 좋은 치료제이기에 노인을 보양하는 좋은 식품이다.

21. 검은콩

요즘 검은 식품이 각광을 받고 있는데, 검은콩도 이 중의 하나이다. 검은콩은 단백질을 풍부하게 함유하고 있고 지방, 탄수화물, 카로틴, 비타민 B_1, B_2 나이아신 등도 들어 있다. 검은콩에는 대이드제인(daidzein)과 제니스테인(genisteine)이라는 물질이 여성호르몬과 관계되어 생리기능에 영향을 준다.

검은콩은 피를 잘 돌게 하며, 몸 안의 수분을 몸 밖으로 배출하여 몸이 붓는 증상에 도움이 된다. 황달에도 효과가 좋다. 신장이 약해서 오는 요실금에도 효과를 본다. 「본초강목」에는 "검은콩은 신장병을 치료하고 소변을 잘 통하게 한다. 피를 잘 순환시키고 비석, 감수, 부자, 파두 등 모든 약초의 독을 제거해주며, 설사로 인한 배꼽 주위의 통증을 치료하며, 술과 같이 복용하면 복통을 치료한다"고 기재되어 있다.

신장이 약해서 얼굴이 붓고 몸에 부종이 올 때는 검은콩을 끓여서 복용하면 유효하다. 탕화상을 입었을 때는 검은콩을 끓여서 그 물을 식혀서 상처 부위에 바르면 효과가 있다. 「식경」에는 "검은콩을 끓여서 즙을 복용하면 모든 소변이 잘 안

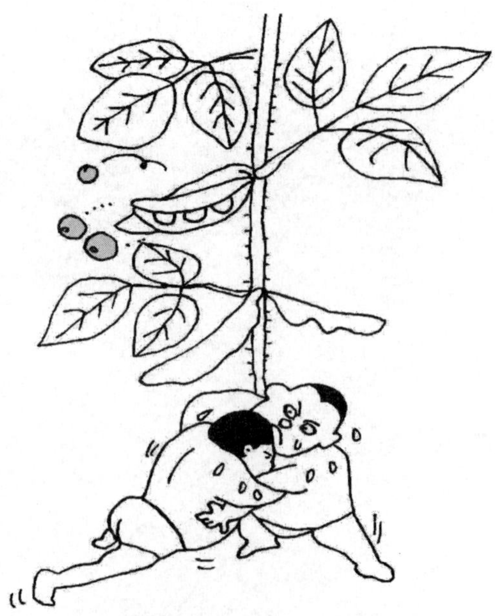

나갈 때 도움이 된다"고 기재되어 있다.

검은콩의 맛은 달(甘)고, 성질은 차거나 덥지 않고 평(平)하다. 검은콩을 식사로 복용하면 남녀 음부가 부어 있을 때 효과가 있다. 검은콩은 해독하는 작용이 있어 모든 약으로 부작용이 있을 때 검은콩을 끓여서 복용하면 해독이 된다. 검은콩은 밤에 잠자는 동안에 땀을 흘리는 도한증(盜汗證)에도 유효하다.

한의에서 검은색이 오행(五行)에서는 목, 화, 토, 금, 수의 수(水)에 해당한다. 수(水)는 신장과 관계 되어 정력을 강화하게 된다. 그리하여 검은콩은 신장을 튼튼하게 해준다. 최근에는 검은 식품을 갈아서 선식으로 많이 이용한다. 검은쌀, 검은콩, 검은깨, 검은대추, 검은목이버섯 등등을 가루로 내어 복용하면 머리를 검게 하고, 뼈를 튼튼하게 하며, 칼슘이 함유되어 있어 골다공증을 예방하고, 소화를 촉진하여 장수식품으로 각광 받는다.

웨스트포레스트 대학의 마크 클라인 박사는 최근 미국과학진흥협회 연차총회에서 "콩을 많이 섭취하면 유방암과 자궁암에 걸릴 확률이 적어진다"는 연구 결과를 발표했는데, 이는 콩단백질이 암에 걸릴 위험을 줄이는 프로제스틴과 유사한 작용을 하기 때문이라고 밝혔다.

22. 율무

한방에서는 율무를 의이인(薏苡仁)이라 하여 약용한다. 율무의 단백질 분해효소는 암세포를 녹이는 작용이 있다. 항종양(抗腫瘍)의 작용을 하는 물질도 있으며, 또한 근육 수축 억제작용이 있어 통증을 없애며, 혈압을 낮추고 항균작용이 있는 좋은 식품이다.

어느 부인이 전신에 좁쌀알 크기의 잔 물사마귀가 수없이 많이 돋아 고민이었는데, 한의사의 권유로 율무를 달여 마시기 시작했다. 그는 요령껏 많이 마시면 나을 거라는 생각으로 큰 주전자에 한 움큼씩 넣고 푹 끓여서 물 마시듯이 하루에도 여러 번 마셨다. 그 후 5개월쯤 되자 자신도 모르는 사이에 물사마귀는 온데간데없이 사라졌다고 한다.

율무는 치조농류(齒槽膿漏)에 특효가 있을 뿐만 아니라 소염 진통의 효과가 있고, 백혈구의 증가를 가져오며, 류마티즘, 신경통 등에도 효과가 있다. 또 맹장염(충수돌기염)의 특효약으로 알려져 있으며, 사마귀에는 신기할 정도로 효과가 있다. 담석이나 신장결석에도 효과가 놀라울 정도이다. 율무쌀의 분겨(粉糠)는 소화불량의 특효약으로, 소화불량으로 중태인 환자에게 율무쌀의 분겨와 보리가루를 반반씩 배합하여 물에 달여 먹이면 비록 빈사상태의 경우라도 구할 수 있다.

율무의 원산지는 베트남이다. 약 2천년 전 동한(東漢)시대 초엽 마원(馬援) 장

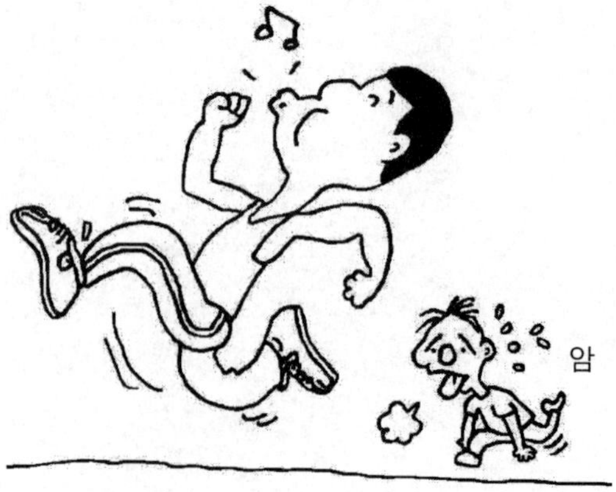

군이 월남 하북내 지역을 정벌하러 갔는데, 평상시 율무를 자주 먹게 되어 몸이 건강해지고, 월남의 밀림 속에서 자주 발생하는 말라리아병도 막아 주었다. 보통 남방 정벌을 하고 돌아온 장수들은 보물인 진주와 코뿔소의 뼈인 서각을 전리품으로 가져왔으나 마원은 오직 율무만 가지고 왔다. 마원이 가져온 율무가 보석이라는 모함에 광무제(光武帝)한테 의심을 받아 목숨을 잃었다. 그 후 보석이라고 오해받은 것이 실은 율무였다. 뒷날 '의이명주(薏苡明珠)'라는 성어가 나왔는데, 이 말은 청백한 사람이 모함을 당해 억울한 누명을 썼을 때 쓰게 되었다.

율무는 자양강장하며, 배농(排膿)하여 주고, 이뇨에 좋은 약이다. 또한 폐수종과 폐농양, 폐결핵에도 유효하다. 아미노산인 류신(leucine)과 티로신(tyrosine)이 풍부하며, 특히 피부질환에 좋은 효과가 있어 피부암에도 탁월하다.

23. 들깨

들깨의 원산지는 인도이며, 영양가가 매우 우수하고 독특한 향내음이 있어 보신탕 같은 음식에 양념으로 애용되는 식품이다. 들깨에는 지방유가 45.3% 들어 있고, 비타민 B_1과 피부를 아름답게 하는 비타민 E와 F가 들어 있어 미용으로도 유효하다. 들깨의 성분은 단백질 22%, 지방 55%, 탄수화물 14%, 철분 10%, 칼슘 0.44%이다. 열량은 100 g당 650 kcal이다.

식물성 지방인 들기름은 혈관의 노화에 신경을 쓰지 않아도 되는 기름이다. 들깨에는 리놀산이 함유되어 있어 피부미용에 좋은 식품으로, 피부가 거칠고 주근깨나 기미가 많으며 햇볕에 탄 뒤 좀처럼 회복이 안 되는 사람에게 유효하다. 특히 폐를 튼튼하게 하여 해수를 멎게 하므로 노인성 해수에 탁월하다. 또한 변비가 있는 사람에게는 들깨가 장의 연동운동을 증강시켜 장의 노폐물을 제거하는 데 도움이 된다.

옛날에 딸을 둔 어머니들은 딸을 시집보낼 때가 되면 들깨죽을 많이 먹였다고 한다. 그 이유는 피부도 곱게 하고, 통변을 하여 변비를 예방해주기 때문이다. 또 변비가 있으면 첫날밤에 부부의 정을 즐겁게 만들지 못하기 때문이다. 들깨죽 만드

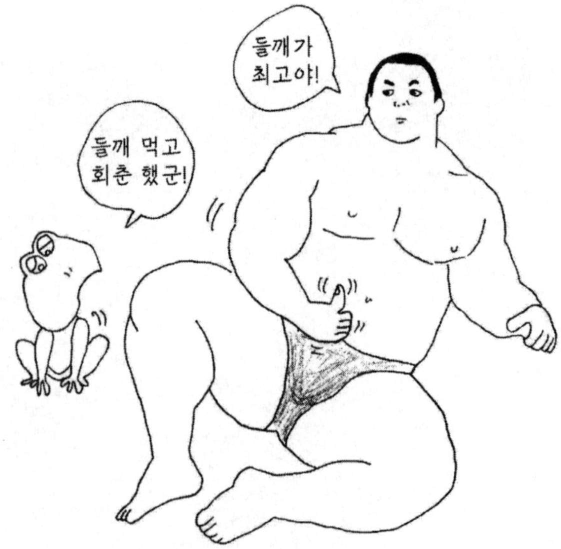

는 방법은 들깨를 물에 3~4시간 담가 두었다가 쭉정이는 건져서 버리고, 남은 것을 말려서 적당히 볶은 다음 맷돌에 갈아서 분말하여 물에 타 먹으면 된다. 옛날부터 들깨죽은 몸을 보하는 음식으로 유명하며, 특히 노인과 병후 회복에 가장 효과가 있다. 들깨죽은 들깨와 쌀을 반반으로 물에 담가 두었다가 매에 갈아서 보통 죽 같이 쑨다.

어느 노인이 들깨차를 30년간 계속 마셨다고 하는데, 흰머리도 없고 시력이 좋아 안경을 쓰지 않고도 신문을 읽는데 그 비결이 바로 들깨차라고 한다. 그 노인의 음차방법은 좀 색다르다. 들깨를 볶아 절구에 넣고 짓찧어서 작은 주전자에 물을 가득 붓고, 들깨가루를 밥숟갈로 2개 넣고 푹 끓여서 따라 마시는데, 주전자 주둥이 끝을 가제로 싸 끈으로 묶고 차를 따르면 들깨가루는 나오지 않는 편리한 방법이라며 매일 한 주전자씩 마셨다고 한다. 「본초강목」에는 "들깨를 갈아서 쌀과 섞어 죽을 쑤어 먹으면 심히 살찌고 보익(補益)하다. 갈증을 덜어주고 간과 위를 보하고 정수(精髓)를 돕는다"라고 기재되어 있다.

24. 은행

용문사 은행나무는 천연기념물 제30호로 지정되어 있다. 이 나무는 수령이 1100년으로 높이는 62 m, 둘레는 14 m이다. 신라 경순왕의 세자였던 마의태자가 망국의 슬픔을 안고 금강산에 가는 길에 용문사에 들렀다가 심은 것이 큰 거목으로 자라났다는 설도 있고, 신라의 명승 의상대사의 지팡이에서 자라났다는 설도 있다. 일제시대때 일본순사들이 이 나무를 자르려다가 즉사하기도 한 오래 된 나무이다.

은행(銀杏)나무는 열매가 맺기까지 수십 년이 걸리기 때문에 할아버지가 심으면 손자가 그 열매를 먹는다는 뜻으로 공손수(公孫樹)라고 하며, 오리발 같다고 하여 압각수(鴨脚樹)라고도 불리며, 은행열매를 백과(白果)라고 하여 백과목(白果木)이라고도 한다.

은행잎은 약재로 쓰는데, 고대로부터 혈액순환 촉진 및 혈관 확장작용, 항균작용, 항알레르기 등에 효과적이다. 우리나라에서 한동안 유럽으로 은행나뭇잎을 수출하기도 했다. 유럽에도 은행나무는 많이 있지만 한국산만이 약효가 있어 수입을 하였던 것이다. 그 후 1980년대 초부터 우리나라에서 은행을 개발하여 '기넥신'과 '징코민'이 나오게 되었다. 은행나뭇잎에는 레시틴이 많이 함유되어 있다.

강원도 영월군(寧越郡) 영월면의 은행나무는 천연기념물 제76호로 지정되어 있다. 이 은행나무 속에는 영사(靈蛇)가 살고 있기 때문에 개미가 얼씬도 못하고 닭이나 개도 접근하지 않는다고 한다.

은행잎에는 이소람네틴(isorhamnetin), 켐페롤(kaempferol), 항생물질인 케르세틴(quercetin), 루틴(rutin), 킹게틴(ginkgetin), 이소킹게틴(isoginkgetin), 킹고리드(ginkgolides) A, B, C가 함유되어 있다. 또한 긴놀(ginnol), 시키미산(shikimic acid)도 함유되어 있어 혈관을 확장하여 혈압을 떨어뜨리고, 평활근에 자극을 주어 장도의 경련이 없게 해준다. 특히 관상동맥 경화로 오는 심장병에 탁월한 효능이 있다. 은행잎은 심장을 튼튼히 하며, 설사를 막아주고, 해수에도 유효하다.

은행나무의 열매를 백과(白果)라 하여 약용으로도 쓰인다. 은행은 지베렐린(gibberellin), cytokinin-like 물질과 킹콜산(ginkgelic acid), hydroginkgolinic acid, bilobol, ginnol 등을 함유하여 결핵을 막아주고 포도구균, 연규균, 대장간균, 상한간균 등을 억제하며, 피부의 진균도 억제한다. 특히 폐결핵을 치료하는 데 월등하다. 대하, 기침, 유정, 소변을 자주 볼 때 유효하다. 은행열매에는 독성(gingotoxin)이 있어서 하루에 150개 이상을 먹으면 열이 나고 토하며, 호흡곤란과 중추신경마비가 되므로 주의해야 한다.

은행열매를 굽거나 열을 가하면 독성이 줄어든다. 구은 은행열매를 밤에 오줌 싸는 아이에게 5～7알을 잠자기 전에 먹이면 치료되며, 가벼운 오줌싸개는 90%가 치료된다. 옛부터 오줌소태에 은행열매를 복용하여 치료하였다. 옛날에는 시집가는 신부의 가마에 요강을 넣어 주었지만, 중국에서는 신부가 가마에 오르기 4～5시간 전에 친정어머니가 구운 은행을 딸에게 먹였는데, 이것은 도중에 오줌이 마렵지 않게 하기 위함이었다.

은행에 대한 약효가 새로이 밝혀지면서 관심이 집중되었다. 별의별 치료법을 다 써보아도 낫지 않던 변비가 개선되는 사례가 속속 보고되고, 정력증강의 효과가 있다는 사실도 새롭게 주목이 된다.

은행 복용법은 먼저 은행의 겉껍질을 제거하면 은행의 연한 향토색의 얇은 껍질이 나오는데 이를 벗기지 않은 채 프라이팬에 살짝 볶는다. 은행을 볶으면 터져 튕겨 나오므로 뚜껑을 덮어서 약한 불에 볶는다. 볶는 시간은 얇은 껍질이 약간 벗겨지고 은행의 흰색이 녹색으로 변하면서 군데군데 약간 탈 정도로 볶아서 복용하면 된다.

볶은 은행을 취침 전에 한 주먹 정도 먹으면 고질병인 변비가 개선된다. 심한 변비로 고생하는 분은 은행으로 강력한 배변효과를 얻을 수 있어 매일매일의 쾌변을 선사해 주는 특효요법인 셈이다.

일본에서 은행나무는 불길하다 하여 가정의 정원에는 잘 심지 않는 풍습이 있다. 그 대신 은행나무를 절이나 산사에 심어 수령 몇 백년이라는 훌륭한 거목으로 키워 신목(神木)으로 숭배하는 현상도 전승되고 있다. 옛부터 사람들은 은행나무에는 알 수 없는 이상한 힘이 깃들어 있다고 믿어 모유가 잘 나오지 않은 애기엄마가 은행나무에 젖이 잘 나오게 해달라고 기원을 하는 풍습도 있다. 이는 오래 된 수컷 은행나무에 여성의 유방과 흡사한 형태의 뿌리가 생겨나는 데에서 기인된 것 같다.

중국에서 결혼식 당일에 신랑과 신부에게 은행을 먹게 하는 습관이 있다. 은행 열매의 발아율이 높은 것으로 미루어 볼 때 은행나무의 강한 생명력에 새로운 생명의 탄생을 희구하며 자손 번영의 기원을 올리는 풍습인 듯하다. 옛부터 은행은 정력 증강제로서 사용되어 왔다. 여기에는 신(腎)을 강하게 해주는 작용이 있기 때문이다. 신(腎)이란 한의학에서 생명력, 생식능력을 담당하는 기능으로 꼽히고 있다. 정력강정 뿐만 아니라 축뇨약으로도 널리 알려져 있다. 축뇨란 빈뇨 즉, 소변을 자주 보는 요실금을 말한다. 어린이 야뇨증 예방에도 자주 사용한다.

은행은 기침을 멎게 하고, 가래를 삭혀주는 작용도 있어 해수가 있는 분에게 권하는 좋은 식품이다. 여성들의 냉(대하증)에도 효과가 탁월하여 냉으로 고생하시는 분에게도 은행을 권한다.

25. 검은깨

우리나라에서 옛부터 많이 사용되는 깨가 건강에 좋다는 것은 오래 전부터 잘 알려진 사실이다. 깨에 들어 있는 리그닌 물질 중의 어떤 성분은 산화를 방지하는 역할 즉, 항산화작용을 지니고 있다는 것이 실험에서 밝혀진 바 있다. 검은깨에 함유되어 있는 세사민(sesamin)이 체내의 활성산소를 곧장 몸 밖으로 배출시키는 작용이 있다. 체내에서 발생한 활성산소가 라디칼 성분을 나오게 해서 생명현상을 도맡고 있는 세포 속의 단백질이나 DNA(유전자) 등을 산화해서 상하게 한다.

이것은 암을 위시하여 갖가지 질병의 원인이 되기도 하고, 심지어는 노화를 초래하는 것으로 알려져 있다. 깨의 세사민(sesamin)은 체내에 들어가 있는 라디칼과 반응해서 활성산소를 사로잡는 작용을 하게 된다. 잡힌 활성산소는 중요한 단백질이나 DNA를 더 이상 산화시킬 수 없게 되는데, 이것이 항산화작용을 의미하게 된다. 세사민은 깨 이외의 식품에서는 거의 없는 물질이다.

검은 식품이 머리를 까맣게 하고, 뇌를 활발하게 하며, 골수를 튼튼하게 한다고 하여 최근 검은깨도 각광을 받고 있다. 검은깨의 한의명은 흑지마(黑脂麻)라고 하며, 검은깨에는 지방유(脂肪油)가 45~55% 함유되어 있다. 지방유에는 불포화지방산인 올레인산(oleic acid), 리놀산(linolic acid), 연지산(palmitic acid), 스테아린산(stearic acid), 아라킨산(arachidic acid), 세사민(sesamin), 세사몰(sesamol), 비타민 E, 피토스테롤(phytosterol), 엽산(folic acid), 항 펠라그라인자인 나이아신(niacin), 칼슘, 레시틴(lecithin) 등이 함유되어 있다.

검은깨는 중년 이후의 몸 보신에 좋은 식품으로 근육과 뼈를 튼튼하게 하고, 정(精)을 튼튼하게 하며, 혈(血)을 보한다. 정(精)을 튼튼하기에 정력식품으로도 사용된다. 최근에는 머리카락을 까맣게 하고 머리카락을 나게 하는 데 좋은 식품으로 각광을 받고 있다. 장(腸)이 건조하여 생기는 노인성 변비에도 장을 윤택하게 하여 노인들의 변비나 보정식품으로 이용해도 좋다.

또한 검은깨의 올레인산이 혈액 중의 콜레스테롤을 떨어뜨리고 동맥경화를 방지하는 작용을 하므로 콜레스테롤 수치가 높은 사람에게도 권할 만한 식품이다. 검은깨의 지방유는 변을 잘 통하게 하여 변비를 없애준다. 최근 중국 하북성(河北省) 한의보고에 의하면 검은깨 500 g과 호도 500 g을 갈아서 한 번에 20 g씩 음차를 하면 단백뇨(蛋白尿)를 치료할 수 있고, 또한 이것은 몸을 보익하고, 노인성 치매를 예방할 수 있다고 하였다.

옛부터 중국에서는 불로장수의 비약을 찾는 이가 많아 그 연구가 활발하게 진행되었었다. 불로장수 약 중의 하나인 검은깨는 정력 증강에 요긴한 역할을 하였을 것이다. 신선이 되는 약으로 선도(仙道)를 지향하는 사람들이 즐겨 먹었다고 하고, 수행을 위해 산중에 머무를 때 깨를 소식(小食)으로 섭취하였다고 한다. 깨는 소량으로도 고에너지를 얻을 수 있어 가혹한 훈련이나 작업을 하는 사람에게 최고의 스테미너원이기도 하다.

깨에 함유된 풍부한 비타민 E 때문에 미국에서는 섹스 비타민이라고까지 불리며, 성능력을 높이는 효과가 있다고 한다. 비타민 E에는 호르몬 분비를 촉진시키거나 조정하는 움직임이 있어 성기능에도 관계가 있다고 생각된다. 남성 불임환자에게 투여해서 정자가 늘어났다는 보고도 있다.

최근의 연구에 의하면 남성의 성능력 감퇴 요인 중의 하나가 동맥경화라고 한다. 남자의 성기 발기는 혈액이 흘러 들어가 일어나는 현상인데, 동맥경화에 의해 혈액의 유입이 방해되기 때문에 감퇴되는 것이다. 비타민 E는 동맥경화를 예방하고 개선하는 작용이 있어 말초혈관을 확장시켜 혈액 순환을 촉진시키는 역할을 하기 때문에 성기능의 회복에 요긴한 역할을 한다고 볼 수 있다.

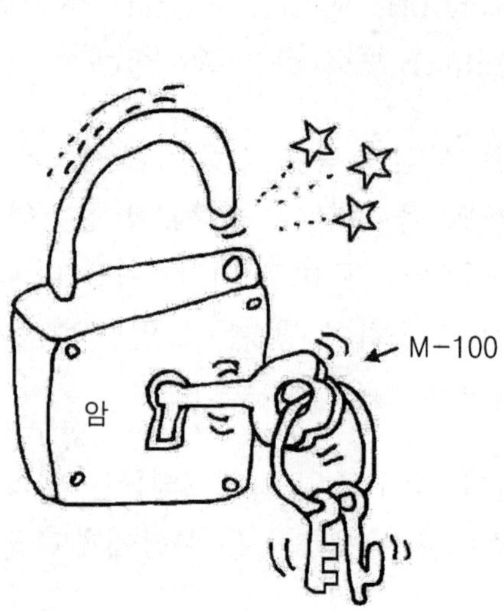

셀레늄은 미네랄의 일종으로 세포를 활성화시키는 역할을 한다. 또한 세포 속의 효소를 활성화시키기 때문에 그 작용에 따라 세포의 신진대사가 활발해져 전신의 회춘이나 활력을 불어넣는 역할을 한다.

칼슘은 비타민 B와 함께 신경전달에도 중요한 작용을 하게 된다. 흔히 말하기를 섹스란 정신적인 면이 크고, 정신적 스트레스가 방해요소가 되기도 한다. 칼슘은 정신을 안정하는 작용도 있어 신경의 긴장을 진정시키고, 성욕의 자연적인 발로를 끌어내는 효과도 있는 것이다. 이처럼 깨에는 스테미너 증강, 정력 강화에 필요한 성분이 많이 함유되어 있어 효과도 기대할 수 있다.

암으로 사망하는 환자 수가 점점 늘어나고 있다. 암의 예방에서 가장 중요시되는 것이 음식물과의 관련이다. 암은 인과관계가 아주 깊어 음식이 암을 발생시키는 경우도 있다. 발암을 억제하는 역할을 하는 식물성식품 및 그 성분은 우리 주변에 흔히 볼 수 있는 검은깨에 있다. 검은깨의 성분 중에 M-100이라는 화합물은 발암프로모터(촉진인자)에 대해 강한 억제작용을 하고 있는 것이다.

산모의 피가 모자라서 오는 모유 부족은 검은깨와 황기(黃芪), 당귀(當歸), 천삼갑(穿山甲), 왕불유행(王不留行) 등의 약초를 함께 달여서 복용하면 모유를 잘 나오게 한다. 그 외에도 피부가 헐었을 때나 아프고 가려울 때 검은깨 가루를 물에 반죽해서 그 부위에 바르면 효과를 본다. 또한 벌레에 물렸을 때도 검은깨를 물린 곳에 바르면 피부가 빨리 회복된다.

「포박자(抱朴子)」에는 "검은깨는 풍습(風濕)에 내(耐)하며, 노쇠할 때 보한다"라고 기재되어 있는데, 이것은 신경통에 좋고, 노쇠(老衰)를 막아 준다는 것이다. 또 「본초경소(本草經疏)」에는 "검은깨는 성질이 평화하고, 성미가 차갑지도 덥지도 않으며, 소화기계통의 비위(脾胃)를 보익하고 간장과 신장을 보하는 데 최고다"라고 기재되어 있다.

매일 식생활에 검은깨나 참기름을 듬뿍 먹게 되면 건강을 활력 있게 유지할 수 있다. 검은깨를 술로 담가 검은깨술을 복용하면 정력을 회복하며, 부종과 무릎통을 치유한다. 검은깨술은 피를 잘 돌게 하며, 혈행 촉진기능이 뛰어나다. 또 간과 신을 회복시켜 주는 작용을 하고, 만성피로에도 좋으며, 정력도 강화시킨다.

검은깨술을 만드는 방법은 다음과 같이 조제할 수 있다.

① 검은깨 100 g을 프라이팬에 넣고 타지 않게 주걱으로 잘 저으면서 강한 불에 볶는다.

② 탁탁 튀는 소리가 나고 향기로운 냄새가 풍기기 시작하면 불을 약하게 해서 5분 정도 더 볶는다.

③ 검은깨를 상온에 식힌 다음 내열성이고 입구가 넓은 병에 넣고, 도수가 35°인 소주 1 ℓ를 넣는다. 35°소주가 너무 독해 마시기 힘든 사람은 25° 정도까지는 상관없고, 위스키나 브랜디 등 증류주로 대신해도 좋다.

④ 병채 큰 냄비에 넣고 병이 절반 정도 잠기게 물을 부은 다음 냄비를 불에 얹어 냄비의 물이 팔팔 끓으면 불을 끈다. 이때 소주도 끓게 하면 검은깨의 성분이 잘 추출되지 않고 보존능력이 떨어지므로 주의해야 한다.

⑤ 병을 냄비에 넣은 상태로 1～2시간 정도 두었다가 냄비의 물이 식으면 병을 들어내서 뚜껑을 닫고 하룻밤 재운다.

⑥ 완성된 검은깨술은 어둡고 찬 곳에서 보관한다. 직사광선이 쪼이지 않고 바람이 잘 통하는 곳이면 굳이 냉장보관할 필요는 없다.

⑦ 검은깨술의 맑은 윗부분을 10～20 ㎖(작은 술잔 1～2잔)을 떠서 컵에 넣고 10배 정도의 미지근한 물에 섞어 희석시킨 다음 아침저녁으로 2회 복용한다. 기호에 따라 벌꿀이나 흑설탕을 넣어도 좋다.

26. 깨

세계적인 스포츠 선수 중에도 깨를 애용하고 있는 사람이 적지 않다. 로마와 동경의 올림픽에서 마라톤을 연패한 에디오피아의 아베베 선수는 그 나라의 특산물인 깨가 자신의 스테미너원이라고 호언했다. 호주의 수영선수였던 마레로즈는 채식주의자로 유명했는데, 그는 에너지원으로 깨를 이용한다고 했다.

깨의 50% 정도는 지방분이라 그야말로 고에너지식이다. 그밖에도 아미노산 조성에 우수한 단백질이 함유되어 있고, 동양인에게 부족하기 쉬운 비타민이나 미네랄이 함유되어 있다. 깨가 스테미너식품 혹은 강장식품이라 불리는 이유는 단순히 고에너지 뿐만이 아니라 비타민이나 미네랄의 작용이 있기 때문이다.

깨는 불포화지방산이나 세사민(sesamin) 등 몸에 유익한 성분을 함유하고 있어 동맥경화를 예방하는 효과가 있다. 특히 향기로운 맛이 좋아 조미료로도 쓰인다. 술을 자주 먹는 애주가는 간장에 무리를 주게 되는데, 깨는 간기능 개선에 도움을 준다.

깨 속에 풍부한 비타민 E는 미국에서는 섹스 비타민이라고도 불리며, 성능력을 높이는 효과가 있다고 한다. 또한 호르몬 분비를 촉진시키거나 조정하는 움직임이 있기 때문에 성기능에도 관계가 있다. 남성 불임환자에게 투여해서 정자가 늘어났다는 보고도 있다.

남성의 성능력의 감퇴 요인 중 하나가 동맥경화라고 한다. 남자의 성기 발기는 혈액이 흘러들어 일어나는 현상인데, 동맥경화에 의해 혈액의 유입이 방해되기 때문이다. 비타민 E는 동맥경화를 예방하고 개선하는 작용이 있어 말초혈관을 확장시켜 혈액 순환을 촉진시키는 역할을 하기 때문에 그런 면에서도 성기능의 회복에 요긴한 역할을 하는 것이다.

셀레늄(selenium)은 미네랄의 일종으로 세포를 활성화시키는 역할이 있다는 사실은 이미 알려진 사실이다. 셀레늄은 세포 속의 효소를 활성화시키기 때문에 그 작용에 따라 세포의 신진대사가 활발해져 전신의 회춘이나 활력을 불어넣는 역할을 한다.

깨의 성분인 세사민(sesamin)에는 알콜의 분해를 빠르게 해주며 숙취를 방지하는 작용이 있다. 세사민을 쥐에게 투여하는 실험을 통해 혈액 중의 콜레스테롤 수치가 내려간다는 사실이 밝혀졌다. 그것은 두 가지 작용의 결과에서 밝혀진 것이다. 하나는 콜레스테롤의 흡수를 세사민이 억제한다는 것이다.

사실 콜레스테롤 수치는 음식에서 섭취한 콜레스테롤에 의해 올라가는 것보다 간장에서 합성된 콜레스테롤의 영향을 크게 받는다. 따라서 콜레스테롤의 흡수가 억제되면 간장에서의 콜레스테롤 합성이 높아져 결과적으로는 콜레스테롤 수치에 큰 변화는 나타나지 않는다. 놀랍게도 간장에서의 콜레스테롤 합성도 같이 억제되기 때문에 세사민으로 콜레스테롤 수치가 잘 내려가는 것이다.

세사민은 알콜 분해를 신속하게 해주는 작용이 있다. 알콜은 간장으로 옮겨져 우선 알콜 탈수소효소에 의해 아세트알데히드라는 물질로 자율신경을 과도하게 자극해 말초혈관을 확장시키는 역할을 한다. 그 결과 얼굴이 붉어지고 두통, 구토 등의 불쾌한 증상을 일으키게 되는 원인이 된다. 이 유해물질을 분해하기 위해 간세포 속에 있는 아세트알데히드탈수소효소가 아세트알데히드를 해가 없는 초산(酢酸)으로 바꾸어 준다.

태어날 때부터 이 효소가 일부 모자란 사람이 있는데, 이런 사람은 알콜분해가 느려서 술에 취하기 쉽다. 결국 '술에 약한 사람'이 된다. 그런데 세사민 성분이 있는 깨를 먹으면 알콜의 분해 속도가 빨라진다.

깨는 보신(補身)하는 작용이 있어 중년 이후에 오는 귀에서 소리 나는 이명증에 유효하다. 특히 검은깨는 머리를 검게 하며, 우리들의 상상을 초월하는 위력과 능력을 갖고 있다. 예를 들어 참기름 속에 함유되어 있는 리그난류 물질 중의 한 가지인 세사민 성분에는 여섯 가지의 뛰어난 작용이 있다고 밝혀졌다.

① 콜레스테롤치를 저하시키며 동맥경화를 예방한다.
② 알콜의 분해를 신속히 해주며 숙취를 방지하는 작용이 있다.
③ 알러지를 억제하는 작용이 크다.
④ 유방암의 발생을 억제하는 작용이 있다.
⑤ 체내에서 각종 질병의 원인이 되는 산화를 억제하는 항산화작용을 한다.
⑥ 세균, 바이러스, 암세포 등으로부터 몸을 지켜주는 작용을 활발히 하는 면역부활작용을 한다.

깨에는 불로장수의 작용을 하는 두 가지 성분이 있다. 즉, 항산화작용의 주역인 세사몰(sesamol)과 세사미놀(sesaminol)인데, 이 두 성분은 깨에만 함유되어 있는 성분이다. 동맥경화를 진행시키는 원인은 과산화지질이며, 또 한 가지는 콜레스테롤이다. 깨에만 함유되어 있는 세사몰과 세사미놀은 이런 작용들을 확실하게 막아주는 중요한 역할을 한다.

27. 현미

어느 부인이 현미를 볶아서 차로 1년 이상 마셨는데, 이상할 만큼 원기가 좋아지고 살결도 부드럽고 윤택해져서 자신도 놀랐다고 한다. 본인은 물 300 cc 가량에 살짝 볶은 현미를 큰 숟갈로 2스푼을 넣고 뭉근한 불에 한참 끓여서 벌꿀 1숟갈씩을 타서 마셨다고 한다.

현미는 배아부(胚芽部)가 있어 비타민 B_1, E 성분이 백미(白米)보다 4배 이상, 지질(脂質), 철, 인은 2배 이상, 식물섬유는 3배 이상 함유되어 있어 백미와는 비교가 안될 정도이다. 현미에 함유된 식물섬유는 수용성과 불용성이 있어 변비예방을 해주며, 유해물질을 배출하고, 장내에서 서식하는 필요한 균의 증식을 돕는 역할을 한다. 현미는 동맥경화와 노화방지를 하고, 피로회복에도 좋은 식품이다. 현미에는 인 300 mg, 비타민 B_1 0.54 mg, 나이아신 45 mg, 비타민 1.6 mg, 당질 71.8g, 단백질 7.4 g, 식물섬유 3.4 g이 함유되어 있다.

현미차는 건강증진에 효과적인 점이 많다. 현미차가 현미보다 강력한 효과는 없다 하더라도 계속 마시면 좋은 효과를 기대할 수 있다. 현미차는 특히 중년여성의 건강유지에 좋고, 노화방지에도 좋으며, 어린이에게도 자극이 없어 마시기 좋다. 다른 차에 비해 가족 모두 이용할 수 있는 차이다.

현미에는 비타민 B군이 많아 영양학적으로 살펴봐도 뛰어나다. 현미에는 몸을 따뜻하게 해주는 작용이 있다. 몸이 따뜻해지면 위장이 튼튼해지고 대사가 좋아져

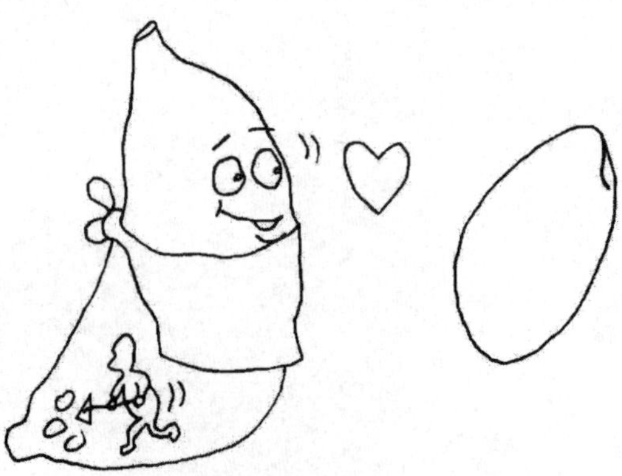

몸을 좋게 한다. 반대로 순환이 나빠지고 온몸이 부으면 여러 가지 질병이 생기는 원인이 된다. 몸을 따뜻하게 해주면 대사가 원활해지고, 순환이 잘 되게 되면 수분이 몸 밖으로 배설이 잘 되기 때문에 알러지 질환도 개선된다. 최근에는 현미드링크를 만들어 복용함으로써 아토피, 원형탈모증에 효과를 주고 있으며, 현미로 체중감량에도 도움을 주고 있다.

현미드링크를 만드는 방법은 ① 냄비에 현미를 넣고 중간불로 4~5분 동안 잘 저으면서 볶는다. 연한 갈색이 되면 향기로운 냄새가 나기 시작한다. ② 현미가 터져 흰속이 보이면 불을 약하게 하고 약 2분 정도 더 볶은 후 불을 끈다. ③ 현미가 식으면 분말로 만들어 바나나와 벌꿀을 섞어서 믹서기로 갈아 아침식사 대신 매일 한 컵씩 복용하면 체력이 붙고 피로감이 없어진다. 다이어트를 원하시는 분은 아침 저녁으로 현미드링크만 복용하면 3개월 후에는 날씬한 몸을 가질 수 있다. 현미분말에다 토마토를 믹서기에 갈아서 복용해도 좋다.

현미드링크를 복용한 후에는 위산과다가 없어지고, 땀이나 콧물이 자주 나지 않으며, 온몸의 피부가 고와지고 윤기가 나며, 기미도 사라진다. 특히 어깨결림, 요통이 없어지며, 피로감이 줄어들고, 변비와 정신적 원인으로 인한 설사도 없어진다. 위장이 약한 사람은 분말에다 벌꿀을 섞으면 좋다.

다이어트는 굶어서 빼는 것보다 제 때에 착실하게 먹으면서 체중을 감량하는 것이 좋다. 다이어트를 하더라도 제대로 차린 식사를 세 번 정도는 섭취해야 하며, 전체적으로 칼로리를 떨어뜨릴 필요는 있다. 그럴 때 생기는 시장기나 입이 심심할 때 현미드링크가 아주 좋은 음식이다. 현미드링크를 복용하면 공복감을 보충하면서 아주 건강하게 살이 빠져 날씬해진다.

「명의별록(名醫別錄)」에는 "현미는 기(氣)를 늘리고, 번갈(煩渴)과 설사를 그치게 한다"고 기재되어 있다. 또 「천금방(千金方)」에는 "목이 쉬었을 때 현미를 생으로 씹어 먹으면 묘하게 낫는다"라고 기재되어 있다.

28. 보리

보리는 추운 겨울을 이기고 자라나는 강인한 생명력을 지닌 영양이 풍부하고 쓰임새도 많은 식품이다. 오곡 중 하나인 보리는 옛부터 밥으로 지어 먹는 것은 물론 감주, 식혜, 고추장, 누룩, 그리고 맥주의 원료 등으로 널리 이용되었다. 한방에서는 보리의 성질은 달고 차지도 않고 덥지도 않은 평성(平性)이라고 한다.

보리의 성분은 단백질 10%, 지방 0.5%, 전분 75% 정도로 당질이 주성분이다. 쌀보다 단백질 함량이 높고, 필수아미노산이 많아 혈관의 노화방지, 각기병 예방, 위장보호, 성인병 예방효과가 있다. 이외에 섬유질이 풍부하며 비타민, 미네랄, 회분, 펜토산, 무기염류 등도 포함되어 있다. 쌀에 없는 여러 가지 비타민과 미네랄, 필수아미노산의 좋은 공급원이 된다.

이 중 비타민 B_1은 당질대사에 큰 도움을 준다. '피틴'은 소화기관 내의 필요 없는 나트륨과 결합되어 배설되기 때문에 체내에 지나친 염분의 흡수를 줄여 준다. 반면 섬유소가 많아 소화율이 낮고, 단백질은 많으나 쌀보다 단백가가 떨어지며, 탄닌계 성분 때문에 맛 또한 쌀보다 못하고 약간 떫은 단점도 있다.

보리는 산모의 젖을 멎게 하는 효력이 있어 젖이 잘 나오지 않는 산모에게는 좋지 않다. 밀가루, 쌀, 고구마, 토란 등을 먹고 체했을 때 보리는 좋은 소화작용을 한다. 지질과 탄수화물이 적어 비만 어린이나 임신부, 칼로리를 적게 섭취해야 하는 당뇨병 환자에게는 쌀보다 보리가 안성맞춤이다. 보리는 쌀보다 성분의 조직이 거칠고 끈기가 적어 씹는 횟수가 많기 때문에 식사시간이 길어져 소량으로도 만복감을 준다. 씹는 횟수가 많아지면 타액 분비가 활발해지고, 이나 턱이 튼튼해지므로 성장기 어린이 발육에도 좋다.

보리는 서양에서도 오래 전부터 활력과 정력식품으로 알려져 왔다. 로마의 검투사들이 체력을 높이기 위해 보리를 상복했다고 하여 검투사들을 '보리 먹는 사람'이라고 표현했을 정도이다. 보리의 눈에 있는 '옥타코사놀' 성분이 신체활동의 가장 중요한 에너지원인 글리코겐의 체내 축적을 촉진한다. 즉, 지구력과 근력을 증강시키며, 피로회복 속도를 높이는 효과가 뛰어나다는 것이다. 철새가 수천 km를 쉬지 않고 날아 이동하는 힘은 식물의 잎이나 보리, 쌀알 등을 주워 먹어 '옥타코사놀'을 섭취하기 때문이다.

수용성 식이섬유는 체내 혈중 콜레스테롤 수치를 낮추는 작용을 하는데, 보리는 β-glucan(베타-글루칸)이라는 수용성 식이섬유를 다량 함유하고 있다. 보리에 있는 β-glucan은 쌀의 50배, 밀의 7배 이상으로 곡물 중에 가장 많이 함유되어 있다.

콜레스테롤은 인체 내에서 탄수화물 대사, 비타민 합성, 성호르혼 합성, 혈액순환 조절 등 중요한 작용을 하는 물질이지만, 과다하게 생성되거나 섭취되어 체내 콜레스테롤 함량이 높으면 동맥경화를 비롯한 심장질환, 고혈압, 당뇨병 등의 성인병의 원인이 된다. 그러나 보리를 섭취하면 간의 콜레스테롤 생성을 저해함은 물론 음식물로 섭취된 포화지방산 등을 흡착 배설시킴으로써 콜레스테롤의 축적을 억제시킨다는 연구 보고가 많다.

예로서, 중동지역은 심장병으로 인한 사망률이 다른 지역보다 월등히 낮은데, 그 이유는 보리를 기본 식품으로 하기 때문이다. 보리의 섬유질이 창자의 연동운동을 도와 소화흡수가 빠르게 되어 변비가 자연스레 없어진다. 물론 변비로 인한 피부의 트러블도 깨끗하게 해소된다. 미국 위스콘신대학의 영양학자 찰스 엘슨 박사 역시 보리에 프로테아제 저해물질로 불리는 항암물질이 다량 함유되어 있다는 보리 예찬론을 펴고 있다.

일본의 영양학자인 히가와라 요시히데 박사는 보리의 새싹이 질병 예방에 탁월

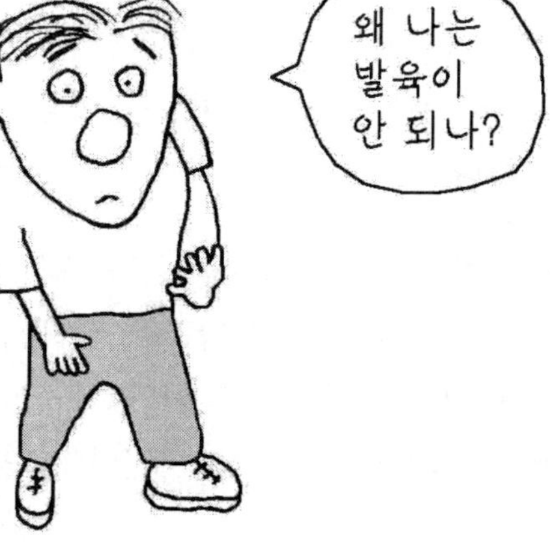

한 효과가 있다고 밝힌 바 있다. 실제로 보리의 새싹에는 칼륨이 우유의 55배 이상, 시금치의 18배 이상이 함유되어 있고, 칼슘은 우유의 11배나 들어 있다. 보리새싹 100 g 중에 비타민 C는 338.8 mg으로 시금치의 3배, 사과의 60배나 된다. 빈혈을 방지하는 성분도 시금치보다 5배 가까이 많다. 뿐만 아니라 마그네슘, 구리, 망간, 아연 등 많은 종류의 미네랄이 고루 들어 있다. 보리의 새싹은 이처럼 각종 영양이 풍부하면서도 천연식품이므로 합성 비타민 제제를 과량 복용했을 때 나타나는 부작용이 없다.

보리잎에는 우리 신체에서 각종 성인병을 일으키는 활성산소를 분해하는 슈퍼옥사이드 디스뮤테이즈라는 효소가 다량 들어 있다. 맥록소 성분은 인슐린을 활성화시켜 고혈당을 정상 혈당으로 낮추어 주는 역할을 하기 때문에 당뇨병 환자에게 특히 좋은 것으로 알려져 있다. 다만 이때는 효소가 밖으로 나와 영양분을 분해하기 때문에 즙을 낸 후 바로 마시는 방법이 좋다.

보리밥을 먹게 되면 부신피질호르몬의 양이 백미를 먹었을 때보다 많이 배출되는 것을 볼 수 있다. 이 부신피질호르몬은 스트레스를 받으면 배설량이 증가되는 물질인데, 보리밥을 먹음으로써 스트레스가 현저하게 줄었다는 사실로 확인할 수 있다.

보리밥을 많이 먹으면 판트텐산이 뇨에서 증가하는데, 이 판트텐산은 보리의 섬유질에 의해 증식되는 장내세균이 합성되는 물질이다. 수면부족이나 피로 등으로 스트레스가 증가하면 피부의 팽팽한 기가 없어지는 것을 볼 수 있다. 이는 스트레스에 의해서 세포와 세포를 결합하고 있는 조직이 약해져서 피부 밑의 점막조직에 함유되어 있는 히아루론산이라는 점질 성분이 분해되어 버리기 때문이다. 이 물질이 분해되어 감소하면 피부가 유난히 거칠어지고 주름이 지게 된다. 스트레스가 피부에 얼마나 무서운 적인지 이 사실만으로도 짐작할 수 있다. 바로 이 스트레스 방지에 보리밥이 아주 효과적일 뿐만 아니라 피부를 아름답게 가꾸어주는 동시에 비만방지에도 큰 힘을 발휘한다.

백미는 소화흡수가 매우 빠르기 때문에 혈액 중의 당분이 급격히 많아진다. 그렇게 되면 췌장에서 인슐린이 많이 분비되어 당분을 분해시켜 혈당치를 낮춰준다. 그러나 혈당치가 너무 높으면 인슐린의 분비량이 많아지므로 불필요한 인슐린은 지방조직 쪽으로 가게 되어 지방의 합성을 촉진시킨다. 당연히 이런 현상으로 비만이 된다.

그러나 백미에 비해서 보리는 섬유질이 많이 함유되어 있어 그 섬유질이 점분을 에워싸버려 소화가 천천히 된다. 섬유질이 많은 음식을 먹으면 소장벽에 점액을 분비하는 세포가 증가되어 점액이 많이 나오게 된다. 이 점액 때문에 소화흡수가 완만해져서 혈당치가 올라가지 않게 된다. 따라서 인슐린이 남아돌 만큼 분비되지 않아 비만을 방지할 수 있다. 그리고 혈당치가 내려간다는 것은 두말 할 것도 없이 당뇨병의 개선에 아주 유효할 수밖에 없다.

보리에 함유되어 있는 섬유질은 동맥경화 등 성인병의 원인이 되는 콜레스테롤의 증가를 방지해준다. 미국의 위스콘신대학의 크레시 박사가 보리에는 콜레스테롤이 생기는 것을 억제해주는 힘이 강하다는 사실을 발견하였다. 그 요인은 보리의 섬유질에는 지방이나 콜레스테롤의 배설을 촉진시키는 작용이 있으며, 이 섬유질이 장내 미생물에 의해 분해되어서 생기는 유기산이 대장에서 흡수되어서 간장으로 보내져, 그곳에서 콜레스테롤 합성을 저지하는 효과가 있다는 것이다. 보리밥을 먹음으로써 체내에서 합성되는 판트텐산은 고혈압의 방지에도 효력을 발휘한다.

보리밥에는 피부를 아름답게 해줄 뿐만 아니라 성인병도 예방하는 훌륭한 성분이 많이 함유되어 있다. 보리밥은 변비와 거칠고 윤기 없는 피부와 또 오십견으로 고통받는 분에게 유효하다. 변비에 걸려 대장에 변이 많이 고여 있는 상태라면 나쁜 질의 장내세균이 번식하기 쉽고, 그렇게 되면 피부가 거칠어지며, 오십견(어깨통)이 일어나기 쉽다. 보리에는 풍부한 식물섬유가 함유되어 있어 통변을 용이하

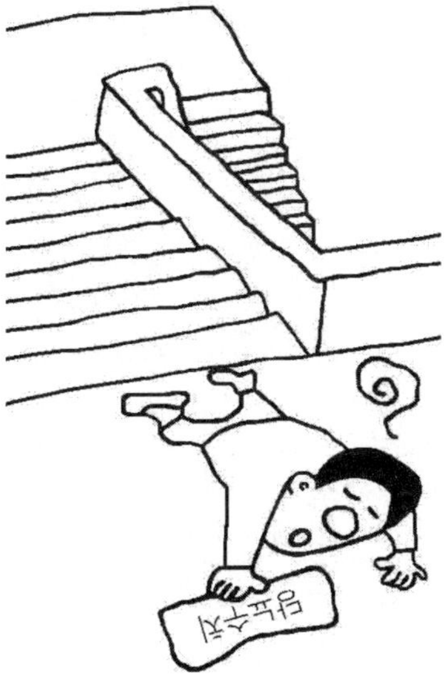

게 하고, 악질인 장내세균을 마치 스폰지로 흡수시키듯이 빨아 당겨 몸 밖으로 배출시켜 준다. 보리에는 현미나 백미에 비해 식물성 단백질이 현저히 많이 함유되어 있어 이런 단백질이 체력의 기초가 된다.

중국의 옛문헌에 보면 "보리밥을 계속해서 먹으면 머리칼이 희어지지 않는다"라고 기재되어 있는 것을 보더라도 보리밥은 건강한 체력을 다져주는 좋은 건강식이라 할 수 있다.

29. 밀 잎사귀

밀 잎사귀가 건강에 좋다는 보고가 있다. 미국 의학박사의 리포트에서 밀의 어린 잎사귀로 즙을 만들어 복용하였더니 암과 간장병이 치유되었다는 것이다. 밀은 '소맥'이라고도 한다. 밀 잎사귀에는 '코린'이라는 성분이 있어 간장에 침착한 불필요한 지방을 제거하는 효과가 있다. 간장병을 앓게 되면 체내 미네랄의 균형이 나빠지게 마련인데, 이때는 평상시 이상으로 미네랄을 보급해야 한다. 밀 잎사귀 즙에는 칼륨을 위시해서 미네랄이 풍부하게 함유되어 있어 간장병에 좋은 효과가 있다.

어느 B형 간염환자가 GOT가 980이나 된 매우 안 좋은 상태에서 밀 잎사귀가 좋다는 소문을 듣고 집에다 밀을 키워 무농약으로 재배하였다. 밀 잎사귀가 15cm 정도로 자란 것을 잘라 이것을 짜서 만든 즙을 마셨더니 GOT가 성큼성큼 내려가 2주가 되니 770이 되고, 3주차에는 마침내 30으로 내려가 정상이 되었다고 한다.

또한 천식의 원인 중 하나가 장기간 장내에 머물고 있는 배설되지 않는 변, 즉 숙변인데, 밀 잎사귀 즙에는 엽록소, 식물섬유 등의 성분이 함유되어 있어 장을 자극하여 배변을 촉진시키므로 숙변이 제거되고 천식에도 효과를 본다. 밀 잎사귀 즙을 마시면 어려서부터 목, 어깨 등에 나타나는 아토피성 피부염에 좋은 식료요법이 되고, 알러지병에도 유효하다.

어느 환자는 반 평 남짓한 땅에 밀(소맥) 씨를 폭 15 cm 정도로 꽉 들어차게 씨를 뿌린 다음 10 cm 정도의 간격(공간)을 두고 또 15 cm 폭으로 씨를 뿌려서 키가 15 cm 정도로 자랐을 때, 어린 잎사귀를 뿌리 근처에서 잘랐다. 물로 씻은 다음 한줌 정도를 작은 절구통에 넣고 잘 찧고 갈아서 그것을 거즈 같은 얇은 천으로 싼 다음 꼭 짜서 즙을 낸다. 밀 잎사귀를 갈 때에 물을 50 mℓ 정도 섞으면 쉽게 갈아진다. 이 환자는 이렇게 짠 즙을 매일 아침 식전이나 식후에 복용하여 위 간장기능이 좋아졌다고 한다.

30. 팥

옛부터 이사를 하면 으레 팥죽을 쑤어 집안의 평안함을 기구해 온 풍습이 있고, 또 남에게 조롱하는 말로 “팥으로 메주를 쑨다고 하드라도 곧이듣지 않는다”라는 말도 있다. 팥은 우리의 식생활과 밀접한 관계를 가져왔기에 속담에도 많이 인용되고 있다. “팥을 콩이라 해도 곧이듣지 않는다”, “팥이 풀어져도 솥 안에 있다”라는 말도 있다. 우리나라에서는 팥은 쌀과 콩 다음으로 치는 오곡 중의 하나이다. 팥은 한방명으로 적소두(赤小豆)라고 한다. 본과는 콩과에 속하는 일년초인 적소두(Paseolus anglularis Wight)의 성숙한 건조 종자이다.

팥에는 사포틴과 콜린색소 등의 특수 성분이 있다. 또 지질함량이 적기는 하나 그 질은 우수해서 팔미틴산, 스테아린산, 아라키톤산 등으로 구성되어 있다. 팥은 곡류 중에서 비타민 B_1이 가장 많은 편으로, 쌀밥을 많이 먹어 비타민 B_1이 부족되기 쉬운 우리의 식생활에서 팥밥은 매우 합리적인 것이라 할 수 있다. 팥밥을 먹으면 각기병을 예방해 주는데, 이는 높은 비타민 B_1 함량 때문이다. 그 외에도 단백질, β-globulin 약 20%, 지방 0.75%, 지방산 약 0.71%, 당분, 비타민 A, B_1, B_2, 색소, 칼슘, 철, 인 등이 함유되어 있다.

팥에는 금황색포도구균과 이질간균 및 장티푸스균에 대한 억제작용이 있으므로 장에도 좋다. 특히 몸이 붓는 부종과 각기에 좋으며, 신장염에 효과를 볼 수 있으

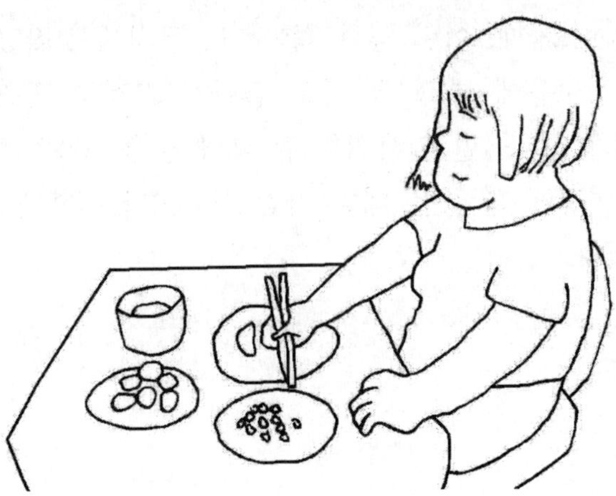

므로 신장염과 각기병인 사람은 팥을 삶아 먹으면 유효하다. 숙취에도 팥죽이 좋아 음주 다음 날 술이 덜 깨었을 때 팥죽을 복용하면 효과를 본다. 출산 후에 젖이 적을 때 팥죽을 먹으면 젖의 분비량이 증가한다. 산모 20명에게 팥죽을 먹인 결과 20명 모두 젖의 분비량이 증가되고 잘 분비되었다. 고기를 먹고 생긴 식중독에도 팥이 좋다.

손가락이 부어 아플 때에 팥가루와 같은 분량의 찹쌀가루를 식초에 개어 바르면 잘 낫는다. 팥은 섬유가 많고 조직이 단단하기 때문에 물과 함께 오래 삶아야 한다. 특히 볼거리라는 이하선염에는 팥 50~70개를 가루로 내어 계란 흰자와 꿀을 같이 버무려 환부에 붙이면 효과가 아주 좋다. 피가 뭉치거나 부어오른 곳에 팥을 가루로 내어 발랐더니 52명 중 52명 모두 효과가 좋았다. 특히 팥은 몸의 독을 빼주고 배농(排膿)하는 작용이 있으며, 황달증에도 효과가 있는 유효한 식품이다.

31. 커피

우리나라에 커피가 처음 들어온 것은 1882년인 고종 19년부터 구미 각국과 수호 조약을 체결하면서 외국 사신을 통해 들어왔다. 고종황제가 커피를 즐기게 된 것은 1896년인 고종 33년 때였다. 그러나 커피로 인해 큰 홍역을 치른 일이 있다. 러시아어 통역을 하던 김홍륙이 역심을 품고 독을 넣은 커피를 고종에게 주어 시해하려던 사건이 1898년 9월(광무 2년)에 일어났다. 이때 고종이 커피를 마시기 전에 황태자인 순종이 한 모금 마시다가 토해내는 바람에 위기를 모면할 수 있었다.

커피를 처음 판매는 손탁양이 고종에게 하사받은 땅에 손탁호텔을 짓고 커피 판매가 시초이고, 우리나라 사람에 의해서 제일 먼저 생긴 다방은 관훈동 입구 3층 벽돌집 아래층 '까까듀'라는 다방이다. 서울 역전에 있던 '돌체'가 명동 한복판으로 옮겨와서 명동의 다방은 전성시대를 구가했다. 명동에는 6.25전만 해도 문예살롱, 모나리자, 종로에는 서라벌, 서소문의 자연장이 있어 음악과 멋진 분위기를 제공했다. 다방은 만남의 장소로 사용하였고, 맞선의 자리로도 이용하였다.

커피의 특수 성분은 카페인인데, 이 카페인은 뇌나 근육의 자극제로 흥분작용을

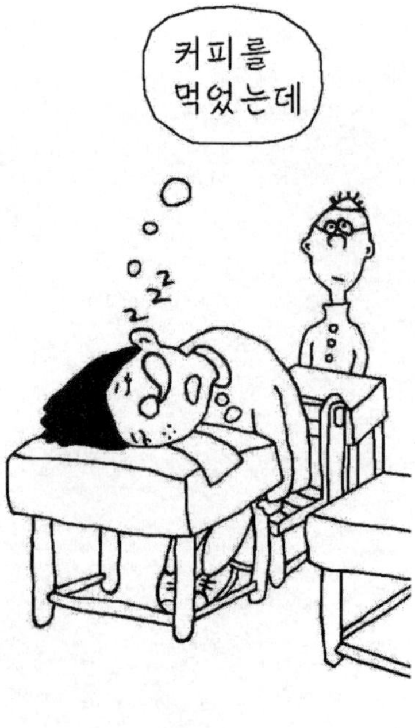

일으켜 흥분제, 강심제, 이뇨제로 이용된다. 이 카페인은 흡수된 후 산화되어 요산으로 변하여 오줌으로 배설된다. 커피는 이뇨작용이 있어 소변이 잘 안 올 때나 밤늦게 일을 할 때 커피를 마시면 각성제 역할을 한다. 양위증(발기 불능) 환자는 커피에 소금을 진하게 타서 마시면 그날 밤은 효과가 난다. 조루증에도 효험이 있으나 장기 사용은 금하는 것이 좋다. 보고에 의하면 대장암에 커피로 관장을 하여 대장암도 치료되었다고 한다.

보통 끓여 마시는 커피에는 수분이 98%이고, 나머지 2%가 커피에서 우러나온 성분인데 회분이 0.1% 가량이고, 비타민은 나이신이 0.3 mg 들어 있을 뿐이다. 임산부는 태아에게 영향을 주므로 삼가하는 것이 좋고, 고혈압, 동맥경화증에도 좋지 않다. 또한 피부병도 악화시킬 수 있으므로 피하는 것이 좋으며, 불면증이 있는 사람은 저녁에 커피를 마시는 것은 피해야 한다. 블랙커피는 위 속에서 카페인이 흡수되어 신경을 흥분시키므로 크림을 넣어 마시는 것이 좋다.

32. 붉은 포도주

양식에서 고기 종류를 먹을 때는 식탁에 붉은 포도주를 곁들이고, 생선 종류를 먹을 때는 흰 포도주를 곁들여 식탁의 분위기를 우아하게 장식한다. 식탁 위에 한 잔의 포도주는 음식의 맛을 돋우기에 구미사람들은 필수적인 음료수로 식탁에서 빼놓지 않는다.

불란서 사람은 고기 섭취가 미국 사람과 비슷한 하루 250 g 정도이지만, 심장질환으로 인한 사망은 미국보다 훨씬 적다. 그 이유는 불란서 사람은 식사때 고기와 함께 붉은 포도주를 항상 마시기 때문이다. 포도주 속의 폴리페놀 성분은 강력한 항산화제로서 몸이 녹스는 것을 막아주고, 세포의 지방 성분을 녹여주기 때문에 심장질환을 막아준다. 포도주를 하루에 한두 잔 정도 마시는 사람은 마시지 않는 사람들에 비해 심장병 발생률이 약 40% 정도 낮은 것으로 조사되었다.

르노 박사에 의하면 프렌치 패러독스(French Paradox)란 불란서 사람의 음주, 흡연, 식습관에 의해 나타난 심장질환의 양상을 관찰한 실험이다. 실험 결과 불란서의 심장질환 발생률은 미국보다 절반 이상 낮았다. 실제로 미국 사람은 불란서 사람보다 술을 적게 마시고, 담배는 거의 비슷하게 피우지만, 심장질환 요인은 높은 지방 섭취율 때문이라 생각된다. 일반적으로 음주는 건강에 해롭다는 생각에도 불구하고 불란서인의 사망률이 미국인보다 더 낮은 것이 사실이다.

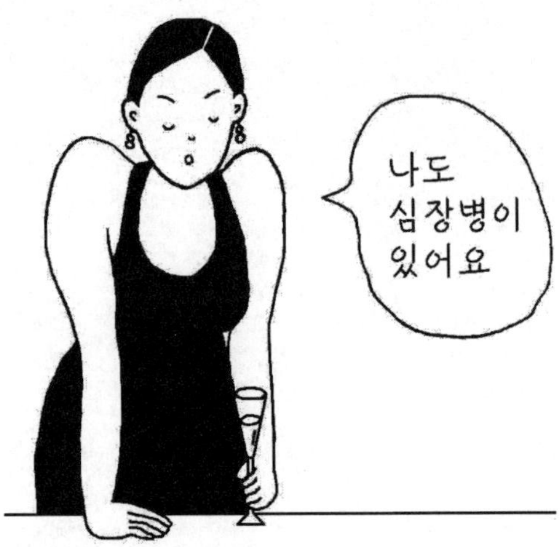

시카고 대학(University of Illinois, Chicao) 연구팀이 1997년 1월에 포도와 붉은 포도주가 항암효능을 갖고 있는지 동물실험을 했다. 그 결과 포도 껍질에 함유되어 있는 레즈버라트롤 성분이 여러 단계에 걸쳐 암의 생성과 확산을 막는 작용을 한다고 발표하였다. 레즈버라트롤 성분은 발암물질의 활동을 억제할 뿐만 아니라 종양의 생성이나 성장을 방해하고, 초기 증세의 암세포를 정상세포로 전환시키기도 한다. 그러나 연구팀은 포도나 붉은 포도주를 섭취함으로써 혈액 속의 레즈버라트롤 농도를 항암단계까지 높일 수 있는지에 대해서는 밝혀내지 못했다.

따라서 레즈버라트롤의 경우 알콜과는 달리 물에는 용해되지 않아 사람이 포도나 와인을 섭취할 경우 인체에 어느 정도 흡수되는지는 규명되지 않은 셈이다. 한편, 이에 앞선 연구들에 따르면 레즈버라트롤은 혈중 콜레스테롤 수치를 낮추는 데도 효과적인 것으로 밝혀진 바 있다. 레즈버라트롤은 포도껍질 뿐만 아니라 야채 및 과일 등에도 많이 함유되어 있다. 특히 식물뿌리를 재료로 하는 동양의 한약에 많이 포함되어 있다고 연구팀은 밝혔다.

포도주는 심장질환으로 인한 가슴이 두근두근거리는 심계증에 좋은 치료제로 사용할 수 있으며, 노년기에 심장질환에 의한 사망을 예방할 수 있다. 최근 신문에 붉은 포도주가 심장질환을 막아준다는 보도가 나가자 붉은 포도주가 동이 날 정도로 잘 팔렸다.

33. 소의 골수

소의 일생을 보면 참으로 인간에게 유용한 동물임을 알 수 있다. 소는 인간을 위해 평생 일을 하다가 죽어서도 머리부터 발끝까지 인간을 위해 고기와 가죽을 제공한다. 소의 뼈가 있는 골수는 사람의 몸에 좋은 식품이 된다.

「동의보감」에는 "소의 골수는 오로칠상을 막아준다"고 기록되어 있다. '오로'는 ① 오래 눈을 쓰면 피(血)를 나쁘게 하고, ② 오랫동안 누워 있으면 기(氣)를 상하게 되고, ③ 오랫동안 앉아 있으면 살과 피부를 상하게 하고, ④ 장시간 서 있으면 뼈가 상하게 되고, ⑤ 오랫동안 걸으면 근육을 상하게 된다는 것이다. '칠상'은 ① 너무 많이 먹으면 비장이 나빠지며, ② 너무 화를 내면 간을 해치고, ③ 너무 무거운 것을 들거나 습한 곳에 너무 오래 앉아 있으면 신장이 상하게 되고, ④ 수액이 몸에 정체되면 폐를 상하게 되고, ⑤ 너무 우울한 생각을 하게 되면 심장이 약하게 되고, ⑥ 추위와 더위를 맞게 되면 인체의 형체가 상하게 되며, ⑦ 과도한 공포를 느끼면 의지를 상하게 된다는 뜻이다. 즉, 오장의 쇠약으로 생기는 모든 허약증을 소의 골수가 막아준다는 것이다.

소의 골수에는 조혈작용의 재료가 되는 단백질, 지방, 철, 비타민 B군 등이 들어 있다. 비타민 B_{12}, 엽산과 세포의 결합조직을 강화하여 노화를 방지하는 콜라겐, 콘

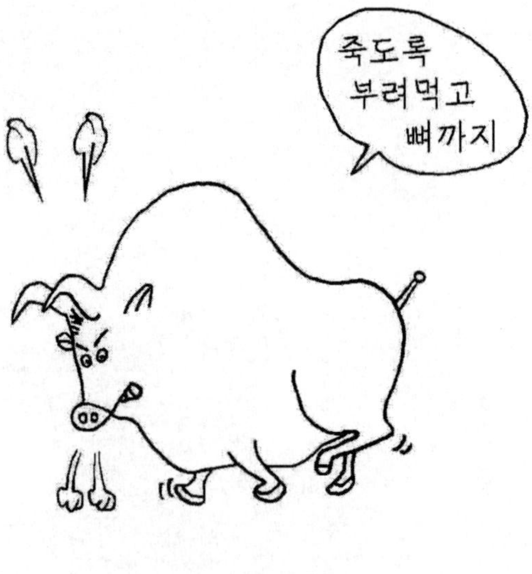

드로이틴 등이 들어 있어 조혈작용 뿐만 아니라 혈중 콜레스테롤을 조절하는 작용을 하는 것으로 알려져 있다. 이러한 소 골수의 중요한 기능과 영양분 때문에 소의 사골뼈를 오랜 시간 동안 끓여서 복용하면 노인들에게 좋은 보양식이 된다.

소의 뼈는 무기물이 주성분으로 그 중에 칼슘이 85%가 함유되어 있다. 소의 골수에는 지방 95.8%, 회분 0.3%, 단백질 0.5% 등이 함유되어 있다. 폐를 튼튼하게 하며, 신장을 보하고, 소갈증에도 좋은 식품이다. 또한 넘어지거나 타박으로 인한 손상에도 좋은 식품이다. 「본초강목」에는 "소의 골수는 폐를 보하고, 신장을 튼튼하게 하며, 뼈의 골절에도 좋고, 통증을 없애준다"라고 기재되어 있다. 류마티즘에도 유효한 좋은 식품이다.

34. 계란

계란에는 양질의 단백질과 비타민 B_{12}, C, E, 리보플라민, 철분, 포타시움 등 영양소가 듬뿍 들어 있는 우량식품이다. 계란 반숙은 체내에 흡수율이 96%나 된다. 계란은 콜레스테롤이 높다고 걱정을 하는데 노란자위에는 레시틴(lecithin)이란 물질이 있어 혈중 콜레스테롤를 용해해 주기 때문에 건강한 사람은 계란을 하루에 한 개 정도는 먹어도 걱정할 필요가 없다.

레시틴은 혈관을 청소하고, 뇌의 혈관장애를 방지하여 동맥경화에 효과가 있다. 또한 심장병에도 유효하다. 비타민 E가 많이 함유되어 있어 과산화지질(過酸化脂質)의 생성을 막아주고 노화를 방지한다. 당뇨병 예방에도 유효하고, 그밖에 세포유지에 필요한 단백질이 많이 있어 뇌와 몸을 튼튼하게 하는 데 적당한 식품이다.

계란 100 g 중에 비타민 A가 640 I.U 들어 있어 야맹증에 좋고, 비타민 B_2, C, 철분, 단백질도 함유되어 있다. 비타민 C가 있어 피부미용에도 효과가 있으며, 계란의 흰자위에는 알부민과 라이소자임이라는 효소가 들어 있어 얼굴에 팩을 하면 피부를 탄력 있고 매끄럽게 한다. 계란에는 단백질을 구성하는 필수아미노산인 라이신, 메티오닌, 트립토판 등이 함유되어 천연식품 중에서 최고이다.

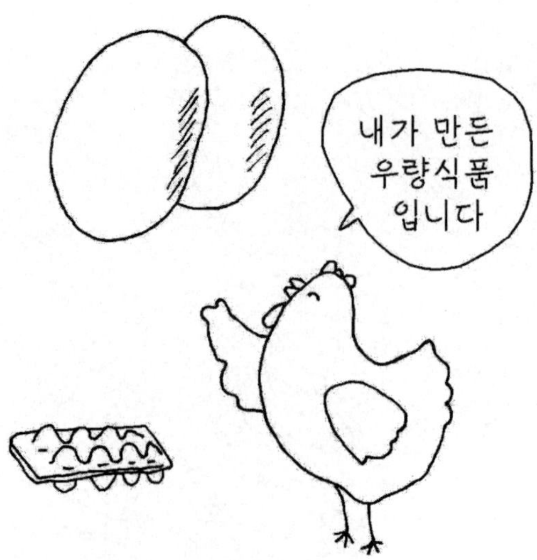

계란은 위장병과 숙취에도 좋아 과음한 다음 날 콩나물국에 계란을 풀어서 복용하면 효과를 본다. 고혈압과 당뇨병에는 계란에 식초를 넣어 만든 초란이 효과가 있다. 난유(卵油)를 상복하면 심장병에 유효하며, 약한 체질을 개선해준다.

난유(卵油)는 노인성 천식에도 효과가 있다. 노인성 천식에 쓰이는 난유는 계란의 노른자만 골라서 프라이팬에 볶으면 기름이 생기는데, 그 기름을 병에 보관하여 상복하면 천식도 없어지고 폐도 튼튼하게 한다.

무좀에는 삶은 계란을 껍질까지 강초에다 넣고 냉장고에 약 보름 정도 넣어두면 삶은 계란의 껍질이 종이처럼 얇아진다. 그때 강초에서 계란을 끄집어내어 껍질을 벗기고 흰자위와 노란자위를 으깨어 무좀 부위에 바르고 비닐로 싼 다음 양발을 신고 하루쯤 지나면 무좀에 의한 가려움증과 무좀이 없어진다. 무좀이 심한 경우는 2~3일 계속하면 신기할 정도로 무좀에서 해방될 수 있다.

35. 메추리

꿩과에 속하는 메추리는 단백질은 많지 않으나 비타민 B_1과 B_2가 다량 들어 있어 스테미너 식품으로 좋다고 하여 한때 메추리알이 크게 유행한 일도 있다.

중국 역사상 포악했던 여황제로는 한나라의 여태후, 당나라의 측천무후, 청나라의 서태후를 꼽을 수 있다. 그 중에도 당나라 고종(高宗)의 황후였던 측천무후는 왕이 서거한 후 스스로 왕위로 올라 군림하게 되었다. 그녀는 매우 음탕하여 76세의 노후에도 매일 밤 건장한 남자들을 궁으로 불러들여 즐겼는데 정력이 왕성하여 건장한 남자들이 오히려 녹초가 되었다.

측천무후가 침실로 불러들인 남자 중에 '풍소보'라는 낙양 시장에서 고약장사를 하던 대단한 정력가가 있었는데 그녀가 한 궁녀의 소개로 그 사내와 동침하고부터는 다른 남자는 거들떠보지도 않고 그를 스님으로 변장시켜 황궁에 출입시켰다고 한다. 이처럼 측천무후가 노년까지 강한 정력을 유지한 비결은 메추리를 약한 불에 오래 삶은 메추리국을 즐겨 먹고, 일명 '무후주(武后酒)'라고 불리는 메추리술을 담가 먹었기 때문이다.

측천무후가 즐겨 먹었던 메추리술 만드는 방법은 메추리, 하오수, 녹용, 인삼을 소주에 넣고 달인 다음 햇볕에 30분간 쪼인다. 그 후 다시 소주를 붓고 달여서 식

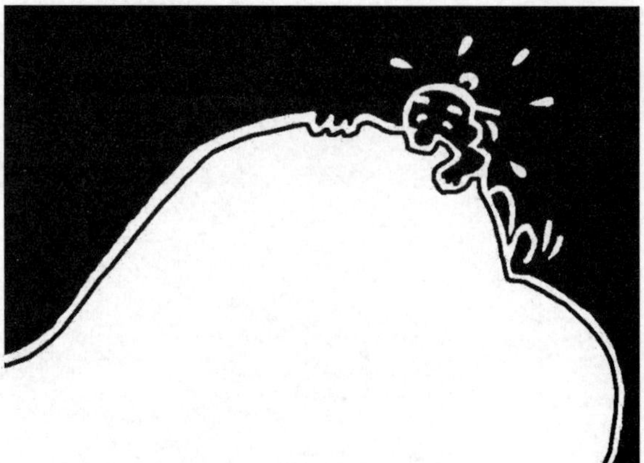

힌 다음 햇볕에 20분간 쪼인다. 그 후 다시 꿀을 넣고 밀봉하여 3개월간 익히면 된다. 무후주는 대단한 보양(保養), 자음(滋陰), 익기(益氣), 보정(補精) 작용을 한다. 메추리고기는 순육이라고 하여 장기를 보하며, 기운을 잘 돌게 해준다. 또한 메추리 알은 달걀보다 비타민 A는 적으나 비타민 B_2는 3배 가량 많다.

메추리의 성미(性味)는 감(甘)하고 평(平)하며, 설사를 막아주고, 신경통을 제거하는 효능이 있다. 메추리, 팥, 생강을 같이 끓여서 먹으면 설사와 이질에 좋으며, 오장을 튼튼하게 하고, 뼈와 근육을 건실하게 하며, 더위와 추위를 잘 이기게 해준다.

제 5장 차와 약재

1. 솔잎

중년의 환자가 혈압이 200이 넘어서 항상 불안한 마음으로 지냈다. 그러다 한의사의 권유로 솔잎차를 마시기 시작하였다. 자신의 집 뒷산에서 솔잎을 따서 큰 주전자에 솔잎을 반쯤 넣고 물에 푹 끓여서 냉장고에 넣고 하루에 몇 번이고 마시었더니 반년이 지나 고혈압이 없어졌다. 정신도 맑아지고, 오줌에서는 솔냄새까지 나며, 식욕도 전보다 왕성해지고 몸도 경쾌해졌다고 한다.

솔에는 적송(赤松), 육송(陸松), 백송(白松), 낙엽송(落葉松), 해송(海松) 등이 있다. 옛사람들이 솔의 다섯 가지 미(美)를 말하는데, 즉 빛(常綠), 모양(麗姿), 그림자(月影), 소리(風聲), 향기(松香) 등을 높이 찬양하여 시가(詩歌)의 제재(題材)로 삼았다. 솔잎은 옛부터 불로장생의 선약으로 전해오며 널리 이용되어 왔다.

「찬송방(餐松方)」에는 "소나무 속에는 항상 미약한 전류가 흐르고 견강(堅强)하여 풍설에도 끄떡하지 않으며, 언제나 의연하게 녹색을 띠고 있다. 번개는 솔 끝에 왔다가 떨어지는 일이 많으며, 번개가 격심할 때에는 소나무 끝에서 빛이 번쩍거린다"라고 기재되어 있다. 또한 송죽(松粥), 송병(松餠), 송대(松薹), 송화(松花), 송실(松實), 송지(松脂), 송피(松皮)에 대한 약용이 자세히 기재되어 있다.

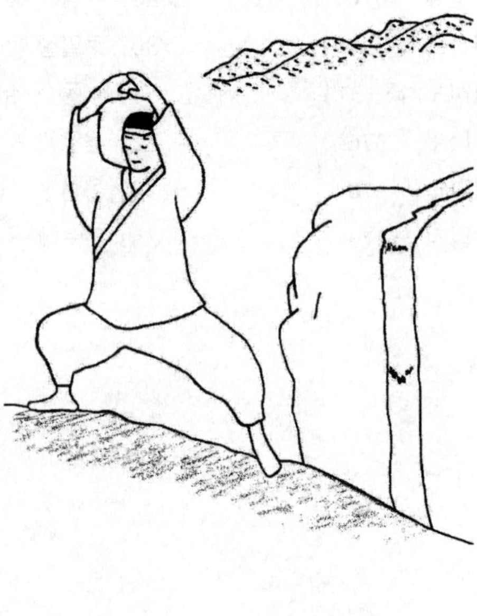

솔잎의 성분으로는 비타민 A, C, 엽록소, 송수지(松樹脂) 등이 들어 있다. 솔잎이 고혈압과 동맥경화에 좋다는 것은 이미 알려져 있다. 옛날부터 솔잎차는 중풍, 위장병, 각기, 신경통, 소화불량, 불면증 등에도 효과가 있다. 「본초강목」에는 "솔잎을 먹으면 강장(强壯)하고, 이가 튼튼해진다. 또 눈, 귀를 밝게 하고 종기를 다스린다. 오래 먹으면 몸이 경쾌하고 늙지 않으며 오래 산다. 또는 중풍, 심장병, 뇌병에 유효하다"라고 기재되어 있다.

중국 한나라의 성제(成帝)때 어느 사냥꾼이 종남산(終南山)으로 사냥하러 갔는데, 옷도 걸치지 않은 알몸뚱이에 검은 털이 짐승처럼 나있는 괴상한 사나이를 보았다. 사냥꾼은 호기심에 있는 힘을 다해 뒤를 쫓아가 그의 움집에 이르러 그를 보니 사나이가 아니라 여자였다. 그녀의 사연인 즉 본래 그녀는 진나라의 궁인(宮人)으로 있었는데 관동(關東)의 초군(楚軍)의 침공으로 진이 패망하자 궁녀인 그녀는 산속으로 숨어 들어와 먹을 것도 없어 굶어 허덕이고 있었다. 그때 한 노승이 나타나 그녀에게 솔잎과 송실 먹는 법을 가르쳐 주었다. 솔잎과 송실을 먹기 시작한 이후 차츰 배고픔과 갈증이 사라지고, 추위와 더위도 잊게 되었으며, 온 몸에 털이 나고, 한번도 병에 걸려본 일이 없다고 하였다.

또 옛날 중국 오나라에 정고(丁固)라는 사람이 살고 있었는데, 그는 어릴 때 집안이 너무 가난하여 이불도 없이 지내고 있었다. 그러던 어느날 배(腹) 위에서 소나무 18그루가 무성하게 자라고 있는 꿈을 꾸고 깨어났다. '정고'가 생각하기를 소나무는 상록수로 엄동의 빙설에도 견디므로 자신에게 참고 견디어 내라는 뜻으로 생각했다. 그는 공부를 더 열심히 하게 되어 마침내 그의 꿈대로 18세에 사도(司徒)라는 벼슬에 오르게 되었다. 그 후부터 소나무를 18공(公)이라 부르고 귀한 나무로 여겼다고 한다.

2. 인동화(忍冬花)

겨울에도 꿋꿋하게 핀다는 인동화는 금은화(金銀花)라는 한약재이다. 옛날 어느 마을에 마음씨 곱고 금술이 좋은 부부가 여자 쌍둥이를 낳았다. 그들은 쌍둥이를 금이야 옥이야 곱게 키웠고, 이름도 금화와 은화라고 지었다. 어느 새 쌍둥이는 자라나 용모도 빼어나고 품성도 고와 동네 총각들에게 선망의 대상이 되었다. 그러던 어느 날 금화가 갑자기 병이 생겨 열이 났지만 의원들은 고치지 못하였다. 언니 금화를 간호하던 은화도 열병이 났다. 병상에 누워있던 두 자매가 부모에게 말하기를 "열병으로 죽어가는 사람은 하고 싶은 일은 많아도 못내 다 하지 못 하고 죽으니 우리가 죽으면 열병을 치료하는 약초가 될 거예요"라고 말하고는 마침내 그들은 세상을 떠나고 말았다.

그들의 부모는 슬픔에 쌓인 채 살았고, 세월이 흘러 금화와 은화가 죽은 지 1년이 되었을 때 두 자매의 무덤 위에 이름 모를 싹이 돋아나기 시작하였다. 그 싹은 꽃이 필 때는 하얀색이더니 점점 노란색으로 변하였다. 부모들은 금화와 은화의 유언이 생각나 그 풀을 열병이 있는 사람에게 주었더니 치료가 되어 그 꽃의 이름을 금은화라고 지어 지금까지 부르게 되었다.

인동화에는 항균작용이 있으며, 금황색포도구균(*Staphylococcus*), 용혈성연구균(*Mycobacterium*), 대장간균(*Bacillus coli*), 이질간균, 상한간균(*Typhoid bacillus*)

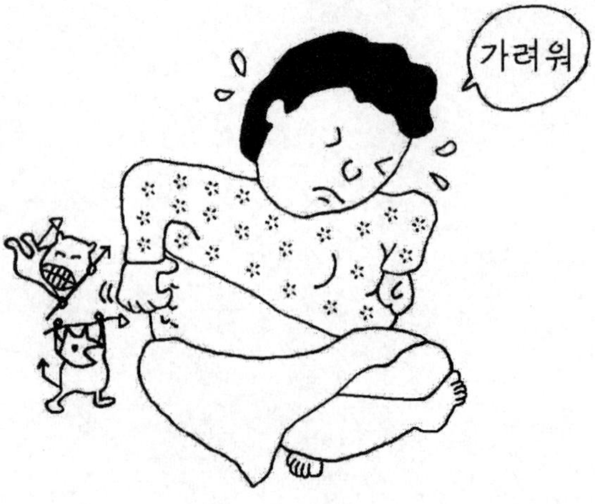

등의 균들을 억제하는 작용이 있다. 또 염증을 없애는 항염작용도 있고, 해열작용이 강하다. 또한 콜레스테롤을 제거하는 혈지질을 없애주는 작용도 한다.

감기로 열이 날 때 인동화를 달여서 복용하면 열을 내리는 작용이 강하며, 유행성 감기로 목이 부을 때에도 유효하다. 또한 피부의 종기나 부스럼 또는 국한성 화농성 염증에도 좋은데, 이때는 인동화 끓인 물을 복용하거나 찧어서 환부에 붙여도 효과가 좋다. 장(腸)의 화농성 치료에 강하여 충수돌기염(맹장염) 등에도 효과를 기대할 수 있고, 이질에도 탁월한 효과가 있다. 인동화, 국화꽃, 민들레를 같이 끓여서 복용하거나 목욕탕에 넣고 목욕을 하면 피부질환에 탁월한 효과가 있으며, 유선염에도 놀라운 효과가 있다.

3. 녹차

「삼국사기(三國史記)」에 보면 흥덕왕(興德王) 3년(AD828) 12월에 사신으로 김대렴(金大廉)이 당나라에 사절로 갔다가 귀국하는 길에 차나무의 종자를 얻어서 돌아왔다는 기록이 있다. 이 차나무의 종자를 지리산에 심어 번성시켰다고 하며, 지리산에서 나는 작설차(雀舌茶)는 품종이 좋기로 유명하다. 다산(茶山) 정약용(丁若鏞)이 황사영(黃嗣永)의 백서사건(帛書事件)으로 18년 동안 전라도 강진에서 귀양살이를 할 때 뒷산에 차나무를 심어 차를 마시며 독서와 저술로 세월을 보냈다고 한다. 당나라 육우(陸羽, 733~804년)는 최초로 차에 대한 "다경(茶經)"을 저술하였다.

이조 5백년간에는 때때로 궁중의 관례이던 다례(茶禮)의 제전(祭典)이 계속되어 왔었다. 고려 말의 충신 포은(圃隱) 정몽주(鄭夢周)가 그의 생애를 읊은 시가 있다.

"보국에 공효 없는 늙은 서생이 차 마시는 버릇되어 세정을 모르도다. 눈보라치는 고요한 밤 홀로 누웠으니, 돌차솥 물 끓는 소리 정답게 들리도다."

이 시를 통해 보면 그가 고독한 환경 속에 처해 있음에도 불구하고 차를 통한 그의 풍요를 엿볼 수가 있다. 다산 정약용은 귀양살이에서 서울에 보낸 서찰에 "곡우(穀雨)날 여린 차잎을 따서 불에 볶아 한 근을 만들고, 입하(立夏) 전에 늦은 차잎을 따서 떡을 만들어 두 근하고, 위의 잎 한 근, 병차(餠茶) 두 근하고 서찰 동봉..." 이런 내용을 특근에게 부탁하였다.

다례(茶禮)란 차를 마실 때의 예의범절, 즉 차로써 행사하는 예를 말한다. 우리나라에서는 다례라고 하는 미풍의 한 예속이 옛부터 전해오고 있다. 그래서 제사때나 혼사때에 행해지는 다례가 바로 그것이다. 우리나라에서는 제례(祭禮)를 특히 다례 또는 차례라고 부르며 행하고 있다.

녹차는 동맥경화, 고혈압, 협심증, 심근경색, 당뇨병 등 현대병의 원인이 되는 콜레스테롤 수치를 저하시켜 주므로 중년 이상은 녹차를 마시면 좋다. 녹차에는 비타민 C가 풍부하여 지방의 산화를 촉진하고, 콜레스테롤의 배출 효과를 지니고 있기 때문이다. 또한 녹차에는 엽록소(葉綠素)가 많다. 엽록소 자체는 불소화물로 있기 때문에 체내에는 흡수되지 않지만, 장을 통할 때는 콜레스테롤을 배출하는 작용을 한다.

녹차는 신체를 건강의 기본 조건인 약(弱)알칼리성으로 만들어 혈액을 깨끗하게 하므로 녹차를 즐기는 사람들 중에는 혈색이 좋고 장수한 사람이 많다. 녹차는 혈액순환을 잘 시켜 냉증 여성에게도 좋으며, 비타민 C가 많아 항암작용도 한다. 또한 스트레스 해소에도 좋고 당뇨병 예방에도 효과적이다. 녹차는 혈액 순환을 왕성하게 하여 니코틴에 의한 악영향을 막아주어 담배의 해를 최소한으로 줄일 수 있다.

녹차는 피로를 가시게 하고, 술 마신 다음 날 술 깨는 작용을 하며, 이뇨작용도 있고, 강한 알칼리성이므로 위산과다증에도 아주 좋다. 그러나 카페인이 들어 있어 중추신경을 자극하는 흥분제이므로 너무 진하게 차로 마시면 잠이 잘 안 올 수가 있다.

녹차 잎에는 뇌졸중에 의한 뇌손상을 감소시키는 성분이 들어 있다는 연구 결과가 나왔다. 미국 샌프란시스코 캘리포니아대학의 레이먼드 스원슨 박사는 국립과학원 회보 최신호에 발표한 연구 보고서에서 녹차 잎에 들어 있는 갈로탄닌과 노보탄닌 B가 뇌졸중으로 인한 뇌손상을 줄여주는 효과가 있음이 동물실험에서 밝혀졌다고 했다.

스원슨 박사는 세포의 DNA가 손상되면 이를 세포에 알리고 수리에 착수하라고 지시하는 신호체제가 있는데, 뇌졸중 후에는 이 신호체제가 너무 효과적으로 반응해 세포가 에너지를 만드는 데 필요한 화학물질을 소모해 버리기 때문에 세포가 죽게 되는 것이며, 이러한 신호전달에 관여하는 화학물질이 PARG라고 밝혔다. 따라서 PARG를 억제할 수 있는 방법이 있으면 신호체제의 과잉반응에 의한 세포파괴를 중지시킬 수 있는데, 스원슨 박사는 녹차 잎에 들어 있는 2가지 탄닌 성분이 PARG를 억제하는 작용을 할 수 있는 것으로 믿어진다고 설명하였다.

4. 보리차

나이 많은 변비 환자가 있었는데, 십여 년이 되는 변비라 갖가지 약을 복용했지만 효과는 일시적일 뿐이었다. 그러던 중 한의사의 권유로 보리차를 복용을 하게 되었다. 그가 보리차를 마신 지 10년이 지난 지금은 변비도 없어지고, 소화도 잘 된다고 한다. 여름에는 작은 주전자에 하나 가득 끓여 수시로 마시고, 겨울에는 주전자에 가득 끓여 2~3일씩 마시면 좋다.

보리는 쌀에 비하여 소화가 빠르며 밥, 감주, 누룩, 막걸리, 고추장, 수제비, 식혜, 엿기름, 차 등 여러 방면으로 사용한다. 지방과 탄수화물이 적어서 한창 성장 발육하는 어린이나 임산부, 당뇨병 환자에게는 쌀보다 좋은 식품이다. 보리의 섬유질은 장의 연동운동을 촉진시켜 변비를 없애준다.

보리의 성분은 단백질, 지방, 탄수화물, 칼슘, 인, 철, 비타민 B_1, B_2, 나이아신(niacin), 알란토인(allantoin) 등이 함유되어 있다. 보리의 성미는 달고 짜며, 서늘한 성분으로, 몸의 비경, 위경, 방광경으로 들어간다. 주로 비장과 위장을 보하며, 번조감을 제거하고 갈증을 막아준다. 변이 무르고 설사할 때 좋은 치료제가 된다. 입이 마르고 소갈증세가 있을 때도 도움을 주며, 소변을 이롭게 한다. 또한 끓는 물에 데었을 때도 사용하면 좋은 식품이다.

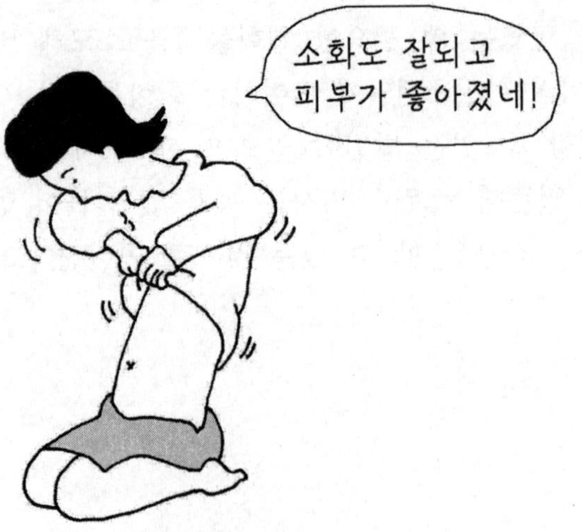

「식성본초(食性本草)」에는 "보리는 허(虛)를 보하고, 혈맥을 튼튼히 한다. 오장을 실(實)하게 하며 소화를 잘 시킨다. 오래 먹으면 살결이 고와진다"라고 기재되어 있다. 「성혜방(聖惠方)」에는 "소변이 잘 안 나올 때 겉보리를 진하게 달여 생강즙과 벌꿀을 조금씩 타서 수시로 마시면 유효하다"라고 기재되어 있다.

보리차는 겉보리를 볶을 때 볶는 비결이 있다. 너무 타게 볶아도 안 되고, 덜 볶아도 좋지 않다. 어떻게 볶느냐에 따라 차의 맛도 다르고 효과도 다르기 때문이다. 겉보리 껍질이 약간 탄 듯한 정도로 볶는 것이 좋다. 물에 넣어 끓일 때는 그냥 집어넣는 것보다 가제주머니에 넣고 끈으로 묶어 끓이는 것이 좋다.

분량은 구미에 맞게 넣으면 되는데, 대개 물 500 cc에 밥숟갈로 2개 분이면 적당하다. 보리의 단백질 중에서 특색이 있는 것은 호르데인이며, 기타 알부민, 글로불린 등이 들어 있다. 보리차는 특히 소화와 변을 잘 통하게 하고, 각기병에도 유효하며, 계속 복용하면 피부의 살결이 고와진다.

5. 국화

매화, 난초, 대나무와 함께 사군자(四君子)의 하나인 국화는 오랫동안 지지 않고 가을의 정취를 물씬 풍기는 향기를 지니고 있어 여러 시인들이 시로 읊었다. 우리의 선인들은 가을에 국향에 취해 필묵으로 정취를 새겼고, 그 모습에서 고고한 기품과 절개를 지키는 군자의 모습을 발견했던 것이다. 그리하여 국화를 오상고절(傲霜孤節)이라고 일컬었다.

국화에는 2종류가 있다. 한 종류는 줄기가 붉고 기운이 향긋하며 맛이 달아 감국화(甘菊花)라고 하며, 다른 한 종류는 들에 피는 야국화(野菊花)로 입이 뾰족하고 꽃이 15~20개 있으며 담황색(淡黃色)이다.

재배종 국화가 우리나라에 들어온 것은 고려 충선왕(忠宣王)이 원나라에 갔다가 돌아올 때 가져왔다는 기록이 있다. 또 송나라 때의 양국대가(養菊大家)인 범성대(范成大)의 「국보(菊譜)」에는 "신라국(新羅菊)과 고려국(高麗菊)이 중국에 건너와 애호를 받았다"는 기록도 있다. 약 5천년 전 염제신농(炎帝神農)이 재배종 국화를 가지고 상품(上品)약으로 썼다고 전한다.

「옥함(玉函)」에는 "감국은 3월 상순에 싹을 취하고, 6월 상순에 잎을 채취하고, 9월 상순에 꽃을 채취하고, 12월 상순에 뿌리와 줄기를 채취한다. 이 네 가지를 제각기 100일간 그늘에서 말린다. 기일이 되면 등분하여 함께 짓찧어 분말한다. 매복 1돈씩 술로 먹거나 혹은 벌꿀로 환을 만들어 하루에 세 번을 복용하며, 백일 계속 먹으면 몸이 경쾌해지고, 1년을 계속 먹으면 백발이 검어진다. 2년을 계속 먹으면 이빨이 다시 돋아나고, 5년을 계속 먹으면 80세 노인이 소년으로 변한다"라고 기재되어 있다.

「본초강목(本草綱目)」에는 "옛사람들은 말하되 국화는 능히 풍열을 없애고, 간(肝)을 익(益)하며, 음(陰)을 보한다. 그 싹은 가히 나물로 먹고, 잎은 가히 맛이 있으며, 꽃은 가히 먹고, 뿌리와 씨는 가히 약으로 쓴다. 주머니에 넣어 베개를 만들며, 술을 빚어 가히 마신다. 비장방(費長房)은 말하되 9월에 국화주를 마시면 가히 불길한 것을 물리친다. 신선전(神仙傳)에 말하기를 강풍자(康風子)는 국화를 먹고 신선이 되었다"고 기재되어 있다.

「의학정전(醫學正傳)」에는 "촉(蜀)나라에 장수원(長壽源)이라는 수원(水源)이 있었다. 사계절을 통하여 국화가 피어서 향기가 가득하였고, 주민들이 그 물을 마시면 모두 2~3백세를 살았다. 도연명(陶淵明)이 국화를 좋아한 것도 역시 이러한 연수(延壽)를 기한 것이다"라고 기재되어 있다.

한방에서는 국화의 꽃을 주로 쓰며, 감기로 인해 열이 나고, 머리가 무겁고, 통증이 있을 때 유효하고, 눈이 충혈되거나 눈을 밝게 하는 작용이 있다. 국화에는 정유, 아데인(adenine), 콜린, 스타치드린(stachydrine) 등이 있어 모세혈관 저항력을 증강시키고, 혈압을 떨어뜨리며, 항병독(抗病毒)과 항균(抗菌) 작용을 한다. 국화차는 옛부터 불로장수의 차로 전해오고 있다. 특히 간장을 보하고, 눈을 밝게 하며, 머리를 좋게 한다. 또 신경통, 두통, 기침에도 유효하고 피부도 윤택하게 한다.

6. 귤피차

겨울에 귤을 복용하고 난 다음에 귤껍질을 말려서 차로 복용하면 좋은 건강차가 된다. 귤은 비타민 C가 풍부하여 감기예방으로 많이 쓰이고 있다. 겨울에 추위를 견딜 수 있게 신진대사를 원활히 하여 체온이 내려가는 것을 막아주고, 피부와 점막을 튼튼하게 하는 작용이 있어 감기예방에 효과가 있다.

귤껍질을 말리는 방법은 우선 물에 귤껍질을 깨끗이 씻은 다음 그늘에 잘 말린 후 그것을 종이 봉지에 넣고 통풍이 잘 되는 장소에 매달아 둔다. 귤이 익기 전에 벗겨서 말린 것을 청피(靑皮)라 하고, 귤이 익은 뒤에 말린 것을 진피(陳皮) 또는 귤피(橘皮)라 한다.

귤피차가 감기, 발한에 좋다는 것은 이미 잘 알려져 있다. 동맥경화의 예방에 유효하고, 각기병에는 반드시 마셔야 한다. 설사, 두통에도 유효하며, 오래 마시면 몸이 경쾌해지고 소화가 잘 된다. 귤에는 헤스페리딘(hesperidin)이라는 비타민 P 성분이 들어 있는데, 부족하면 혈관의 침투성이 증가하여 반점이 생긴다. 헤스페리딘은 모세혈관에 대해 투과성의 증가를 억제하고, 동맥경화와 고혈압의 예방에 효과

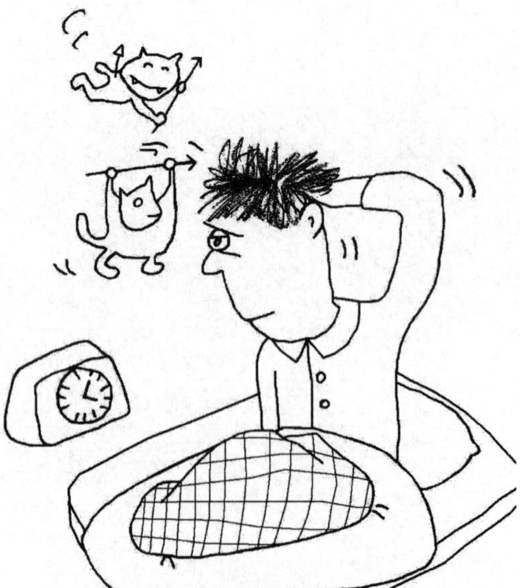

가 있다. 귤피를 달여 차로 마시면 딸꾹질을 멎게 하고, 귤 1개를 불에 구워 먹으면 코감기에 유효하다.

귤피는 위장도의 평활근을 자극하여 위액 분비를 촉진하여 소화를 돕고, 위장의 평활근을 이완시키는 작용도 한다. 또한 리모넨(limonene)이 함유되어 있어 호흡도 점막을 자극하여 분비를 증가시키고, 가래를 삭히고 배출이 용이하게 도와준다. 귤피에는 노빌리틴(nobiletin)이 있어 기관지를 확장시키고 기침을 멎게 하고, 헤스페리딘이 항염(抗炎)과 궤양을 막아준다. 또한 리모넨이 심장을 흥분시켜서 심장수축을 강하게 하여 강심하게 한다. 그 외에도 포도구균, 용혈성혈호균(*Hemophilus hemolyticus*)을 억제하며, 항과민과 담즙 분비를 원활하게 한다.

「본초비요(本草備要)」에는 "귤피는 보약으로 하면 보하고, 설약(泄藥)으로 하면 설하고, 승약(昇藥)으로 하면 승하고, 강약(降藥)으로 하면 강하는데, 비(脾)와 폐(肺)의 기약(氣藥)으로 삼는다. 위 속을 평하고, 체한 것을 내리며, 담(痰)을 없애고, 많이 먹거나 오래 먹으면 원기를 손상한다. 또 몸을 보하는 약에는 껍질의 하얀 부분을 그냥 넣고, 기를 내리고 담을 사라버리는 약에는 하얀 부분을 버리고 넣는다"라고 기재되어 있다.

「본초강목(本草綱目)」에는 "귤피는 구역과 대장이 막한 것을 다스린다. 요리에 넣어 먹으면 고기의 비린내와 독을 푼다"고 기재되어 있다.

7. 둥굴레

백합과에 속하는 다년생 둥글레는 산에 흔한 잡초의 근경이다. 여름과 가을철에 캐어 햇볕에 말린다. 둥글레는 단맛이 있고, 성질은 차갑지도 따뜻하지도 않다. 콘바라린(Convallarin)과 콘발라마린(Convallamarin), 단당류인 케르시트(Quereite)와 비타민 A, 다량의 점액질 등이 함유되어 있고, 분해하면 과당 8.2%, 포도당, 아래비노스(Arabinose)를 만든다. 한의에서 둥글레는 옥죽(玉竹) 또는 위유(萎蕤)라고 한다. 최근에 둥글레차가 각광을 받고 있어 많이 애용하는 식품이다.

둥글레는 혈압을 떨어뜨려 고혈압 환자에게 좋은 식품이다. 콘발라마린(Convallamarin)과 콘바라린(Convallarin)이 심장을 튼튼하게 하는 강심작용을 해준다. 또 콘발라마린과 콘바라린은 쉽게 토하게 하는 최토제(催吐劑) 작용도 한다. 신상선피질호르몬(아드레날린)을 자극하여 혈당을 억제하는 작용이 현저하게 있으며, 포도당과 항알록산(alloxan)이 고혈당을 억제하는 작용이 있다.

둥글레는 폐를 윤택하게 하여 해수와 입이 마를 때도 좋은 효과가 있다. 감기로 인한 해수와 목이 아플 때 구갈증에도 좋다. 열병으로 인하여 몸이 약해졌을 때, 입이 마르고 식욕부진일 때도 효과가 있다. 둥굴레는 자양하며 강장하는 효능이 있

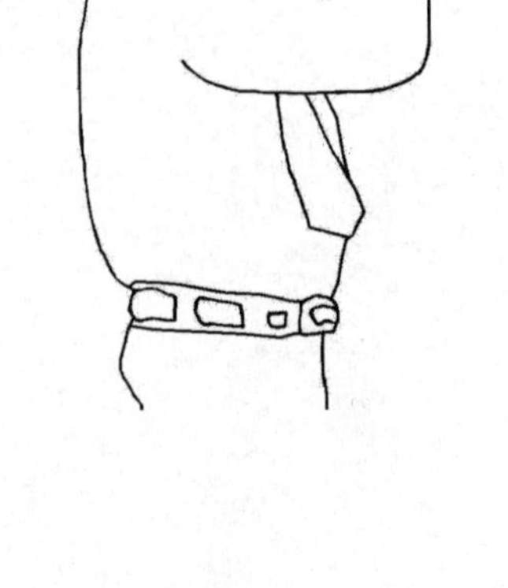

으며 노화방지, 위염, 위궤양, 삐끗했을 때도 효과를 기대할 수 있는 좋은 약초이다.

「일화자본초(日華子本草)」에는 "가슴이 답답하며, 목이 쉽게 마르는 것을 없애주고, 심장과 폐를 윤택하게 하며, 오로칠상(五勞七傷)을 보하며, 허약하거나 허리와 다리가 아플 때 좋다"고 기재되어 있다. 또한 쉽게 열을 받는 체질로 감기에 걸릴 때, 감기로 인한 기침이 있을 때 유효한 약초이다. 위장에 진액이 부족하여 오는 입과 혀의 건조함과 식욕부진도 치료하는 약초이다.

둥글레는 폐를 윤택하게 하여 폐의 열로 인해 해수증과 입 안이 마르는 증상에 좋은 효과를 가져온다. 목을 많이 쓰는 교직자나 목회자에게 성대를 보호하고, 입 마름증을 없애준다. 유효성분은 인삼과 비슷한 사포닌이 있다. 중추신경에 대하여 진정작용이 있으며 피로회복, 노화방지, 스트레스 해소, 고혈압, 당뇨병, 내장기관의 기능촉진, 위궤양 등 광범위한 효과를 기대할 수 있다. 평소에 체력이 약해서 감기가 잘 오고, 해수증이 있거나 목이 아프고 갈증이 있는 사람에게 효과가 있다. 심장 박동이 높은 사람에게도 효과를 보는 좋은 약재이다.

인체의 음액(진액)이 모자라면 허열이 나타나는데, 그때는 추위보다 더위를 더 타고 몸에 항상 미열이 있게 된다. 이럴 때 둥글레를 좋은 자양강장제로 사용하며, 몸에 식은 땀이 날 때에도 좋고, 소변이 자주 마려울 때에도 좋다. 눈이 빨갛고 통증이 있을 때에도 유효한 약초이다. 몸을 보하고, 기를 잘 순화되게 하며, 폐와 심장을 윤택하게 하고, 중풍으로 거동이 불편한 사람에게도 효과가 있으며, 일절의 허약체질에 사용하면 효과를 본다.

둥글레는 결핵을 억제하는 작용이 있으며, 금황색포도구균도 억제하는 작용이 있다. 특히 체질 가운데 항상 열이 있어 오후가 되면 얼굴이 화끈 달아오르는 음허체질(陰虛體質)에는 둥굴레가 좋은 보약이 되며, 열병 후에 몸이 손상되거나 식욕부진에도 둥굴레가 강장하는 약이 된다.

8. 유자차

유자는 신맛이 강한 열매이다. 유자차 성분은 귤과 비슷하며, 옛부터 관절염에 유효한 차로 전해오고 있다. 술 먹은 후의 주독(酒毒)을 푸는 데도 좋으며, 또 소화에도 좋다. 유자나무는 3~4 m쯤 자라면서 잎은 긴 달걀형이고, 잎 꼭지 위 끝에 마디가 있다. 여름에는 작은 백황색의 오판화(五瓣花)가 엽으로 달려 있고, 가을에는 보통 밀감 정도의 과실이 맺어 누렇게 익는데, 겉면은 귤보다 더 우툴두툴하다.

유자차가 감기치료에 효과를 인정받아 왔는데, 그것은 비타민 C의 함량 때문이다. 유자 100 g당 비타민 C가 150 mg 이상이나 들어 있어 레몬의 3배가 넘는 함유량이다. 유자 속에 헤스페레딘 물질이 모세혈관을 보호하고 강하게 하는 힘이 있기에 뇌혈관으로 오는 풍에도 유자가 좋다.

유자를 차의 재료로 쓸 때는 유자열매 전체를 쓰거나 껍질만 쓰기도 한다. 열매는 잘 익은 것으로 고르도록 한다. 유자차는 유자를 바르게 엷게 썰어서 열탕 1잔에 2~3쪽 넣어 우려서 마시는 방법이 있다. 또 다른 방법은 유자를 알맞게 썰어 단지 같은 용기에 유자 한 켜마다 벌꿀이나 설탕을 넣어 차곡차곡 잰 다음, 밀봉하여 습기 없는 서늘한 장소에 둔다. 배합 분량은 유자 1개 분에 벌꿀 2스푼 가량 넣

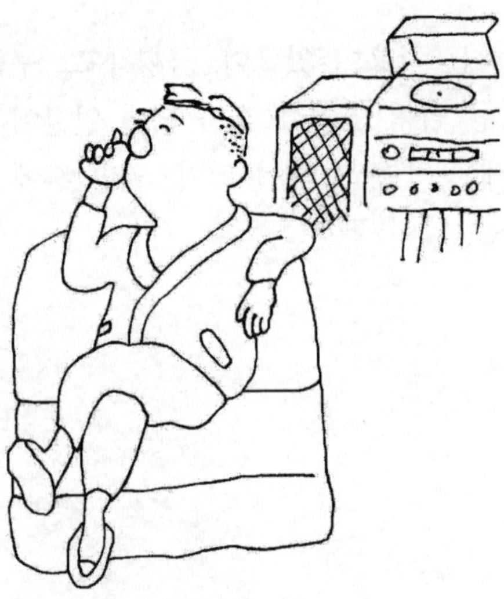

는다. 이것을 유자청(柚子淸)이라 한다. 차 분량은 열탕 1잔에 2~3스푼씩 타서 하루 2~3잔을 마시면 좋다.

유자청은 기침에 유효하며, 민간에서는 관절염과 산통(疝痛: 아랫배 통증)에 유자씨를 달여서 마신다. 또 유자씨를 태워 밥에 으깨어 티눈, 사마귀에 붙이면 유효하다. 산후의 복통에는 유자껍질을 달여 차로 마시면 효과가 있다. 겨울철에는 유자탕으로 목욕하면 1년 내내 감기에 걸리지 않는다. 또 요통에도 유자탕이 유효하다.

「본초강목」에는 "가래가 나오는 기침에 유자의 껍질과 씨를 버리고 병 속에 넣고 술을 부어 하룻밤 두었다가 여기에 벌꿀을 조금 가하여 먹는다. 또 유자는 나쁜 기(氣)를 흩어버리고, 담(痰)을 없애며, 꽃을 참기름에 쪄서 얼굴과 머리털에 바르면 윤택해진다"라고 기재되어 있다. 「경험방」에는 "숙취에 유자 생즙을 1공기 마시면 풀린다"라고 기재되어 있다.

9. 감잎차

감나무에는 감시(甘柹, 단감)와 삽시(澁柹, 떫은감)가 있다. 감잎을 선별하는 데 유의할 점은 농약이 없는 자연 그대로의 잎을 채취해야 한다. 5~6월 사이의 여린 잎으로 신선한 것을 채취해야 하며, 8월이 지나면 잎의 맛도 떨어지고 비타민 C의 함유량도 ⅓ 가량 감소한다.

감잎차 만드는 방법은 채취한 잎을 3 mm 넓이로 썰어 시루에 1분 30초 가량 찐 후, 일단 찐 잎을 꺼내어 찬바람을 쐬어 탕기(湯氣)를 발산시킨다. 이것을 다시 시루에 넣고 1분 30초 가량 찐 다음 즉시 꺼내 펴서 말린다. 찌는 시간을 넘기면 비타민 C가 손실된다. 말릴 때는 종이봉지에 넣어 통풍이 잘 되는 장소에 매달아 두고 쓴다.

감잎차는 현대병을 지켜주고 건강을 유지하는 좋은 차이다. 녹차나 홍차 대신 하루에 6~7잔을 계속 마시면 알러지성 질환이나 당뇨병, 암, 심근경색 등의 어려운 병까지 우수한 효과를 발휘한다. 노인의 뼈를 튼튼히 하고, 계속해서 복용하면 건강, 장수를 약속해준다. 또한 다이어트나 아름다운 피부 가꾸기에 효과적이어서 여성을 아름답게 만드는 차로 알려져 있다.

성분의 손실을 방지하려면 물에 넣어 끓이지 않고 열탕에 잎을 넣고 10~15분 가량 두어 우려서 마시는 것이 좋다. 다른 차와 같이 마시면 효력이 떨어지므로 다

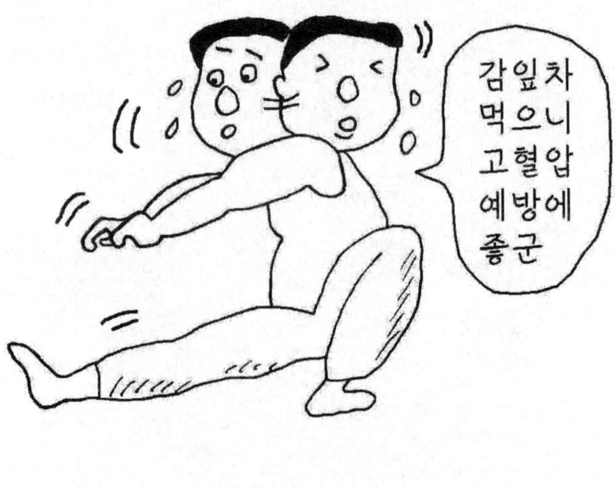

른 차와 같이 마시지 않는 것이 좋다. 1회 분량은 열탕 1잔에 감잎 2~3 g을 넣으면 적당하고, 마시는 사람의 구미에 맞게 벌꿀 1스푼을 타는 것도 좋다.

「본초강목」에 보면 "감나무에는 칠덕(七德)이 있다고 한다. 첫째는 수명이 길고, 둘째는 녹음이 좋고, 셋째는 날짐승이 집을 짓지 않고, 넷째는 벌레가 생기지 않고, 다섯째는 단풍진 잎이 아름답고, 여섯째는 과일 맛이 뛰어나고, 일곱째는 낙엽이 거름이 된다"고 기재되어 있다. 감잎차는 녹차와 달라서 약한 산성(酸性)이며, 다량으로 마셔도 위를 상하거나 불면증에 걸리는 일이 없다.

감잎은 비타민 C의 보고로 괴혈병에 유효하며, 병의 예방과 치료에 뛰어난 효과가 있다. 어린잎 100 g 중에 비타민 C가 1,000 mg 함유되어 있는데, 이것은 레몬의 약 20배에 해당한다. 비타민 C 외에도 엽록소, 비타민 B류, K 등이 들어 있다. 감잎차는 특히 고혈압 예방에 좋고, 각기에 의한 부종, 신장병이나 복수, 수종, 네프로제에 의한 전신 부종을 해소시킨다. 이뇨작용으로 신진대사가 활발하게 되고, 당뇨병, 뇌출혈 등에도 유효하다.

아토피성 피부도 감잎차를 3개월 정도 마시면 효과를 본다. 또한 몸의 불필요한 수분을 내보내며 체중 감량의 효과를 나타내는 다이어트 식품이다. 감잎차를 하루 여섯 잔 마시면 혈압이 떨어져 고혈압 치료에도 유효하다. 목욕물에 감나무 잎사귀를 섞어 목욕하면 피부가 깜짝 놀랄 정도로 매끄러워진다. 린스 대신 감나무 잎사귀를 사용하면 머릿결이 고와지며 윤기도 난다.

감잎차를 취침 전에 한 잔씩 마시면 스트레스와 불면증을 해소시켜 준다. 또 자주 걸리는 감기도 저항력이 높아지고, 걸리더라도 초기에 깨끗이 낫는다. 여성들에게 많은 방광염에도 감잎차를 계속 마시면 고통에서 해소되며, 노인들의 무릎통증이나 아픈 허리를 고쳐주고, 뼈를 강하게 해준다. 또한 결장암과 심근경색에도 유효하다.

10. 오미자

오미자 나무에는 달고(甘), 시고(酸), 쓰고(苦), 맵고(辛), 짠(鹹) 다섯 가지의 맛이 있어 오미자(五味子)라고 하였다. 씨앗인 오미자는 신(酸)맛을 낸다. 오미자를 차로 복용하면 겨울의 향취를 한층 더 하게 한다. 특히 기침을 멎게 하는 작용이 있다.

오미자는 대뇌피질의 흥분과 억제에 영향을 주어 신경계통 중추에 흥분작용을 한다. 사람의 지력(智力)을 개선시켜 일의 능률을 향상시키고, 오미자에 함유된 쉬잰드린(schizandrin)이 진통 안정하며 해열작용까지 한다. 오미자는 폐와 신을 자양하고, 진액을 만들며, 땀을 멎게 하고, 정액이 흐르는 것을 막아주므로 조루에도 효과를 본다. 또 설사를 멎게 하며 정신을 안정시키는 좋은 약재이다.

오미자는 가래를 없애고 기침을 멎게 하며, 세포 면역기능을 증강시키고 간을 보호한다. 또 혈압을 떨어뜨리며 혈관 서장과 강심작용을 하고, 담즙 분비를 촉진시키며, 위액 분비를 조절하고, 위 연동을 억제하며, 궤양을 막아준다. 오미자에 함유된 쉬잰드롤(shizandrol)이 금황색포도구균, 상한간균, 이질간균, 폐렴구균 등을 억제하는 작용이 있다. 특히 간의 혈청효소(SGPT)를 떨어뜨리는 작용을 하여 간

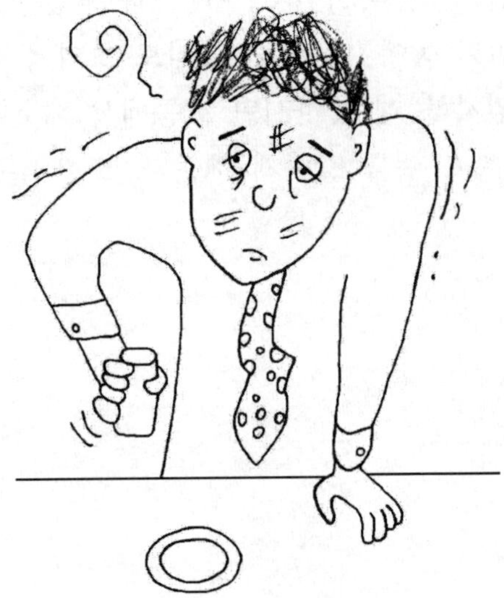

염에도 유효하다. 불안증세로 잠을 못 이루거나 꿈을 많이 꾸거나 가슴이 두근거릴 때도 효과가 있다.

하루에 오미자 10~15 g을 물 500 cc(약 2홉 반)에 넣고 뭉근한 불에 달여 하루에 2~3회로 마신다. 또 다른 방법은 오미자를 곱게 가루 내어 열탕 1잔에 2~3스푼씩 타서 마신다. 오미자차는 신맛이 나므로 꿀을 넣으면 마시기 좋다.

「본경(本經)」에는 "오미자는 기(氣)를 늘리고 기침, 천식, 쇠약을 다스린다. 허약을 보하고, 음(陰)을 강하게 하며, 남자의 정력을 늘린다"라고 기재되어 있다. 또 「일화본초」에는 "오미자는 눈을 밝게 하고, 신(腎)을 온(溫)하게 한다. 근골(筋骨)을 굳게 하고 풍을 다스리며 음식을 소화시킨다"라고 기재되어 있다. 「천금방」에는 "남자의 발기불능에는 오미자를 분말하여 술로 2숟갈씩 먹는다. 하루 3복으로 백일 이상 계속 먹으면 가히 백전백승의 정력을 얻는다"라고 기재되어 있다.

11. 삼백초

삼백초는 야산 뿐만 아니라 습지에 많이 군생하지만 양지에서도 번식한다. 약효가 3백 가지에 이른다는 뜻으로 삼백초라 한다. 또한 삼백초는 태어나면서 지니고 있는 선천적인 독, 여러 가지의 질병에서 생긴 후천적인 독, 음식으로 오는 식독 등 이 세 가지 독을 제거한다는 뜻도 있다. 인간이 살아가는 데 나타나는 모든 독을 삼백초가 제거할 수 있음을 나타낸다. 이것은 단적으로 삼백초가 신진대사를 원활히 해주고, 정화작용 성분이 많이 함유되어 있음을 말해준다.

삼백초(三白草)를 어성초(魚腥草) 또는 즙채(蕺菜)라고도 한다. 삼백초는 아무 때나 채취해도 되지만, 꽃이 피는 5~6월부터 9월까지가 최적기이다. 삼백초는 봄부터 5월 사이에 점점 커져 5~6월에 들어서면 마치 약속이나 한 듯 일제히 개화한다. 이렇게 개화한 5~6월부터 꽃이 있는 9월까지의 시기가 유효 성분의 함유량이 가장 많다. 이 시기를 놓치면 삼백초의 유효 성분이 떨어지기 때문에 건조시킬 때나 생으로 사용할 때도 이 점을 특히 염두해 두어야 한다.

삼백초는 특히 폐의 화농성 질환에 해수가 있거나, 가래가 찐득하고 냄새가 많이 날 때 특효약일 정도로 효과가 있다. 근래에는 폐렴, 급만성 기관지염, 장염(腸炎)에도 사용한다. 삼백초는 해독하는 작용이 있으므로 요도 감염으로 소변을 볼 때

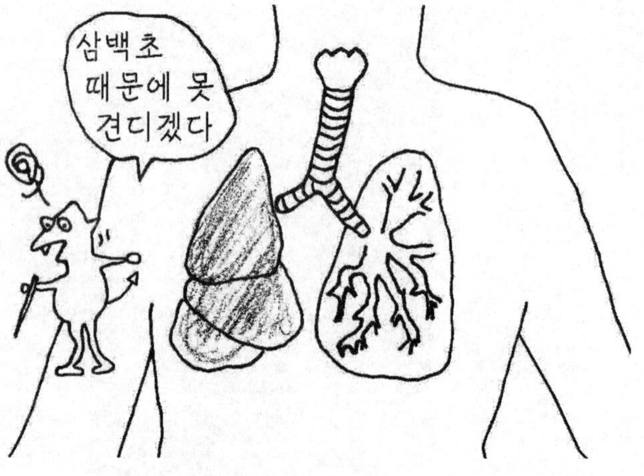

힘이 들고 피가 나오며, 누런색의 소변을 볼 때도 좋다. 또한 금황색포도구균, 폐렴구균, 용혈성연구균, 이질간균을 항균하기에 이질에도 효과가 있다. 삼백초는 면역기능을 높여 주며 항염작용도 있다.

삼백초차는 건조시킨 삼백초를 달여서 복용하면 좋다. 또한 모세혈관을 튼튼히 하는 성분 등이 함유되어 있어 혈액의 흐름이 좋아지고, 혈압이 정상화되므로 고혈압 환자에게 유효하다. 삼백초에는 완화작용이 있어 계속 복용하면 변비 해소에 효과가 있으며, 이뇨작용도 있다. 삼백초에 있는 데카노일아세트 알데히드가 고혈압이나 저혈압을 개선하여 혈압을 안정시키며, 동맥경화나 당뇨병 등의 예방에도 좋은 효과를 본다.

12. 은행잎

유명한 의약품 백과사전인 「Merk Index」에 보면 은행잎에 대하여 자세히 기재되어 있는데, 은행잎 엑기스 항목을 보면 EGB, 레이컨, 소피움, 타나칸, 테포닌 등의 수많은 상품명이 적혀 있어서 은행잎 엑기스가 '뇌 및 말초 순환의 장애'에 사용하는 약임을 알 수 있다.

독일의 생약 메이커인 슈워베사는 은행잎의 약효에 대해서 조사하였는데, 동양에서 수입한 은행 잎사귀에서 엑기스를 추출하여 쥐에게 주사하는 실험을 하였다. 그 결과 육안으로 보아도 혈행이 좋아지고 있음을 확인할 수 있었다. 이 실험을 계기로 은행잎 엑기스의 연구가 본격화되어 1965년부터 약으로 시판하게 되었다.

은행잎은 현기증, 이명, 두통, 기억력 감퇴, 정서불안 등의 징후가 있는 뇌기능 장애에 사용된다. 작은 뇌혈관이 많이 막혀서 생기는 다발경색성 치매증이나 뇌세포가 병적으로 위축해서 생기는 알츠하이머형 치매에 유효하고, 또 말초동맥 혈액 장애를 치료한다.

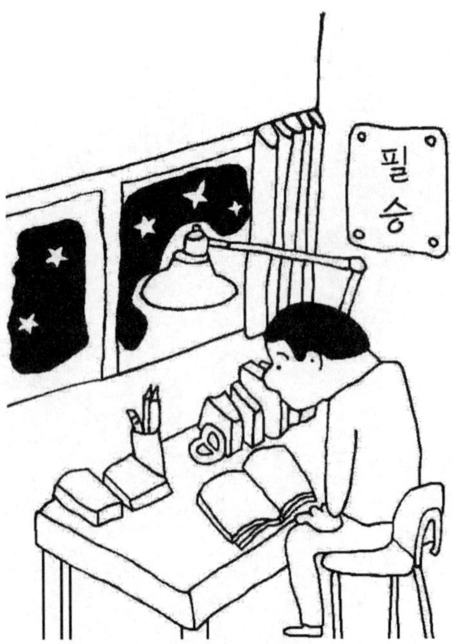

발의 동맥경화가 원인으로 정상적인 보행이 곤란하고 일정의 거리를 걸으면 다리가 아파서 걸을 수 없는 간결성 파행에도 효과가 있다. 경추의 손상이나 노화로 인한 내이의 혈행이 나빠지면서 생기는 청력장애, 현기증, 어지럼증 등의 개선에도 효과가 있다.

은행잎에만 존재하는 긴코리드(ginkgolide)와 플라보노이드(flavonoid)라는 유효성분이 있는데, 플라보노이드는 은행잎의 황색색소이며, 2중플라보노이드라는 특수한 것을 위시해 갖가지 종류가 포함되어 있다. 은행잎에 함유되어 있는 긴코리드는 방출된 혈소판 활성인자가 결합되기 이전에 세포의 수용처에 달라붙어 혈소판 활성화 인자의 정보가 전달되지 않게 작용한다. 은행잎은 노화방지 뿐만 아니라 고혈압에도 효과가 있다.

13. 신선초

신선초는 아열대 지방의 산야에서 나는 미나리과의 식물이면서 대형 다년생초본이다. 일명 명일엽이라 불리기도 하며, 신선초의 잎을 따내면 하루 만에 새 잎이 나올 정도로 생장력이 왕성하다.

신선초에는 현대인에게 필수적인 영양 성분이 가득 들어 있다. 우선 체내 대사가 정상적으로 이루어지는 데 없어서는 안 될 필수적인 각종 미네랄과 비타민이 균형 있게 들어 있다. 생리활성을 가지고 있는 유기산, 플라보노이드(flavonoid)를 비롯하여 사포닌, 아미노산 등의 물질들이 다량 함유되어 있는 것이 밝혀져 경이로움을 더해 주고 있다.

이러한 성분들은 모두 자연계에서 공급되는 물질들로, 특히 기본적인 것은 게르마늄, 비타민 B_{12}, 엽록소로 집약된다. 신선초에 460 ppm이나 함유되어 있어 유기 게르마늄이라는 원소의 작용에서 약효를 풀어낼 수 있다. 21세기 기적의 원소, 먹는 산소로 일컬어지고 있는 유기 게르마늄은 암이나 고혈압 등 각종 난치 질환에 놀라운 예방과 치료효과를 나타내는 것으로 판명되고 있다.

신선초의 약효는 이러한 유기 게르마늄을 풍부하게 함유하고 있다는 데서 찾을 수 있을 정도이다. 유기 게르마늄의 효능은 가히 놀랄 만한데, 대표적인 것이 혈액을 깨끗하게 하고, 암세포나 바이러스의 생성을 억제하는 인터페론을 유발시키는

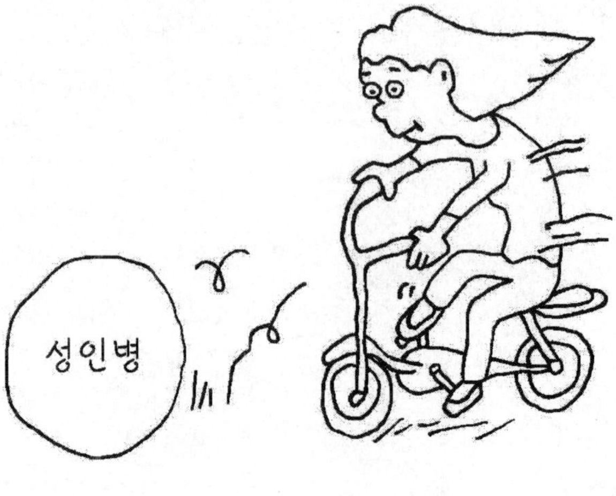

점이다. 특히 병원균의 생장을 억제하고, 혈액 속에 산소를 원활히 공급하여 신진대사를 촉진시키는 특징을 들 수 있다.

특히 악성 콜레스테롤을 제거해 혈관의 노화를 방지하고, 동맥경화, 뇌졸중, 고혈압 등의 예방과 치료에도 두드러진 효능을 발휘한다. 이러한 유기 게르마늄이 신선초에 다량 함유되어 있다. 또한 혈액의 pH를 조절하는 칼륨, 그리고 조혈작용을 돕는 B_{12}가 풍부하게 함유되어 있고, 당뇨병의 예방과 치료에 필요한 마그네슘도 다량 함유되어 있다. 특히 각종 비타민, 미네랄류가 26종이나 균형적으로 함유되어 있어 체내의 혈액을 정화시키고, 나아가 현대인의 각종 성인병을 예방하고 치유해 준다.

14. 타히보차

간혹 타히보(Taheebo) 차에 대하여 한의원에 문의하는 사람들이 있다. 세인들에게 관심으로 타히보는 1천 5백년 전부터 신비의 약목으로 잉카제국의 원주민 인디오들의 토속 치료제로 사용되어져 왔다. 때로는 타히보의 가치가 상격하여 주변 국가와 금으로 물물교환을 했을 정도로 귀중하게 여겼다.

타히보는 18세기 말에 정글지대를 탐험하던 2명의 백인 개척자에 의해 발견되어 세상에 본격적으로 알려지게 되었다. 그 후부터는 미국이나 유럽, 일본 등지에서 타히보의 효능을 아는 소수의 사람들이 구해 마시곤 했다.

타히보의 약리작용으로는 암과 당뇨병의 예방 및 치료효과를 들 수 있다. 또 신선한 적혈구를 생성, 공급해주며 간과 신장의 기능을 강화시켜 준다. 또한 류마티스 치료와 부종 해소에도 도움을 주며, 신체의 신진대사 촉진과 체질 개선에 효과가 있다.

특히 타히보에 많이 포함된 라과촐 성분은 항암효과가 큰 것으로 일본의 한 연구소에서 연구 결과로 밝혀졌다. 일본에서 타히보의 우수성은 아코시 박사의 연구

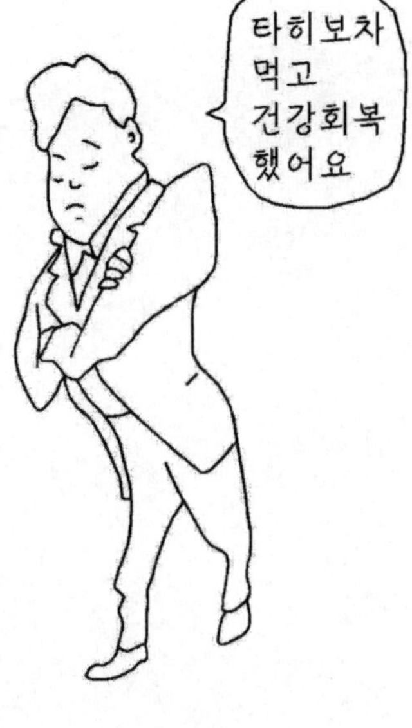

를 필두로 교토대학 의학부 교수가 제48회 암학회를 통해 자체 연구한 타히보의 효능을 발표하였다.

타히보는 당뇨병에 유효하여 8개월 정도 꾸준히 복용하면 혈당치가 정상으로 완전히 내려간다. 특히 약을 함부로 쓰지 못하는 임산부가 당뇨에 걸렸을 때 부작용이 전혀 없는 타히보를 복용하면 좋은 효과를 볼 수 있다. 또 체질이 한쪽으로 기울어 균형을 잃은 경우 타히보는 균형을 유지시켜 준다.

15. 대나무

대나무의 죽순은 하룻밤 사이에 못 알아볼 정도로 자라나며, 경이로운 약효가 있는 나무이다. 신비한 생명력을 가진 대나무를 검게 구운 가루는 류머티즘과 통풍에 놀라운 치료효과가 있다. 통풍환자는 보통 사람과 달리 간장기능이 저하되어 요산이 몸 밖으로 배출되지 않고 관절에 고여 있어 통증을 유발하고, 바람만 불어도 통증이 있다. 이때는 대나무 가루를 태워서 하루에 작은 스푼으로 2스푼씩 복용하면 요산의 배출을 촉진시켜 치료에 도움이 된다. 많이 먹으면 설사를 유발하므로 주의해야 한다.

또한 태운 대나무 가루는 지혈작용이 있어 위궤양으로 출혈이 있을 때 유효하다. 치질로 인한 출혈에도 도움이 된다. 또 류머티즘 환자 중 몸이 찬 사람은 태운 대나무 가루가 몸을 따뜻하게 해주어 류머티즘의 통증을 없애준다. 옛부터 검게 구운 대나무 가루를 마시거나 피부에 발라 질병이나 상처를 치료해왔다.

새벽에 대나무를 베면 마디마디 사이에 신비한 액체가 고여 신선이나 행자들이 이 액체를 마시면서 활력을 얻었다는 얘기도 있다. 대나무를 검게 굽는 방법은 우선 냄비 안에 대나무 토막을 넣어 불에 바짝 태워 스푼 등으로 으깨어 분말을 만

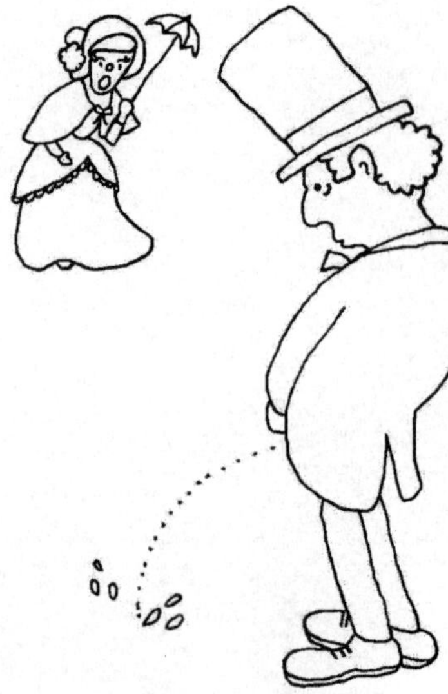

들고 절구통에다 곱게 빻으면 된다.

한의에서는 대나무 잎사귀를 사용하는데, 이것은 몸에 열이 있을 때 좋은 치료제가 된다. 특히 몸에 열이 있어 진액의 손상으로 오는 구갈증에도 유효하며, 심장이 뛸 때 심장의 열을 식혀주는 청심(淸心) 작용을 한다. 어린아이의 경기와 열에도 대나무 잎사귀가 좋고 정신도 안정시켜 주는 작용을 한다.

또한 열이 있고, 소변이 잘 나가지 않을 때 이뇨(利尿) 작용을 하여 소변을 이롭게 체내에서 잘 나가게 한다. 입이나 혀에 부스럼이 날 때도 대나무 잎사귀를 끓여서 복용하거나 입에 다물고 있으면 부스럼이 없어진다. 대나무 잎에는 금황색포도구균(*Staphylococcus aureus*)이나 용혈성연구균(*Hemolytic streptococcus*) 등을 억제하는 작용이 있다.

16. 명일엽

명일엽은 잘라 낸 순이 하루만 있어도 다시 솟아난다는 의미이다. 그만큼 질기고 강인한 생명력이 있다.

명일엽은 게르마늄 460 ppm, 비타민 B_{12} 72.5%, 칼슘, 철, 비타민 B_1, B_2, B_6, 비타민 C, 비오틴 등 그 외에도 인체에 필요한 많은 성분이 포함되어 있다. 이 성분들의 기능은 혈액을 정화, 조혈함으로써 몸의 구석구석까지 산소와 영양분을 보내 혈액을 깨끗하게 하고, 활력을 되찾게 하며, 병든 세포도 되살아나 신체의 제기능을 제대로 발휘하게 한다.

명일엽 속에 게르마늄과 칼슘은 서로 보완하면서 혈액을 정화하고, 뼈를 강하게 하며, 혈액 중의 pH 농도를 일정하게 유지하는 작용을 한다. 비타민 B_{12}와 비타민 C는 서로 암세포 증식에 제재를 가하고, 엽록소와 철은 혈액을 만들어 내는 필수 조건이 된다.

이처럼 명일엽은 각종 밸런스를 체계적으로 갖춘 약초이다. 명일엽은 혈액을 정화하고 병든 세포를 살리는 생명의 약초로서 고혈압, 암, 당뇨, 동맥경화, 갱년기장애, 간염 등에 좋고, 불면증에도 효과가 크다. 특히 명일엽에 포함된 게르마늄은 우리 체내의 부족한 산소를 충족시켜 준다.

게르마늄 화합물은 체내에서 강한 수소결합 즉, 탈수소반응을 일으키는데, 이는 체내에 떠도는 수소와 결합하여 산소 대신 체외로 배출되므로 산소의 소비를 줄이는 역할을 한다. 혈액 속의 불필요한 물질 뿐만 아니라 병의 원인으로 되어질 이물질, 특히 단백질류를 산화(수소를 빼앗는 현상)해서 체외로 배출시키는 작용을 한다.

17. 결명자

결명자의 맛은 달면서 쓰고, 성질은 약간 차고 독성이 없다. 또 간의 열을 식혀 주며, 눈을 밝게 하고, 변을 잘 나가게 하는 효능이 있다. 결명자에는 점액질, 단백질, 지방유 및 크리스페놀(chrysophanol), 리인(rhein), 에모딘(emodin)을 함유하고 있다. 1945년에 Robbins 등이 보고한 것에 의하면 항생물질 옵투신(obtusin)도 함유되어 있다. 또 비타민 A, 카로틴도 함유하고 있어 혈압을 낮추고, 혈액 중 콜레스테롤을 강화시켜 주는 작용과 눈 질환의 급성 염증에도 효과가 있다.

「본경」에는 "결명자는 녹내장과 눈이 충혈되고 눈물이 흐르는 것을 다스리며, 오래 마시면 정(精)을 늘리고, 몸이 경쾌해진다"라고 기재되어 있다. 오래 된 눈병에는 결명자를 분말로 하여 쌀과 함께 죽을 쑤어 먹으면 유효하다. 치아가 아프고 쑤시는 데는 결명자를 달인 즙을 입에 물고 있으면 통증이 없어진다. 또 결명자의 전초(全草)를 삶아 욕탕에 넣고 목욕을 하면 혈액순환이 잘 되고 정신이 맑아진다.

결명자는 간화(肝火)로 인한 두통 및 어지럼증에도 유효하다. 「신수본초(新修本草)」에는 "눈을 밝게 하므로 결명자로 이름을 지었다"고 기재되어 있다. 또한 피부의 진균(fungus)을 억제하는 작용이 있다. 또 포도균(*Staphylococcus*), 백후간균(*Bacillus diphtheriae*), 대장간균(*Bacillus coli*), 상한간균(*Typhoid bacillus*)의 활동을 억제하는 작용이 있다. 동물실험에서는 콜레스테롤을 억제하고, 동맥경화 형성을 억제하는 결과가 나왔다. 고지혈증 환자 100명을 대상으로 실험하였는데, 그 결과 4주 내에 96%의 놀라운 효과가 있었다.

결명자를 차로 복용할 때는 프라이팬에 넣어서 약간 볶으면 결명자의 색깔이 변하게 되는데, 이것을 차로 복용하면 된다. 결명자를 약간 볶으면 결명자 특유의 비린내가 없어진다. 결명자 1숟가락에 주전자 가득 물을 부어 끓이면 불그스름한 색깔이 나오는데, 이것을 수시로 마시면 된다. 변비 환자는 조금 진하게 끓이고, 설사하는 사람은 복용하면 안 된다.

18. 구기자

옛날에 노나라의 한 높은 관리가 조정의 명령으로 각지의 민정을 두루 살피고 돌아오는 길에 효현의 서하부근에 도착하였다. 얼굴색이 불그스름한 15~16세쯤 되는 소녀가 손에 회초리를 들고 노인을 쫓아다니고 있었다. 노인의 머리카락이 희고, 이는 다 빠지고, 수염은 한 자나 되어 90살 이상은 되어 보였다. 소녀가 노인의 뒤를 쫓으며 회초리로 때리려 하니 노인은 결사적으로 달아나며 잘못했다고 애걸하였다. 이 광경에 화가 나 말에서 내려 그 소녀 앞으로 다가가 어찌 노인을 때리려하냐며 꾸짖었다. 조정의 높은 관리라는 것을 알아챘지만 소녀는 눈 하나 깜짝하지 않고 이 녀석은 내 증손자라고 말하였다. 나중에 이유를 물으니 증손자가 구기자를 먹지 않아 이렇게 늙어져서 야단을 치는 것이었다. 그 소녀의 나이는 372살이라고 하였다.

구기자는 신장과 폐를 윤택하게 하고, 간을 보하며, 눈을 밝게 해준다. 머리가 어지러우며 눈물이 저절로 흐를 때도 좋고, 몸이 약해져서 오는 해수와 소갈증을 없애준다. 특히 구기자는 지방간을 막아주는 작용을 하여 지방간 질환이 있는 환자에게는 좋은 치료 효과를 볼 수 있다. 술을 많이 먹는 사람에게는 지방간을 예방하는 좋은 약재가 된다. 또한 혈관을 확장하는 작용을 하여 혈압을 떨어뜨리므로 고혈압에 좋다. 구기자에는 카로틴(carotin)과 비타민 B_1, B_2가 함유되어 있다. 또 유산균의 생장을 촉진해주는 작용도 한다. 구기자의 성질은 달고 평(平)하다.

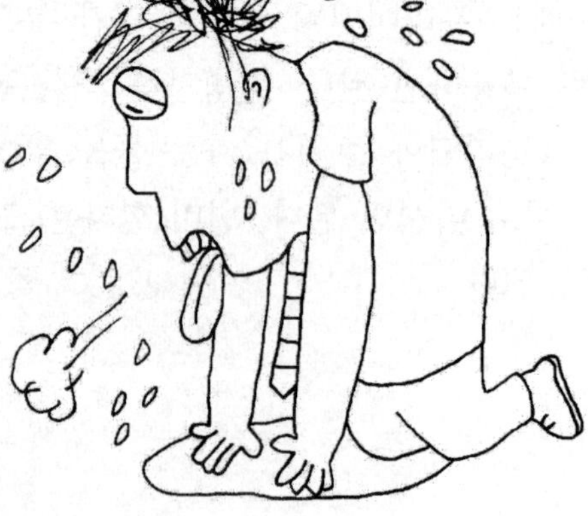

「약성론」에는 "구기자는 정기가 부족된 것을 능히 보하고, 안색이 쉽게 창백해지는 것에도 좋으며, 눈을 밝게 해주고 정신을 안정시킨다"라고 기재되어 있다. 「식료본초」에는 "근육을 튼튼하게 하여 늙지 않게 하며, 풍을 제거하고 근육과 뼈를 보익하며, 피로를 제거하여 준다"라고 기재되어 있다. 또한 구기자는 면역기능을 높여 주고, 콜레스테롤을 떨어뜨리며, 피를 만드는 조혈작용을 촉진해준다. 특히 노인성 해수에도 효과가 좋으며, 남성불임증에 구기자를 이용하기도 한다. 만성 위축성 위염에도 구기자의 좋은 효과를 기대할 수 있다.

구기자는 노인의 시력감퇴에도 좋은 효과를 가져온다. 매일 구기자를 복용하면 근육을 튼튼하게 하고 피부를 윤택하게 한다. 또 여름에 더위를 먹었을 때는 구기자와 오미자를 가루로 만들어 복용하면 효과가 있다. 구기자는 좋은 보약으로 오랫동안 복용하면 몸이 가벼워지고, 노화가 방지되며, 더위와 추위를 타는 것에 도움을 준다.

19. 복분자

옛날에 어떤 사람이 산에서 길을 잃어버려 헤메고 있다가 허기가 져서 산딸기를 발견하고 허겁지겁 덜 익은 산딸기로 배를 채웠다. 나중에 길을 찾아 집으로 돌아와 다음 날 소변을 보는데, 산딸기로 밤새동안 정(精)이 튼튼하고, 양기(陽氣)가 세져서 오줌 항아리가 오줌 줄기의 힘으로 뒤집어졌다고 한다. 그 이후로 그는 정력도 좋아지고, 부인에게 사랑받는 남편이 되었다. 산딸기가 오줌 항아리를 뒤집어 엎었다고 해서 뒤집어질 복(覆)에 항아리 분(盆)을 써서 복분자(覆盆子)라고 부르게 되었다.

복분자는 덜 익은 푸른 산딸기만 약재로 쓴다. 산딸기에는 구연산(citric acid), 능금산(malic acid), 살리실산(salicylic acid) 등이 함유되어 있다. 살리실산은 해열, 진정, 방부, 항류마티스 작용을 한다.

복분자에는 안토시아닌이 함유되어 있는데, 세포의 노화를 방지하는 항산화 기능과 항염증작용이 높으며, 야간 시력을 개선하고, 혈관 질환과 요로감염을 방지하는 등 다양한 약용능력이 있다는 연구 결과들이 속속 드러나고 있다.

「약성본초(藥性本草)」에는 "복분자는 남자의 신정(腎精)이 약해져서 오는 발기

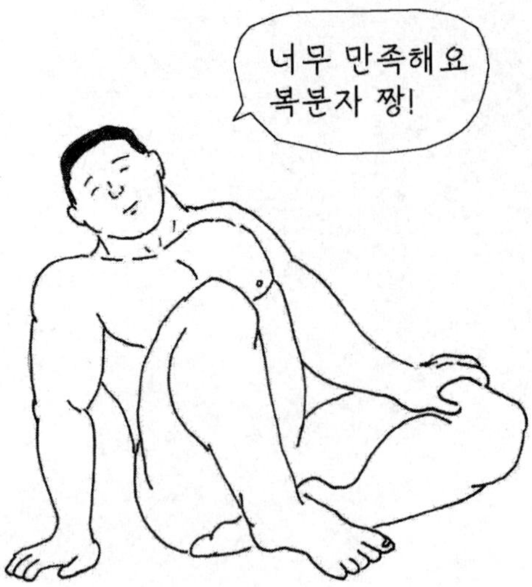

불능을 능히 단단하고 장대하게 하며, 여자가 복용하면 자식을 낳는다"라고 기재되어 있다. 즉, 발기불능과 불임증에도 사용된다. 피부를 윤택하게 해주고, 여성의 성호르몬 쇠약으로 오는 불임에 효과가 있으며, 신경쇠약으로 인한 시력 감퇴와 귀울림(이명증)과 어지러움을 치료한다.

어린이가 오줌을 싸는 유뇨증에 효과가 있고, 신장을 보해주며, 오줌을 자주 보는 빈뇨증에도 좋다. 또한 남성들의 신허(腎虛)증상으로 정액이 저절로 흘러 나오는 유정증과 꿈을 동반하며 정액이 흘러 나오는 증상에 유효하다. 특히 조루증으로 고민하는 분은 복분자를 이용한 한약을 복용하면 활기찬 부부생활을 할 수가 있다.

「본초비요(本草備要)」에는 "복분자는 신장을 보익하여 정을 튼튼하게 하고, 간장이 허할 때 보하여 주고 눈을 밝게 한다. 또 발기불능을 회복하며, 소변을 자주 보는 것을 치료한다"라고 기재되어 있다. 복분자로 술을 담구어 하루에 작은 잔으로 침실에 들기 전에 마시면 정력도 강해지고, 몸도 튼튼해진다. 밤이 무서워 두려워하는 실직자들에게 한번 권하여 볼 만하다.

노년에 눈이 침침할 때도 유효하고, 유명한 처방인 오자연종환(五子衍宗丸)에도 복분자가 사용된다. 오자연종환은 남녀 불임증에 쓰는 처방으로 옛부터 다섯 가지 씨앗으로 후대를 넘치게 잇게 한다는 뜻에서 지어진 이름이다.

20. 인삼

인삼은 예로부터 만병통치약으로 통하고 있다. 신비의 약초인 인삼의 효능을 밝히는 의학, 약학, 생물학, 화학 등의 실험을 통해 한방효과 건강보호작용, 면역증강, 조혈 및 빈혈회복 효과 등 많은 효능이 속속 밝혀지고 있다. 인삼의 학명은 '파낙스'로 19세기 중반 소련 학자에 의해 붙여진 이름으로 '만병통치'라는 의미를 가지고 있다.

오가피과 다년생 초목의 뿌리인 인삼을 야생은 '산삼'이라 하고, 막 캐낸 것은 '수삼', 보관하는 방법으로 쪄서 말린 것은 '홍삼'이다. 인삼은 고려 때부터 한국 것을 제일로 쳐서 '고려인삼'이라고 부른다. 인삼에는 13가지 이상의 사포닌(saponin)이 함유되어 있는데, 이것을 인삼사포닌 Rx라고 한다. 또 사포게닌(sapogenin), 패낵사디올(panaxadiol), 패낵시트리올(panaxitriol), 올레미노릭산(oleanolic acid) 등이 함유되어 있다.

인삼은 대뇌피질의 흥분과 억제를 해준다. 인삼의 사포닌은 중추신경에 자극을 주어 진정과 안정을 시키는 것이다. 또 신경을 많이 쓰는 사람이나 노동을 하는 사람에게 피로를 풀어준다. 노인의 뇌기능을 개선시키며, 주의력과 집중력에 특별히 좋아 시험고시를 앞둔 수험생에게 지력과 기억력을 증진시키는 작용을 한다. 노인성 치매를 예방하는 데도 월등히 좋은 효과가 있다.

인체의 저항력을 높여 주고, 피를 흘려서 오는 쇼크에도 혈압을 올려 주는 작용을 하며, 고혈압 환자에게 혈압을 정상으로 회복시켜 주는 작용을 한다. 신상선 비대나 신상선 위축에도 효과가 있으며, 고혈당으로 고생하는 당뇨병 환자에게도 혈당을 떨어뜨리는 작용이 있다. 인삼에 있는 진스노사이드 Rg_1(Ginsnoside Rg_1)이 피로를 없애주는 작용을 한다.

고려인삼이 각종 질병, 마약, 중금속 중독의 치료가 가능케 한다는 보고도 있다. 또한 피부암, 여드름 억제에 뛰어난 효능이 있다. 이는 인삼사포닌이 표피세포를 죽게 하는 작용을 촉진시킨다는 것이다. 인삼사포닌을 각질 유도물질과 함께 피부에 발랐을 때 비정상적으로 증가하는 표피세포의 증가를 억제한다. 이는 결과적으로 비정상적으로 표피세포에 축적되는 지방의 함량을 낮춰줌으로써 각질이 되는 것을 억제하여 피부를 연하게 해주는 것이다. 이는 그동안 민간요법에 대한 과학적 근거를 제시한 것으로 과거 동의보감에 피부건성, 종기, 피부의 각질화에 인삼을 먹거나 발라 치료 보강하는 복강제로 많이 쓰여 왔음을 뒷받침해 준다.

인삼은 면역기능을 높여 주며, 심장을 강하게 하여 혈압을 조정해 준다. 뇌하수체의 ACTH 분비와 신상선 피질의 cAMP와 관계를 하여 성선호르몬을 촉진시키므로 남성의 정자수가 모자라서 오는 불임에도 효과가 있다. 혈당을 정상화시켜서 당뇨병 환자에게도 효과가 있으며, 단백질, DNA, RNA의 합성을 촉진시킨다. 피를 만드는 조혈계통에도 효과가 있으며, 인삼사포닌 Rh_2는 암세포 성장을 억제시킨다. 간장의 해독기능을 증강시키며, 시각 장애자에게도 효과가 있는 귀한 약이다.

남자 중에 성기능 장애자 29명에게 인삼을 복용하였는데, 3명만 제외한 나머지 26명은 효과가 있어 발기불능자에게도 각광을 받는 약초이다. 또한 정자가 없거나 적은 정자수가 원인인 불임남성에게도 효과가 있다. 특히 관상동맥 경화를 막아주고, 급성 전염성 간염이나 만성 간염에도 치료효과가 있다. 또 정신분열증에도 좋으며, 신경쇠약에도 효과가 있다.

만성위염으로 위산 결핍이나 위산이 많을 때에도 효과가 있어 식욕증진도 시킨

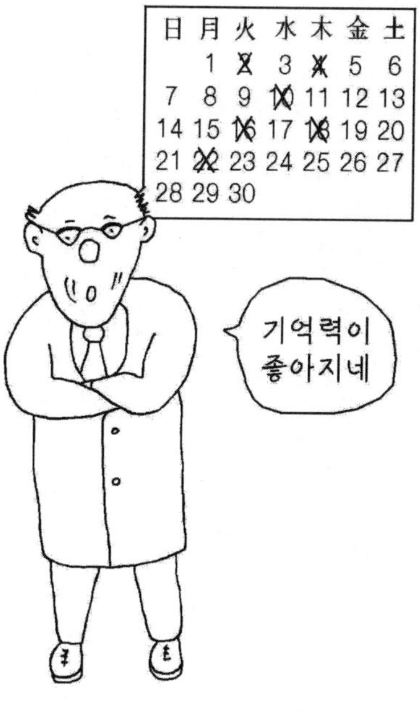

다. 갑상선 기능항진도 방지하고 뇌혈관, 관상동맥혈관, 안혈관을 확장시키며, 입이 마르는 소갈증을 없애주고, 원기(元氣)를 크게 보한다. 부작용으로는 열이 나고, 두통이 나며, 전신이 가렵고, 피부 반진이 있으며, 코피가 나고, 호흡이 가빠질 때는 복용을 일단 중단해야 한다. 사상의학으로 보면 대개 소양인 체질에서 이런 부작용이 나타난다.

한국인삼연초연구소 인삼효능부 제1연구실 선임연구원 김혜영 박사는 동의보감에 여드름의 치료에 인삼이 좋다는 사실이 수록되어 있는 것을 알고, 실제로 실험을 통해 여드름에 효과가 있는지를 밝히고 싶었다고 하였다. 한 연구팀은 인삼사포닌과 엑기스를 갖고 실험한 결과 인삼에 많이 함유되어 있는 폴리아세틸렌이 항산화 작용에 기여해 피부여드름 치료에 좋은 결과를 나타낸 것으로 보고하였다.

인삼에서 추출한 폴리아세틸렌을 피부암에 발라 보았더니 폴리아세틸렌 중 한 성분인 과낙시트리올이 피부암 형성을 억제함을 증명하였다. 암을 일으키는 화학물질과 두유(豆乳)를 생쥐 등에 발라 피부암을 발생시킨 후 파낙시트리올을 바른 결과 피부암의 개수가 현저히 감소함을 동물실험을 통해 밝혔다.

인간은 나이가 먹을수록 세포가 노화되기 마련이다. 인삼은 노화를 억제하는 작용이 있는데, 이것은 인삼에서 추출한 폴리아세틸렌 성분을 가지고 노화방지를 실험해 본 결과 노화를 방지 억제하고, 항산화작용을 하는 것을 알 수 있었다.

21. 황기

황기는 여름더위 때 무더운 여름철을 건강하게 나게 해준다. 해열, 해독, 진통, 건위 등의 효과를 보는 영계백숙에 황기를 넣어 여름을 보내는 선조의 지혜를 엿볼 수 있다. 여름의 기력을 보충하고, 땀을 너무 흘려 허약해진 몸을 강하게 하기 위한 식품이다.

황기에는 불포화지방산인 리놀산(linolic acid), 리놀렌산(linolenic acid), 베타시토스테롤(β-sitosterol)과 철, 칼슘, 인, 마그네슘 등이 함유되어 있다. 또 당류, 각종 아미노산, 단백질, 엽산(葉酸), 비타민 P 다당제인 아밀라아제(amylase) 등도 함유되어 있다.

한의에서 황기는 기(氣)를 보하는 대표적인 약재로서 기를 올려주고, 허약하여 땀이 날 때 땀을 멎게 한다. 몸 안의 화농성 질환이나 수술 후에 새살을 빨리 돋게 해주어 회복을 돕고, 농을 몸 밖으로 배출하며, 몸이 붓는 것도 치료하는 좋은 약재이다.

황기는 면역기능을 증진시키므로 영지버섯과 인삼을 같이 복용하면 혈(血) 중에 IgM, IgE, cAMP가 현저하게 증가되는 것을 볼 수가 있다. 비장의 혈장세포가 증생되는 것 또한 볼 수 있다. 황기는 세포성장을 왕성하게 하여 신진대사를 왕성하게 하고 강장작용을 한다. 혈청과 간장 단백질의 갱신을 촉진하고, 단백질 대사의 촉진작용을 하기에 성장발육이 늦은 어린아이에게 좋은 약재가 된다. 심장에도 영향을 미쳐 수축작용을 강하게 하여 심장이 약한 사람에게도 심장을 강하게 만들어준다. 황기를 100% 엑기스로 만들어 토끼에게 실험을 했더니 심장 수축이 강하게 나타났다는 보고가 있다.

우리들의 몸 안에 들어간 산소의 일부는 활성산소가 되어서 중요한 역할도 하지만, 정반대로 노화를 촉진시키거나 세포를 다치게 해서 암을 유발시키고 심근경색, 당뇨병, 아토피성 피부염 등의 질병을 일으키는 원인이 되기도 한다. 특히 불포화지질과 유착해 산화되면 더욱 나쁘게 작용하게 된다. 원래 체내에는 이 활성산소를 없애주는 효소가 있어 활성산소가 몸에 나쁜 영향을 주는 것을 미연에 막아준다.

그러나 질병이나 노화 등으로 이 효소의 역할이 둔해지거나 대기의 오염이나 약물, 자외선 등의 자극으로 과잉되게 활성산소가 만들어지면 앞서 말한 것과 같은 갖가지 질병의 원인이 되는 것이다. 그렇기 때문에 여분의 활성산소를 없애버리고 과산화지질의 생성을 억제할 수 있다면 질병의 예방과 노화 방지에 요긴한 역할을 하게 되는 셈이다.

황기의 성분에는 활성산소를 없앨 뿐만 아니라 과산화지질의 생성을 억제하는 작용이 있음을 동물실험에 의해 판명되었다. 그리고 항염증, 항알레르기 작용도 있어 황기를 차로 달여 마시면 아토피성 피부염에 효과가 있다. 또한 황기의 주성분에는 폐암이나 피부암을 억제하는 작용이 있다. 예를 들면 4NQO라는 발암물질과 글리세롤을 투여한 쥐는 100% 폐암에 걸리는데, 설사 발암물질을 투여했더라도 황기를 마신 쥐는 발암률이 6할이나 저하되고, 게다가 암세포의 수도 적어진다는 결과도 나와 있다.

황기에는 γ-아미노낙산(aminobutyric acid)이 함유되어 혈관을 확장하여 혈압을 떨어뜨리므로 고혈압 환자에게도 좋은 식품이다. 또한 소변을 잘 통하게 하는 이뇨작용을 할 뿐만 아니라 신장염(腎臟炎)으로 오는 뇨단백(尿蛋白)에도 효과가 있어 뇨단백을 제거하는 작용을 한다. 뇨단백 질병이 생기면 오줌색이 쌀뜨물과 같이 허옇게 된다.

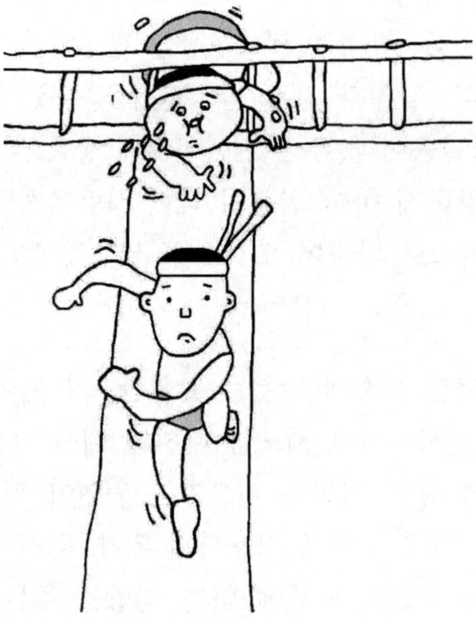

그 외에도 감기를 예방하는 데 황기가 좋고, 또 소아들의 만성기관지염에도 좋다. 해수병에도 유효하고, 위궤양이나 십이지장궤양에도 좋다. 장기의 하수(下垂)에도 황기를 이용하고, 만성 간장질환에도 효과가 있으며, 뇌혈전증을 치료해준다. 백혈구감소증 환자에게도 황기를 이용하여 치료한 예들이 많이 있으며, 시망막 박리수술 후 시력 감퇴에도 황기를 복용하면 시력회복이 빠르고 무맥증(無脈症)에도 이용하면 좋은 약재가 된다.

황기는 혈관 강화, 혈액순환 촉진, 혈중 지질이나 나쁜 종류의 콜레수테롤의 저하, 비만에도 좋은 효과가 기대가 된다. 급성 중독성 간염에도 효과가 있으며, 신염의 단백뇨에도 황기가 유효하다. 특히 땀을 많이 흘리거나, 면역기능을 높이며, 혈압을 떨어뜨리는 작용이 있는 좋은 약재이다. 황기를 하루에 10~15 g을 물에 넣고 끓여 마시면 여름에 좋은 건강차가 된다.

22. 동충하초

동충하초는 겨울에는 벌레, 여름에는 풀이라는 뜻의 이름이다. 맥각균과(Claviceps)의 진균 동충하초는 박쥐나방과에 곤충의 유충 위에 기생하는 유충 시체의 복합체이다.

등소평은 동충하초로 만든 술을 즐겨 마셔서 건강을 유지하였다고 한다. 동충하초는 허리와 무릎이 연약하고 무력하며, 통증이 있고 양위증세가 있으며, 쉽게 조루현상을 느끼며, 건망증과 귀에서 소리 나는 이명증에 효과가 있다. 또 동충하초가 오래 된 기침으로 고생할 때는 신장과 폐장을 보하는 데 유효하다. 병후에 몸이 약할 때 몸을 보하는 작용이 있다. 노인성으로 만성 해수 기침과 피를 토할 때, 땀이 날 때도 좋으며, 빈혈로 허약할 때도 효과가 있다.

동충하초에는 아미노산(amino acid)과 D-만니톨(mannitol)과 분만 촉진제인 에르고스테린(ergosterin), 우라실(uracil) 등이 들어 있다.

동충하초를 복용하면 남성호르몬에 작용하여 고환의 정낭 무게가 증가되어 성기능 저하에도 도움이 된다. 또 면역기능을 높여 주고, 혈청 콜레스테롤을 저하시키는 작용을 하며, 항염하는 작용도 있다. 동충하초를 복용하면 진정이 되며, 최면작

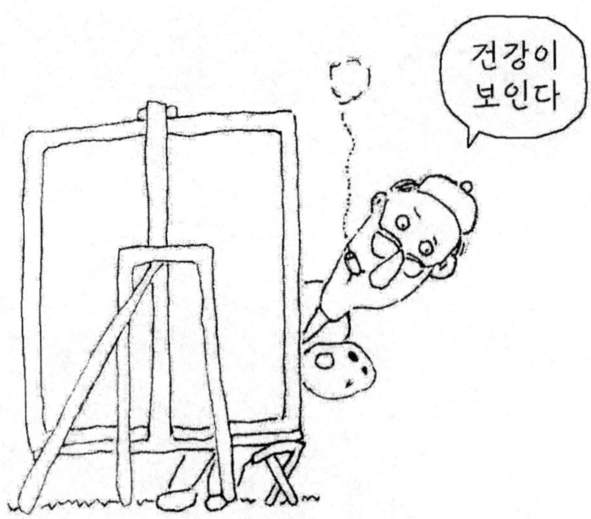

용이 있어 불면증에도 유효하다. 고혈지를 강화시키므로 콜레스테롤이 높은 사람에게도 좋으며, 혈압을 떨어뜨린다. 동충하초에는 포도구균, 연구균, 출혈성패혈증간균을 억제하는 작용도 있다.

또한 혈소판 감소증에 효과가 있어 만성 신기능 쇠약자가 동충하초를 복용하면 회복시키는 기능이 있어 만성신염에도 효과가 있다. 심장질환 환자 200명에게 동충하초의 엑기스를 복용시켰더니 유효율이 74.5%나 되어 좋은 약재임을 알 수 있었다. 또한 만성기관지염과 비염에도 유효하다. 또한 악성 종류의 질병 환자 30명에게 보조치료로 동충하초를 투여한 결과 환자의 93%가 개선된 임상자료도 있다.

동충하초는 심장과 뇌의 산소 섭취량을 증강시켜 피로를 풀어주어 강장하는 약재이다. 양위환자에는 동충하초 15～30 g에 두충, 음양곽, 파극천을 함께 술에 담궈 복용하면 효과가 있다.

23. 염교

염교는 백합과에 속하는 다년생 식물의 지하 인경(鱗莖)이다. 보통 일본 이름인 '락교'로 널리 알려져 일식집에서 생선회에 많이 사용한다. 마켓에서도 많이 볼 수 있으며, 한약명은 해백(薤白)이다. 5월에 채집하여 깨끗이 씻어서 말린 다음에 사용한다. 마치 파뿌리와 같이 생겼으며 맛은 마늘과 비슷하다.

염교의 맛은 맵고, 쓰고, 성미는 따듯하다. 염교에는 항생제인 알리신(allicin)의 전구물질인 알린(allin)이 함유되어 있다. 또 이질간균, 용혈성 금황색포도구균을 억제하는 작용이 있으며, 또한 몸 안의 평활근에 작용한다. 몸의 동맥경화를 억제하며, 혈소판 응집작용을 억제한다.

염교 20～30 g을 끓여서 복용하면 기관지 효천에 유효하여 호흡을 고르게 하며, 해수에 효과가 있다. 폐의 호흡도 개선된다. 염교는 기관지를 편하게 하여 노인성 해수증에 도움이 된다. 추위를 타며 가래가 끓어 가슴이 답답할 때 염교는 가슴을 편하게 하는 작용을 해준다.

염교는 설사나 이질로 고생할 때도 도움이 되며, 몸의 기를 잘 돌게 하는 식품이

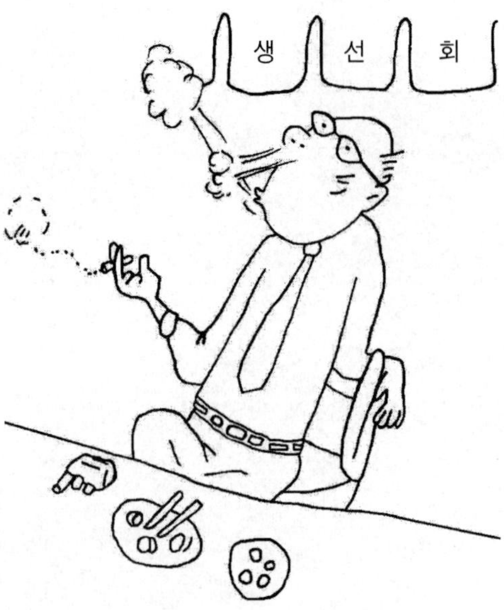

다. 「본초강목」에는 "해백(薤白)은 가슴이 마치 칼로 찌르는 듯한 통증을 치료하며, 기를 아래로 잘 돌게 하여 태아를 안태시킨다"라고 기재되어 있다. 염교는 동맥경화에 유효하며, 혈액의 혈지(血脂)를 떨어뜨리고 혈관을 청소하는 작용을 한다. 장에 병이 있어 항문이 빠질 때에도 해백이 유효하다.

염교에는 당질이 비교적 많으며, 대부분은 과당이 중합해서 만들어진 스코로도오스라는 성분이다. 당질이 있지만 당뇨병 환자에게 해를 끼치지 않는다. 중국이 원산지인 염교는 마켓에 가면 병에 넣어서 판매한다. 염교는 특히 가슴이 답답할 때 가슴을 후련하고 탁 트이게 하는 식품이다. 다만, 위가 약한 사람은 조심하여 복용하여야 한다.

24. 대추

대추는 열매를 많이 맺으므로 풍성한 것을 표현할 때 대추나무에 열매 맺듯이 많다고 한다. 대추에는 당질과 탄수화물, 비타민 A, B_1, B_2 등이 많이 들어 있다. 대추는 스트레스, 신경과민 등에 복용하면 효과적이다. 기분이 울적하여 가슴이 아프거나 몸이 싸늘한 냉증에도 유효하며, 조금만 먹어도 가스가 생겨 가슴이 거북하고 속이 뻐근한 증상에 좋다. 또 부녀자들의 갱년기 장애로 인한 정신적 불안에 대추가 좋은 치료제이다. 특히 신경이 예민한 수험생이나 직장인이 꾸준히 마시면 정신피로를 쉽게 풀 수 있을 뿐만 아니라 머리를 맑게 해주고, 기억력을 증진시켜 주는 효과를 볼 수 있다.

대추에는 단백질, 당류, 유기산, 비타민, 인, 칼슘 등 여러 영양소를 골고루 갖춰 노화를 방지하고, 부인병에 특효가 있는 식품이다. 보혈작용이 있어 빈혈 환자에게도 유효한 좋은 식품이다. 빈혈로 안색이 창백하거나 정신력이 약해질 때도 좋다. 대추는 장이 차갑거나 약해서 설사를 할 때 대추의 성질이 달고 따듯하기에 지사작용을 한다. 또 구토가 심할 때에도 구토를 멎게 하는 효과도 있다. 혈액순환을 촉진하고, 얼굴빛을 좋게 하여 부드러운 피부를 갖는 데 도움을 준다.

소화기 계통이 약해서 오는 체력 저하나 입맛이 없거나 대변이 물러 풀어질 때에도 기(氣)를 보강하는 좋은 약재이다. 기침이 심할 때 씨를 뺀 대추 20개를 미

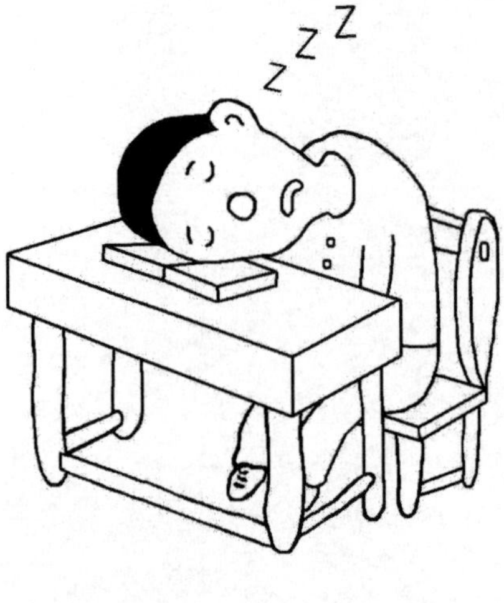

지근한 우유에 담갔다가 하나씩 씹으면 효과적이다. 대추는 남성과 여성 모두의 성능력을 강화시켜 주는 식품이다. 결혼식 폐백때 부부금실을 좋게 해주는 약재로 부모가 신랑·신부에게 대추를 던져 주는데, 이것은 부부화합의 상징이다.

대추를 달인 차에 꿀을 섞어 매일 마시면 강장·강정작용이 있다. 옛날에 한 사례를 보면 대추 한 알을 부인의 음부에 넣고 하룻밤을 자고 난 아침에 질 내의 분비물이 묻은 대추를 꺼내 먹으면 남편의 정력을 튼튼하게 한다고 하였다. 그렇듯 대추는 강장에도 좋으며, 감기에 잘 걸리는 사람에게 생강과 같이 끓여 먹으면 감기예방에도 훌륭한 약재가 된다. 불면증에도 좋으며, 이뇨작용과 갈증을 없애주고, 입맛을 돋우는 데도 좋다. 또 인체의 여러 기관을 강화시키며, 긴장으로 인한 통증을 줄이고, 과민증을 완화시키는 등의 많은 효능이 있다.

25. 상황버섯

상황버섯은 고산지대에 서식하고 있는 산뽕나무의 고목에서 자생하는 매우 희귀한 담자균류의 다년생 버섯이다. 동의보감, 본초강목 같은 한방서적에는 상이(桑耳) 또는 상이목(桑耳木) 등의 이름으로 기록이 남아 있다. 학명은 페리누스 린테우스(Phelinus Linteus)라고 한다. 상항버섯이라는 학명으로 지칭하듯이 '린테우스'라는 균주가 검출되어야 한다.

국내외 연구결과에 의하면 상황버섯에 함유된 양질의 다당체와 단백질은 암세포 저지율은 96.7%이고, 완전 퇴치율은 89%나 된다고 보고되고 있다. 상황버섯은 위암, 식도암, 십이지장암, 결장암, 직장암, 간암 등의 각종 종양제거 수술 후 화학항암제 투여시나 항암제 투여가 어려울 때 혹은 면역력 저하시에 복용하면 암세포 발육억제 및 면역력 증가에 탁월한 효과가 있다.

상황버섯의 가장 큰 약효는 균사체의 체내 면역력을 높이는 물질인 헤테로글루칸을 함유하고 있어, 이것이 체내에 흡수되어 암세포를 죽이거나 암세포에 대항하는 항체가 활발하게 움직이도록 돕는다. 강력한 항종양 성분인 단백다당체 미생물도 함유하고 있으나 실제로는 효과가 적고, 추출할 수 있는 양도 많지 않아서 약품의 재료로 쓰이지 않고 있다. 상황의 단백다당체는 표고나 운지버섯에 비해 월등하

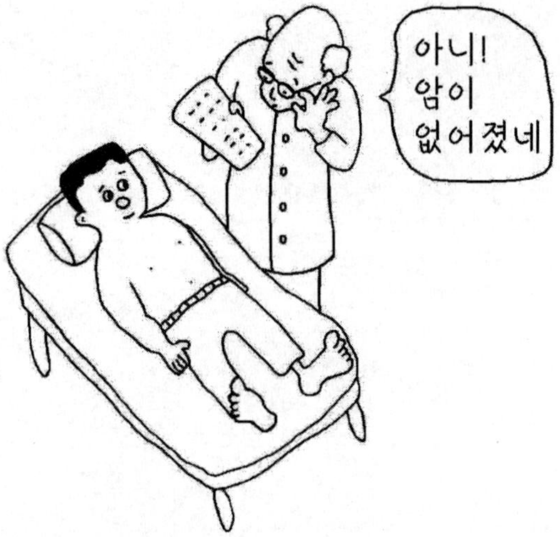

고, 약효도 뛰어나 버섯 중의 황제로 비유되고 있다.

다른 항암제들은 강한 독성이라서 암세포는 물론 정상세포까지 파괴되어 머리카락이 빠지는 등의 부작용이 심하다. 그러나 상황버섯은 면역증강작용을 통해 항암력을 발휘하므로 부작용도 없고, 수술 또는 항암화학요법 치료와 병행할 때 치료효과를 더욱 높일 수 있으며 식욕부진도 없다.

충남대학교 약대 정경수 교수팀이 상황버섯의 항암효과를 1970년대 들어서 처음으로 밝혔으며, 항암효과로 종양 억제율이 96.7%에 달한다고 발표하였다. 생명공학연구소 유익동 박사는 상황버섯 균사체에서 소화기 암을 치료할 수 있는 다당체 신물질을 분리해냈다.

26. 영지버섯

영지는 불로초로 불리기도 하며, 「신농본초경」에 이미 기록되어 있다. 영지버섯은 동맥경화, 고혈압증, 협심증, 위궤양에 사용하며 항암하는 작용도 있다. 영지는 종래의 항암제와는 달리 독성이 없고, 면역기능을 활성화하여 항암효과를 나타내는 것으로 알려져 있다. 영지에는 물에 녹지 않는 성분으로 강력한 항암효과를 나타내는 고분자들이 포함되어 있는 것으로 알려져 있다.

영지에는 혈압을 조절하는 성분이 있는 것으로 알려져 있는데, 이는 분자량 10만 이상의 물질로서 당과 아미노산으로 구성된 고분자 물질인 것으로 밝혀졌다. 즉 본태성 고혈압 환자를 대상으로 4주일간 영지를 복용시킨 결과 두통이 사라지고, 콜레스테롤치도 정상인의 수준까지 저하되는 것이 관찰되었다. 혈압강화와 이뇨작용으로 고혈압에 유효하다.

또한 영지에는 인슐린 분비를 촉진하는 성분이 있어 췌장의 랑게스한스섬에서 인슐린 분비가 잘 되지 않는 당뇨병 치료에도 유효하고, 알러지를 야기시키는 히스타민 분비를 억제시킴으로써 기관지 천식 등에도 효과가 있다. 영지에는 다른 버섯에는 없는 쓴맛이 있는데, 이 쓴맛 성분의 일종인 ganodcric acid는 간암세포를 직접적으로 사멸시키는 것으로 알려져 영지가 간암치료에 사용될 수 있는 가능성을 보여주고 있고, 급만성 간염에도 유효하다. 또 간의 해독작용도 있다.

영지에서 뜨거운 물, 알칼리 염류, DMSO(유기용매) 등에 의하여 고분자물질을 추출하여 항암효과를 조사한 결과 단백복합 다당체인 β-glucan이 강한 항종양효과가 있음이 밝혀졌다. 특히 수용성 물질 뿐만 아니라 물에는 녹지 않고 알칼리나 유기용매(DMSO)에 의하여 용출되며, 고수율로 얻어지는 다당체인 헤미셀룰로오스로 강력한 항암효과가 있는 것으로 밝혀졌다. 또한 영지 다당체는 항암작용이 인정되어 인체의 면역력을 높여 암세포의 증식을 억제한다는 보고도 있다. 아미노산, 단백질, 스테롤, 알칼로이드, 다당체 등의 약효 성분으로 구성되어 있는 영지버섯은 위장의 영양흡수의 기능을 촉진하고, 자양 강장효과도 있다. 또 진해와 거담작용도 있다.

27. 감초

'약방의 감초'라는 말이 있듯이 한약에는 감초가 많이 쓰인다. 감초는 한약에서 약초와 약초를 조화시키는 작용이 있고, 해독작용에 남다른 효과가 있다. 농약을 잘못 마셨을 때 감초로 해독할 수 있고, 복어독으로 사경을 헤매는 사람이 감초로 해독되듯이 감초는 해독에 강한 효과를 지니고 있다.

예부터 아기가 태어나면 감초물로 몸을 씻어준다고 하는데, 양수가 터지고 태어난 아기의 태독을 막아주고, 아기의 면역력을 높여주기 위해서라고 한다. 감초는 기를 보하고, 폐를 윤택하게 하므로 해수에도 효과가 있으며, 소화성 궤양을 막아주는 작용을 한다. 해독작용으로 약물중독, 음식중독과 체내대사 물질중독에 탁월하다. 폐에 생긴 종기나 화농성 폐렴, 기침이 나지 않는 기관지염에는 꿀에 절인 감초 150되, 말린 생강 80 g을 푹 잠길 정도로 물을 붓고, 물이 절반이 될 때까지 달인 후 한 번에 1컵씩 하루에 2회에 나누어 공복시에 복용하면 효과가 있다.

감초는 관절염이나 알러지로 인한 염증치료 및 소화촉진 그리고 폐질환 치료에도 효과가 있다. 전염성 간염에는 1회에 감초 15~20 mg씩 하루 3회 복용하면 황달이 줄어들고, 간장 부위의 종대가 탁월하게 감소하며 통증도 없어진다.

감초는 독성물질을 제거하는 해독효과가 뛰어나 체내에 유독한 독극성 물질이 축적되어 정상세포를 파괴시키기 전에 감초를 복용하면 해독기능이 활발해져서 조직의 손실을 최소화할 수 있다. 감초를 구워서 쓰면 소화기능이 활발해져서 식욕을 높여주고, 변이 묽어지는 것을 방지하며, 가슴이 억제할 수 없도록 저절로 뛰는 증상을 치료한다. 감기로 목이 붓고, 편도와 인후에 염증이 심한 것을 가라앉혀 주는데, 이 때는 감초와 도라지를 같이 끓여서 입 안에 물고 있다가 서서히 삼키면 저절로 목이 풀리면서 증상이 호전된다.

특히 에디슨병증후군을 치료하는 좋은 약초이다. 에디슨병증후군은 부신피질기능장애증에서 볼 수 있는 피부 및 구강점막이 청동색으로 착색되며, 고도로 쇠약하고, 진행성 빈혈과 저혈압이 있으며, 이질 및 소화장애를 일으키는 증상인데, 이때 감초가 효과를 본다. 전염성 간염환자 13명에게 감초만으로 치료한 예도 있다.

28. 산삼

산삼의 탁월한 약효가 알려지기 시작한 것은 지금부터 약 5천년 전이고, 민간요법으로 널리 사용되던 산삼을 정식으로 약제로 사용된 것은 약 2천년 전의 일이다. 전한(前漢) 원제(元帝 BC 33~48)때 사유(史遊)가 쓴 「취장(就章)」에 '삼(參)'이란 이름이 등장한다. 삼(參)은 아라비아 숫자의 3을 뜻하며, 3배란 뜻도 있다. 산삼을 먹으면 정상인들이 갖고 있는 원기와 힘을 3배나 강하게 한다는 뜻이다. 산삼은 불로장수와 난치병은 물론 죽음에 임박한 사람을 살려내는 영약으로 여겨졌다.

중국 당나라때의 한 신하는 산삼을 너무 즐긴 나머지 급기야는 신선이 되어 하늘로 날아가 버렸다는 이야기도 있다. 소련의 메이에르는 1843년 인삼을 파낙스 진생(Panax Ginseng O.C. A Meyer)이라 명명하였는데, 파낙스는 모두라는 뜻의 Pan과 약이라는 뜻의 axox의 합성어로 모든 병의 약 즉, '만병 통치약'이라는 뜻을 갖고 있다.

산삼은 소나무, 떡갈나무, 단풍나무, 물푸레나무, 오리나무, 피나무, 옻나무 등 낙엽이 잘 썩는 깊은 갈색 흙에서 싹이 난다. 여름 한낮의 온도가 섭씨 20도 정도 되는 서늘한 곳에서 자라며, 산도 pH 6.1~6.3 정도 되는 흙에서 자란다. 산삼은 물과 그늘은 좋아하나 습기는 싫어하고, 흙이 기름지고 빛나며 숲이 우거져 키 큰 나뭇잎 사이로 햇살이 산란광으로 가늘게 흩어져 들어오는 곳이어야 하는데, 이런 곳

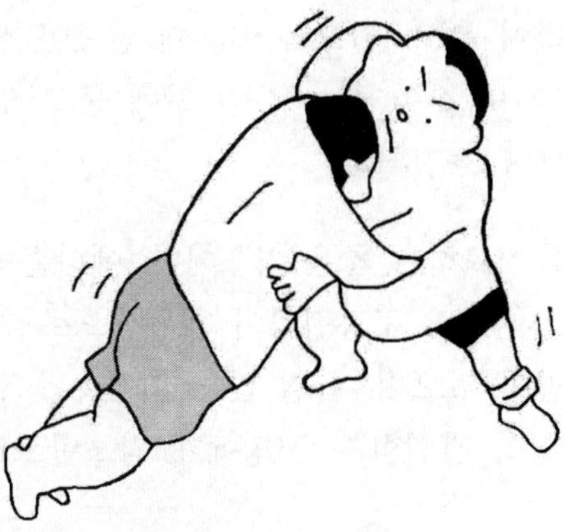

에서 싹이 나더라도 산삼은 잘 자라는 일이 드물다.

산삼의 뿌리는 흙 속에서 잠을 자며, 짧게는 2~3년, 길게는 수십 년 잠을 잔다. 토양이나 햇빛의 양, 수풀의 종류가 바뀌거나, 가뭄이나 산불, 또는 동물에게 뿌리가 상처를 입으면 휴면한다. 이때는 잔뿌리를 떼어버리고 뿌리가 오므라들어 딱딱해지며, 색깔도 흑갈색으로 변하고, 무게도 가벼워진다.

산삼은 씨앗이 산새들에게 먹혀서 번식되는데 번식력이 지극히 약하다. 식물에게도 의식이 있으며, 감각과 판단하고 생각하는 능력이 있어 위험과 사랑을 감지하고 식별할 뿐만 아니라 식물끼리도 대화를 하는데, 그 대화 수단이 텔레파시이다. 즉 염력(念力)으로 자기를 채취해 갈 심마니와의 교신이 있기에 심마니들의 8할 이상이 꿈에서 계시를 받아 산삼을 얻었다는 통계가 있다.

산삼을 먹으면 취하여 몸에 열이 나고 화끈거리며, 맥이 빠져 나른해지거나 의식이 희미해져 판단력이 희미해지는 증세가 나타난다. 이를 명현(瞑眩) 작용이라고 하는데, 명현작용은 병이 치유되는 과정에서 일어나는 현상으로 심하면 인사불성의 지경까지 이르기도 한다.

29. 두충

두충은 보양약재로 허리 이하가 차갑거나, 허리와 무릎이 잘 아프고 시리거나, 하체가 연약해 보행이 곤란한 경우, 발기부전증이 있는 사람에게 유효한 약재이다. 두충나무는 껍질뿐만 아니라 잎도 혈압과 혈중 콜레스테롤을 낮추는 등 다양한 효능이 있어 건강에 좋은 약차로 최근 들어 많이 알려지고 있다. 처음에는 두충나무의 껍질만 약으로 썼지만, 지금은 잎까지 모두 약재로 활용되는 쓸모 있는 수목이다.

「본초강목」에는 "두충의 성질이 따뜻하고, 간과 신을 보호하고, 근육과 뼈를 튼튼하게 하며, 태아를 안정시키는 등 그 효능이 참으로 다양하다"라고 기재되어 있다. 실제 약리실험에서도 혈압을 낮추고, 혈중 콜레스테롤을 낮추며, 진정・진통・소염・이뇨작용이 있음이 확인되었다.

이러한 두충은 간과 신이 허하여 허리와 무릎이 아프고, 힘이 없어 발기가 안 되는 음위증, 정액이 저절로 나오는 유정증, 태아의 태동불안, 음부 가려움증에도 유효하다. 또 신경통, 고혈압, 류머티즘성 관절염, 근육 무력증에도 쓰여진다.

두충은 혈관을 확장해 주므로 고혈압에 효과를 본다. 고혈압 환자 119명에게 두충을 복용하였더니 80%가 치료되었고, 류마티스성 관절염과 요통이 있는 환자 121명에게 두충을 복용시킨 결과 87.4%가 효과를 보았다. 특히 소아마비 후유증에도 좋으며, 면역기능을 높여주는 작용을 한다.

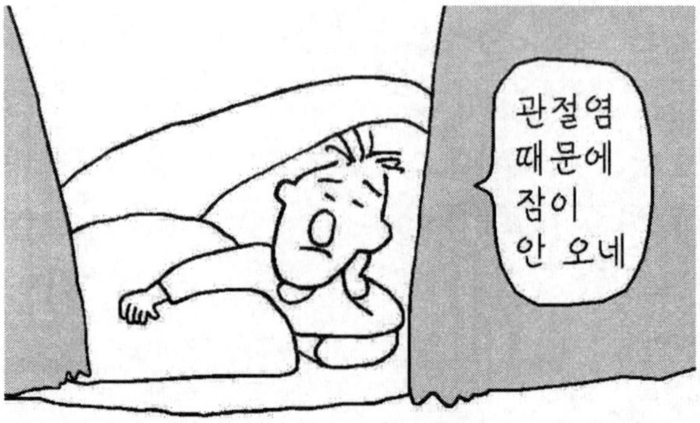

프로게스테론(progesterone)의 부족으로 유산기가 있는 임산부가 두충을 복용하면 유산을 예방하며, 자궁을 튼튼히 하는 효과가 있다. 특히 습관성 유산 환자에게는 좋은 효과를 기대할 수 있다.

두충은 소변을 자주 보거나 정력이 약해서 발기가 잘 안 되는 분에게도 효과가 있는 좋은 약재이기에 중년 남성들에게 권하여 봄직하다.

30. 로열젤리

꿀이 자연식품으로서 완벽한 것은 말할 나위도 없다. 더욱이 여왕벌이 먹고 사는 여왕벌의 주식인 로열젤리야말로 신비로운 존재이다. 여왕벌은 약 120만 개의 알을 낳고, 일반 벌의 수명보다 20배 가량 장수한다고 한다. 그래서 로열젤리는 예부터 신비로운 불로장수의 묘약으로 알려지고 있다.

로열젤리의 성분은 꿀에 비하여 단백질이 풍부하고, 또한 지방산을 비롯한 고단위 성분을 함유하고 있는 것이 특징이다. 아미노산을 비롯하여 인체에 필요한 효소가 풍부하게 들어 있어 양질의 단백질을 구성하고 있다. 특히 '리진'은 성장 촉진과 기능 촉진의 작용을 도와주며, '매치오닌'은 해독작용과 간장에 지방이 침착되는 것을 방지해주고, 간의 기능을 촉진시켜 주는 작용을 한다. '바린'은 체력을 증진시켜 주는 작용을 하여 건강유지에 매우 중요한 역할을 한다.

비타민으로는 B_1, B_2, B_6 니코틴산의 A, B_5, C, E 등을 함유하고 있다. 무기질로는 마그네슘과 칼륨 및 칼슘, 구리, 철, 인 등이 포함되어 있다. 또한 노화방지 작용으로 흰머리가 검정머리로 바뀌는 현상을 적게 나마 볼 수 있고, 피부 또한 탄력적으로 변한다.

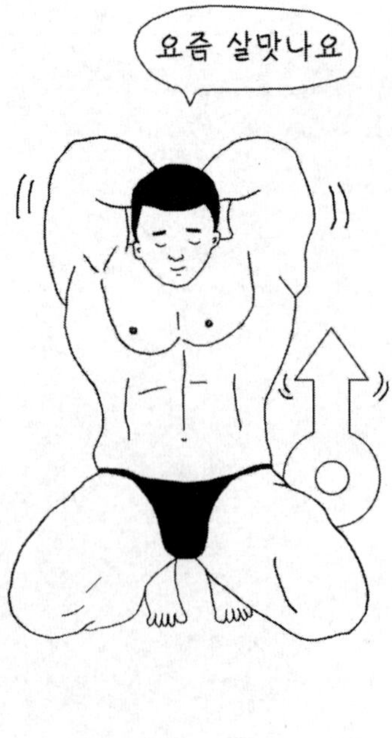

로열젤리에는 감마글로부린(γ-globulin)이 함유되어 있어 몸의 방어력을 높여주고 감염을 막아준다. 또 콜라겐(collagen)도 함유되어 있어 피부의 탄성을 유지시켜 생기 있는 몸을 유지해준다. 인슐린(insulin)도 함유되어 있어 당뇨병 환자에게 좋으며, 10-HAD(10-Hydroxy-decenoid Acid)도 함유되어 있는데, 이것은 필수산(essential acid)으로 항암하는 작용을 한다. 아세틸콘(acetylchone)도 있어 교감소식을 자극하여 간과 담을 강하게 한다. 세포의 신진대사와 새로운 활력을 촉진시키는 파로테인(parotein)도 함유하고 있다.

로열젤리를 흔히 남성의 정력제로만 생각하는데, 여성들의 건강과 갱년기 장애에도 큰 효과가 있다. 여성들의 노화현상으로 피부의 노화, 냉증, 두통, 현기증, 불면증, 우울증, 가슴의 두근거림, 기억력 감퇴, 손발이 저리고 마비되는 증상, 근육통, 요통, 피로감 등의 증상은 생활 속에서 두드러지게 나타나고 있다. 이때 로열젤리를 사용하면 예방이 가능하다.

로열젤리는 자율신경중추를 잘 조정해주며, 어린아이들의 소아천식과 허약한 체질을 회복시켜 주며, 중년층에게는 성욕과 성기능의 감퇴, 빈혈, 불면증, 피부의 노화, 류마티스, 식욕부진 등에 효과가 있다. 특히 노년의 만성 전립선염에도 효과가 있는 것으로 알려지고 있다. 로열젤리의 원액은 특히 위장병과 당뇨병, 혈액 정화에 효과가 있다. 로열젤리의 원액은 열에 약하여 냉장보관해야 한다. 또 뜨거운 물과 복용하는 것은 바람직하지 않다. 최근에는 로열젤리로 만든 화장품이 각광을 받고 있다.

31. 녹용

중국 사람은 인삼을 좋아하는데, 한국 사람은 녹용을 좋아하여 녹용 소비량은 한국인이 최고로 높다.

사슴은 3월 중순부터 늙은 뿔이 떨어지고 새 뿔이 돋아나기 시작하는데, 골질화가 되지 않은 어린 뿔을 '녹용'이라 하고, 그냥 오래 두어 차츰 칼슘이 침착되고 골질화가 된 뿔은 '녹각'이라 한다. 또 이듬해에 저절로 떨어진 뿔을 '낙각'이라 한다.

녹용에는 탄산암모늄, 단백질, 교질, 호르몬 및 연골질 등이 들어 있어 보양약(補陽藥)으로 좋은 약재이다. 보양약이란 양기(陽氣)가 모자라는 양허증(陽虛症)에 쓰이는 약을 말한다. 양허증의 증상으로는 추위를 타는 것, 허리와 무릎이 시리고 약하며, 오줌이 자주 마렵고, 음위(陰痿 : 임포텐츠) 증상이 나타난다.

녹용 중에는 팬토크리늄(pantocrinum)이 있어 심장 주위의 혈관을 확장시켜 심장의 활동을 현저히 증강시킨다. 심장의 활동력을 증강시켜 심장 수축력을 확대시키면 심장 박동률이 빨라진다.

녹용은 강장작용이 있으므로 전신을 강장하여 전신 체력이 좋아지고, 수면과 식욕을 개선해 주며, 근육의 피로를 없애준다. 또한 성호르몬을 자극시켜 주고, 상처

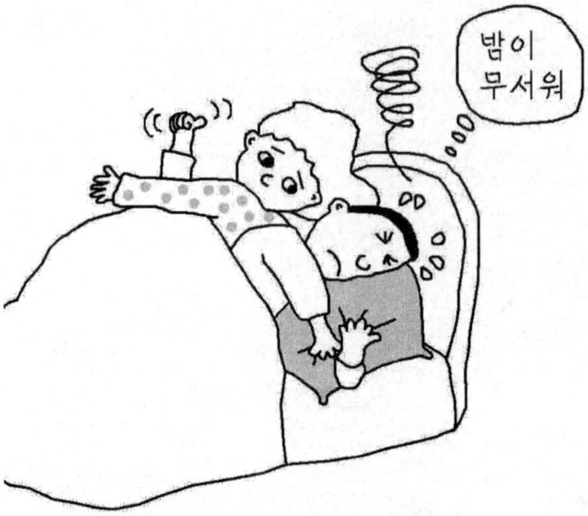

난 부위의 재생과정을 증강시켜 주며, 골절된 부위를 빨리 붙게 하는 작용을 한다. 장(腸)과 자궁에 활력을 주고, 신장의 이뇨기능을 증강시킨다.

한의서인 「의방유취」에는 "녹용은 몸의 허약한 것을 보하고, 근육과 뼈를 튼튼하게 하며, 어혈을 흩어지게 한다"라고 기재되어 있다. 「본초강목」에는 "녹용은 정수(精髓), 음혈을 보하고, 양기를 돕고, 근육과 뼈를 튼튼하게 한다"라고 기재되어 있다. 특히 여성들의 골다공증에 좋으며, 월경을 고르게 하고, 하혈을 멈추게 하며, 피로감을 없애줄 뿐만 아니라 성기능을 높이고, 조혈기능을 자극하여 혈구의 생산을 늘리고, 빈혈을 낫게 한다.

녹용은 양기를 돕고, 정기를 보충하여 주기 때문에 정액이 저절로 나오는 유정(遺精)이나 꿈을 꾸면서 정액이 나오는 몽정(夢精)에도 좋다. 발기부전인 양위증과 귀에서 소리가 나는 이명증, 현기증, 허리와 다리가 연약하고 시리고 아픈 증상, 신허로 숨이 가쁘고, 기침으로 가래가 끓는 데도 쓰인다.

32. 음양곽

옛날 중국 사천지방의 어느 산에 양을 치는 목동이 있었다. 어느 날 목동이 양떼를 몰고 산언덕으로 올라갔다. 그때 마침 한 마리의 숫양이 암양에게 달려들어 교미를 하는데 무려 백 번이나 교미를 하는 것을 보았다. 이에 목동이 그 숫양을 살펴보니 세 가지마다 세 개씩 붙어 있는 풀을 뜯어 먹고 있는 것이다. 목동이 호기심에 그 풀을 뜯어 먹었더니 허기도 들지 않고 정욕이 왕성해지는 것을 느꼈다. 그리하여 이 풀을 음탕한 양의 풀이라는 뜻으로 '음양곽'이라 이름지었다.

또한 칠순이 가까운 노인이 산에서 이 풀을 발견하여 뜯어 먹고는 갑자기 성욕이 발동하여 할머니에게 빨리 가고자 지팡이를 내던지고 집으로 달려갔는데, 지팡이를 던졌다 하여 음양곽을 '방장초'라고도 한다. 또 잎이 세 잎씩 나고, 세 가지의 줄기라는 뜻으로 '삼지구엽초'라고도 불리며, 또한 '선령비'라고도 한다.

음양곽은 정력이 약하여 방사에 자신이 없고, 밤이 오는 것이 두려운 남성에게 자신감을 주며, 활력을 찾게 한다. 이 풀은 에피메딘(epimedin)이라는 성분이 함유되어 있어 성호르몬의 분비를 촉진시키고, 정수를 풍부하게 해준다. 디소메틸 이카린(desomethyl icariin) 성분도 있는데, 이 성분은 말초신경을 자극함으로써 혈관을 확대하는 작용을 일으켜 남자 성기의 해면체를 팽창시키면서 흥분을 유도하는 최음작용을 한다.

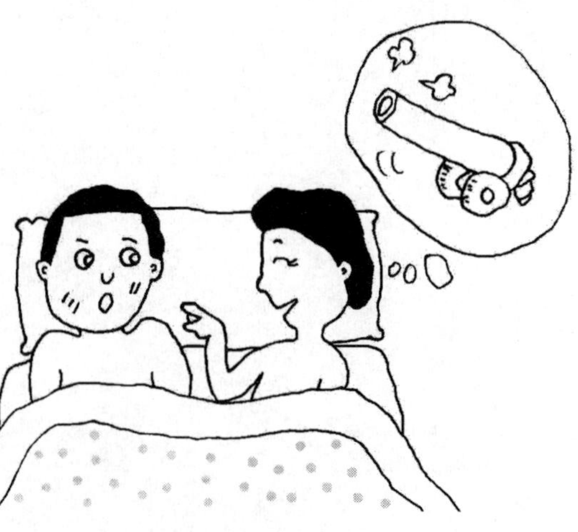

음양곽은 정액의 분비를 촉진하고 전립성, 정낭, 항문근육 중량(重量)을 증가시킨다. 만성 기관지염 환자가 음양곽을 복용하면 24시간내 뇨중에 17-케토스테로이드(ketosteroid) 배설량이 평균치보다 높아져 건강한 사람보다 높아진다. 이것으로 볼 때, 음양곽이 호르몬 작용을 한다는 것을 볼 수 있다.

또한 금황색포도구균과 폐렴쌍구균, 백색 포도구균, 결핵간균 등을 억제시킨다. 베타단백(β-lipoprotein), 콜레스테롤을 떨어뜨리는 작용이 있어 혈당을 떨어뜨리고, 항염작용과 진정작용을 하며, 면역력을 증가시키는 작용도 한다. 갱년기때 고혈압, 신경쇠약, 소아마비, 백혈구 감소증 등의 치료에도 쓰인다.

「일화자본초(日華子本草)」에는 "음양곽은 일체의 냉한 풍기(風氣)를 치료하며, 허리와 무릎을 보하고, 심장을 튼튼하게 하며, 남자의 양물이 일어서지 않을 때 쓰며, 여자가 애를 낳지 못할 때와 중년의 건망증에 사용한다"라고 기재되어 있다. 우리나라의 설악산 지역에서 나는 음양곽의 질이 좋다. 음양곽을 차로 끓여서 복용해도 좋지만 술에 담궈서 복용하면 효과가 더 좋다.

33. 웅담

간혹 곰을 사냥한 사람들이 웅담의 효능을 한의원에 문의한다. 우리 생활에 웅담만큼 많이 활용되는 것도 없다. 그만큼 효능이 뛰어나기 때문이다. 웅담은 외과적으로 타박상으로 생겨난 어혈(瘀血: 나쁜 피)을 푸는 데 효험이 뛰어나 예로부터 민간요법으로 많이 사용하였다. 우리나라에서는 옛부터 즐겨 쓰는 영약 중의 하나이다.

웅담에는 강담(岡膽)과 도담(島膽)의 두 종류가 있다. 강담(岡膽)은 깊은 산에서 서식한 곰의 담으로 상품으로 치며, 도담(島膽)은 해변에서 서식하는 곰의 담으로 비린내가 나며 하품으로 친다. 또한 채취기간에 따라 하담(夏膽)과 동담(冬膽)으로 구별하는데, 하담(夏膽)은 황적색으로 쓸개 껍질이 두껍고 담즙이 적은데 이것을 호박수(琥珀手)하 하여 상품으로 치며, 동담(冬膽)은 흑색의 광택이 있으며 쓸개 껍질이 엷고 담즙이 많은데, 이것을 흑담(黑膽) 혹은 흑수(黑手)라 하여 하품으로 친다. 기타 녹갈색은 청다수(靑茶手)라 한다. 대개 호박수는 가을에 채취하고, 흑수는 이른 봄에 채취한 것이다. 웅담은 옛부터 귀하고 값비싼 것이기에 가짜가 많았다.

약물학자 주밀(周密)은 웅담의 진가에 대하여 "진품은 먼지 속에 떨어뜨려도

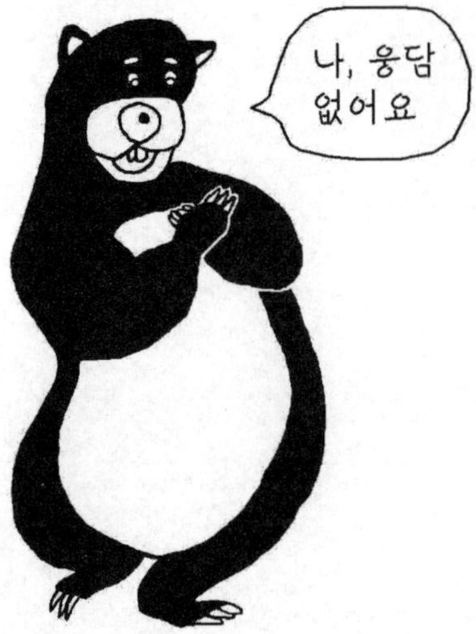

주위의 먼지를 전부 멀리하고, 흐린 물 속에 넣어도 이를 맑게 한다"고 하였다. 소송(蘇頌)은 "좁쌀만한 것을 물 속이나 땅에 떨어뜨려 보아도 한길로 나아가되 흩어지지 않는다"라 하였다.

대만 약물학자 이수유(李樹猶)의 웅담 판별법은 "그 맛이 황련(黃連) 같이 쓰고 나중에는 달다. 반면에 다른 담들은 쓰기만 하지 상쾌함이 없으며, 혓바닥에 닿는 감각이 껄끄럽다. 또 육안으로는 광택이 없고, 비린내는 맡기가 역겹다. 또 다른 식별법으로는 황갈색으로 투명하다. 적은 양이라도 수면에 던져 보면 황금 실 같은 선을 그으며 곧바로 바닥에 닿는다. 이때 빠르게 용해되어 없어지는 것일수록 상품인 것이다"라고 하였다.

웅담의 성분은 Tauro-ursodesoxy cholic acid 20%와 타우린(taurine)과 우르소데옥시콜산(ursodesoxycholic acid), 빌리루빈(bilirubin)이 함유되어 있다. 웅담은 열을 없애주고 해독하며, 경련을 멎게 하며 눈을 밝게 한다. 간에 열로 경련이 있거나 소아경기나 간질 발작이 있을 때 따뜻한 물에 같이 복용하면 치료가 된다. 눈이 충혈되거나 아플 때, 햇빛에 눈이 부셔서 눈을 못 뜰 때에는 웅담을 녹인 물을 눈에 떨어뜨리면 눈이 밝게 된다. 또한 화농성 질환일 때도 웅담즙을 환부에 바르면 좋고, 인후가 부어올랐을 때도 좋은 치료제가 된다. 특히 심장을 강하게 해주고, 간염에도 유효한 좋은 약재이다.

34. 알로에

알로에는 백합과에 속하는 상록다년생 식물이며, 한방에서는 노회(蘆薈)라 하여 오래 전부터 쓰여 왔다. 원명은 'Aloe vera'이며, 원산지는 아프리카 희망봉이다.

알렉산더 대왕은 원정시 음식이 바뀌어 생기는 질병을 막기 위해 알로에를 재배해서 병사들의 건강을 유지시켰다고 한다. 클레오파트라의 아름다움도 알로에 즙액을 피부에 발라 고운 피부를 유지할 수 있었다고 한다. 알로에 즙액에는 적당한 수렴작용과 윤기를 주는 보습작용이 있다.

알로에 함유되어 있는 알로인(aloin)은 대장의 노폐물을 제거하는 작용을 한다. 알로에의 알로미신(alomicin)은 강력한 항암작용을 하여 육종 180(sarcoma 180)과 복수암(腹水癌: ascites carcinoma)을 억제한다. 또한 항궤양성 물질인 알로에울신은 위궤양과 십이지장궤양에 유효하다.

알로에는 끈적한 액체를 햇볕에 말려서 사용했기 때문에 '코끼리 쓸개'로 불리기도 했다. 「본초재신」에는 "알로에는 간의 열을 치료하고, 심장의 열을 식혀주며, 갈증을 막아준다. 또 진액을 만들어 주고 눈, 귀를 밝게 해주며, 치아가 붓는 것을 막아주고, 열독을 막아준다"고 기재되어 있다. 민간요법으로 알로에 즙을 복용하면 변비를 없애주고, 칼에 베였을 때, 화상을 입었을 때, 벌레에 물렸을 때 알로에 즙을 바르면 유효하다. 「해약본초」에는 "소아가 회충으로 배가 불룩한 데에는 알로에가 유효하다"라고 기재되어 있다.

알로에의 잎사귀를 자르면 그 속에서 투명하고 끈적끈적한 젤리질이 나온다. 이 젤리질에는 세포 부활작용이 있는 다당류, 염증을 억제하는 알로에울신, 점막을 자극해서 그 활성을 높이거나 혈액 순환을 촉진시키기도 하는 안트라키논류의 성분이 함유되어 있다. 따라서 알로에의 젤리질을 두피에 직접 바르면 모근 밑에 있는 모세혈관의 순환이 촉진되어 모모세포의 움직임이 활발해진다.

모모세포는 머리카락을 생성하거나 머리카락을 검게 하는 멜라닌색소 등을 만드는 머리카락 공장과 같은 곳이다. 이곳에 직접 알로에의 유효 성분이 침투해서 머리카락이 적어지거나 백발에 대한 효과를 발휘하게 된다. 이러한 이유에서 알로에는 뛰어난 발모효과를 지닌 약초로서 새롭게 주목을 받아 알로에 발모술이 새로운 붐을 일으키기도 하였다.

알로에 발모술은 ① 우선 알로에의 잎사귀를 뿌리쪽에서 3~5 cm 정도로 잘라 잘 씻은 후 껍질을 벗겨 젤리질을 빼낸다. ② 머리를 감은 후 젤리질을 두피에 고루 문질러 발라 칠하고 빗으로 여러 번 빗는다. 물로 씻어 내거나 린스는 안 해도 된다. ③ 머리카락을 그대로 자연 건조시키거나 살짝 드라이어로 건조시킨다. 건조되면 정발제를 바른 것처럼 머리가 굳어지는데, 이는 알로에에 함유되어 있는 다당류 물질의 작용이기 때문이며, 해는 조금도 없으니 안심해도 된다. 이 다당류는 보수작용이나 세포에 활력을 주는 역할을 하는 물질이다. 머리카락 굳은 것이 신경 쓰이면 하룻밤만 그대로 자고 다음날 아침에 물로 씻어내면 된다.

알로에 발모술은 매일 혹은 2일에 1회 정도의 횟수로 계속한다. 성공 확률은 끈기 있게 매일 계속하는 데에 있다. 기본적인 방법은 앞에서 설명한 그대로이지만 특히 탈모가 심하거나 조금이라도 빠른 효과를 원한다면 알로에의 잎사귀를 껍질째 믹서기로 갈아 두피에 문질러 발라주면 보다 효과적이다.

알로에의 녹색껍질에는 안트라키논류라는 자극 성분이 풍부히 함유되어 있기 때문에 발모효과가 증강된다. 그러나 안트라키논류는 자극이 꽤 강하기 때문에 피부가 약한 사람은 사용해선 안 되며, 피부가 강한 사람에 한해서만 사용할 수 있다.

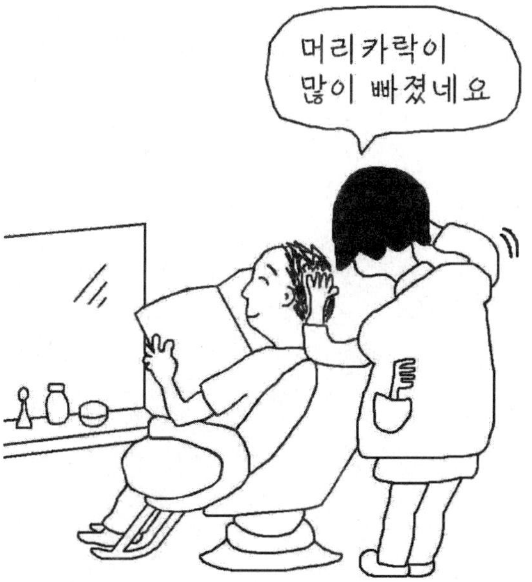

그리고 스트레스가 원인이 되어 머리카락이 빠졌거나 백발이 된 사람은 알로에를 바르는 동시에 알로에의 젤리질 짠 즙을 마시면 보다 효과적이다.

알로에는 아랍어와 히브리어로 '쓰다'라는 뜻이다. 알로에와 레몬, 물을 타서 계속 마시면 심한 변비도 치료된다. 알로에에는 혈관을 유연하게 하는 작용이 있으므로 고혈압과 동맥경화증에도 좋다. 또한 신경계통에 작용해서 신경을 진정시키는 작용도 한다. 알로에는 성질이 차서 여름에 햇볕에 피부가 타서 아플 때 알로에 즙을 피부에 바르면 통증도 막아주고 피부를 보호해준다. 또 변비, 고혈압, 불면증, 숙취로 오는 두통에도 잘 듣는다.

알로에는 베인 곳이나 데인데, 혹은 위장병 등 각종 질병이나 상처에 잘 듣는 약초로 옛날부터 널리 알려져 온 식물이다. 대부분의 사람들이 알로에를 한두 번 정도 활용해 본 적이 있을 것이다. 알로에를 너무 많이 복용하면 오심구토, 출혈성 위염, 설사, 유산, 신염, 결장염을 일으킬 수 있고, 특히 임산부와 설사를 잘 하는 사람은 복용을 삼가야 한다.

식품과 민간요법에 따른
건강보감

2007년 5월 10일 초판 인쇄
2007년 5월 15일 초판 발행

저 자 : 이풍원
펴낸이 : 천승배
펴낸곳 : 도서출판 유한문화사

주소 : (157-801) 서울시 강서구 가양동 146-63
전화 : 2668-2055~6
팩스 : 2668-2565
http://www.yuhansa.com
E-mail : yuhansa@paran.com
등록 : 제 5-31호. 1979. 3. 6.

값 24,000 원

ISBN : 978-89-7722-555-8 03590